U0261025

药 物 的 模 样
THE PILL BOOK

——— 从历史中打开真相 ———

FROM HISTORY TO DISCOVERY

李 津　吴一波◎主编

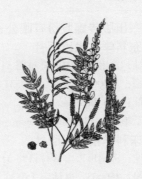

山东科学技术出版社
·济南·

图书在版编目（CIP）数据

药物的模样：从历史中打开真相 / 李津，吴一波
主编 . -- 济南：山东科学技术出版社，2023.3
ISBN 978-7-5723-1568-8

Ⅰ . ①药…　Ⅱ . ①李…　②吴…　Ⅲ . ①药物 –
医学史 – 世界　Ⅳ . ① R9–091

中国国家版本馆 CIP 数据核字 (2023) 第 023829 号

药物的模样：从历史中打开真相
YAOWU DE MUYANG: CONG LISHI ZHONG DAKAI
ZHENXIANG

责任编辑：崔丽君
装帧设计：孙小杰

主管单位：山东出版传媒股份有限公司
出 版 者：山东科学技术出版社
　　　　　地址：济南市市中区舜耕路 517 号
　　　　　邮编：250003　电话：（0531）82098088
　　　　　网址：www.lkj.com.cn
　　　　　电子邮件：sdkj@sdcbcm.com
发 行 者：山东科学技术出版社
　　　　　地址：济南市市中区舜耕路 517 号
　　　　　邮编：250003　电话：（0531）82098067
印 刷 者：山东联志智能印刷有限公司
　　　　　地址：山东省济南市历城区郭店街道相公庄村
　　　　　文化产业园 2 号厂房
　　　　　邮编：250100　电话：（0531）88812798

规格：32 开（148 mm × 210 mm）
印张：12.75　字数：220 千
版次：2023 年 3 月第 1 版　印次：2023 年 3 月第 1 次印刷
定价：65.00 元

编委会
EDITORIAL

序一
PREFACE

2016 年，中共中央、国务院印发《"健康中国 2030"规划纲要》指出，把医疗卫生工作的重点从治疗疾病转向促进人民的健康。据此，追求身心全面健康的"大健康"理念被提出。"大健康"是近年来诸多学者倡导的关照身体、精神、心理、生理、社会、环境、道德等方面健康的一种全局性健康理念。2021 年，国务院印发《全民科学素质行动规划纲要（2021—2035 年）》提出："实施繁荣科普创作资助计划，支持优秀科普原创作品。支持面向世界科技前沿、面向经济主战场、面向国家重大需求、面向人民生命健康等重大题材开展科普创作。" 2022 年 9 月，中共中央办公厅、国务院办公厅印发《关于新时代进一步加强科学技术普及工作的意见》（简称《意见》），这是党中央推进科技强国建设的又一重大举措。《意见》是推动新时代科普工作高质量发展的纲领性文件，为我国新时代科普工作指明了发展方向，同时对于科普创作和出版具有鲜明的指引作用。科普创作及出版是构建高质量科普服务体系的重要环节，药学科普作品作为"大健康"科普体系的重要组成部分，在消除大众对药物的不科学认识和用药隐患等方面具有重要意义。

随着疾病防控、诊疗和药物研发、实验等进程的不断推进和更新，患者在健康管理和用药安全方面面临着更加严峻的挑战。除了通过医疗手段进行疾病的预防和治疗外，药学科普可以使居民对人体疾病的用药要点有所了解，有意识且有能力进行自我健康管理，从而对日常用药和健康管理产生正向引导作用。药学工作者的优势在于对药理知识的熟稔于心，能通过药物的"前世今生"来讲解合理用药的科普知识。但对普通患者和公众来说，没必要了解医生和药师选择药物时所依赖的专业技术，需要知道的是药物选择的原则、标准和内在逻辑。如何把这些内容科学、真实、通俗地传播给人民群众，《药物的模样——从历史中打开真相》进行了有益探索。

中国科普作家协会理事长周忠和院士曾指出，科研人员做科普存在"四不"窘态，其中，"不愿、不屑、不敢"是认识问题，"不擅长"则是能力问题。前几年，我们专门做了一个课题，调研科研人员参与科普创作的状况、问题及需求。研究发现，受兴趣和社会责任感驱动，科研人员普遍认为有必要参与科普创作，但从整体上看，科研人员开展科普创作存在发力不足问题。从"想做"到"能做"，再到真正付出实际行动去做，会受到很多因素影响，除了时间精力不足和考评激励不够外，科普创作在表达上的门槛很高也是一个重要原因，很多科研人员表示难以胜任。近年来，中国科普作家协会通过承担和开展"科普中国创作出版扶持计划""科普中国青年之星创作大赛""科普科幻青年之星计划"等活动，为科普科幻创作遴选、培训了后备创作力量。该书的编者很多是中国科普作家协会医学专委会青年学组成员，在"大健康"科普体系的构建方面开展了多方面的有益尝试，取得了一定的成绩。

《药物的模样——从历史中打开真相》通过梳理药物发展历程中的典型事件和人物、临床用药实践相关思考，帮助读者构建科学用药思维、提升安全用药认知，从而改变自己和家人的不合理用药行为。它既像是望远镜，把遥远而不容易看清的事物拉近到眼前，让人惊讶于如此专业的事物背后原来蕴含的是这样的逻辑；又像是显微镜，把我们身边无比熟悉的事物放大十倍百倍，让人们明白原来用药问题背后是庞大的医疗体系中的诸多困境与无奈。

开卷有益，相信该书会引发读者的思考。

陈　玲

中国科普研究所

序二
PREFACE

　　很开心看到《药物的模样——从历史中打开真相》一书问世，但自知在药学方面知之甚少，很忐忑为该书作序。该书的上篇从上古时代开始为我们徐徐展开医药史的画卷，你会发现人类的历史就是一部与疾病不断抗争的波澜壮阔画卷。在刀耕火种的年代，人作为自然界一部分的属性更突出，地球上每一个角落的人用各自不同的途径尝试用自然界存在的植物、动物、矿物为自己和同伴治病疗伤。伴随着人类不断探索自然带来科学技术的迅速发展，药物的研发走向化学合成乃至如今的基因重组。

　　人类想尽一切办法战胜疾病的初心一直没有改变，药物的进步无疑为人类寿命的延长做出了巨大的贡献。然而，药物是不是能解决所有问题，是不是能满足人类的所有愿望？该书的下篇通过多个典型案例让我们清楚地认识到药物的真相。这些案例一方面让我们为人类的不懈努力和伟大成就而自豪，另一方面也让我们感到世间仍有很多无奈。人终究只是自然界的一部分，我们可以不断想办法保护自己免受细菌、病毒的伤害或尽可能减小伤害，但是我们不要幻想自己是自然界的主人，对于一切不利于人类的物种实施无所顾忌的杀戮，否则势必招来大自然的惩罚。生老病死是永恒的规律，道法自然、天人合一才是我们需要追求的至高境界。

最后必须为该书点赞，这是一部不可多得的科普读本，语言生动、图文并茂、案例丰富、引经据典、深入浅出、富有哲理，随着对药物历史的娓娓道来，药物的真相慢慢显现。愿您在灯下伴着书香品一杯茗茶，定然沁人心脾，回味悠长。

孙昕霙

北京大学

前言
FOREWORD

2017 年，从事药物科研开发工作已经 18 年的我，机缘巧合地开始了在网络上进行药学知识科普的道路。本来平时自己就喜欢写点东西，再结合自己的专业知识，能够在业余时间为大家科普用药和健康知识，让我一下子找到了一条实现自我价值的新道路。

就这样一路走来，一晃 5 年过去了，期间我基本每天都会在网上更新内容，与读者朋友们分享药物科普知识，这不但让我收获了上百万粉丝的信任和支持，也让自己在不断学习中进步成长。

在做科普的过程中，也有着不少遗憾，比如在网络上进行科普时，相关知识往往较为零散，很难较系统地为大家阐释一些药物的基础知识和药物发展史方面的相关知识，再比如因为缺乏对于一些基础知识、背景知识的了解，对于很多用药的相关知识和原则，虽然反复向大家强调，但仍然有不少人存在这样那样的用药认知误区。

也曾经想过，如果能有这样一本书，系统地从理论层面为大家阐述药物的发展简史，还能够结合一些现实生活中的案例，让读者朋友们提升对药物的认知和用药知识素养，对于药学科普来说，势必比网络上零碎的知识普及更基础，也更重要。

幸运的是，就在这个想法还在我脑海中仅是雏形的时候，山东科学技术出版社的崔编辑联系了我，希望能够出版一本关于药物发展史及药物知识的科普书籍，就这样，我们一拍即合。为了更好地保障书籍内容的科学性和丰富度，我还联系了我的好友——具有丰富科普创作经验目前就读于北京大学的吴一波博士，在出版社的全力支持下，一起完成了《药物的模样》这本书的编写创作。

本书的上篇，主要是通过药物发展史上的里程碑式事件，介绍药物从植物时代到化学合成时代，以及到现在的基因药物时代的更迭进程，从药物发展史的角度为大家展现人类与疾病斗争过程中，对于药物的探索、研究发展过程，系统展示药物的发展简史及对于未来药物的展望。

完成上篇之后我们觉得，仅仅是介绍药物的发展简史，对于提升民众的用药知识素养，总还缺些什么。正是因为很多朋友没有药学方面的相关基础知识，造成了认知误区，导致很多人用错药，甚至导致医患矛盾升级，为了解决这样的问题，下篇应运而生。

　　下篇中，我们以实例的形式介绍了"药物的真相"，通过一个个鲜活生动的事例，聚焦合理用药选择、药物研发及临床研究过程、药物多适应证开发、抗癌药物的应用难题、医保局价格谈判，以及新冠疫情下的中国速度等各种热点事件，为大家揭示药物使用、开发、供应等各个方面的真相，希望能够让本书的内容更加丰富立体，让读者朋友们不但能够通过药物的发展史了解药物，也能通过耳熟能详的热点实例，更多地了解药物背后的故事。

　　本书不但汇集了药物发展史上多位药学家、医学家的突出贡献和经典实例，也凝集了创作者对于药学发展、药物本身认知的个人观点和思考，适合对于药物发展史及用药知识有兴趣的朋友阅读。

　　由于水平有限，书中内容可能存在一定的疏漏和不足，有些观点相信也不是所有人都认可，希望读者朋友能够多多包容，不吝赐教。

李　津

2023 年 1 月

目录
CONTENTS

上篇 药物简史

植物时代 /3

同根同源——从大自然中寻找出路 /5

初现分歧——集成与分解 /17

分道扬镳——麻醉开启医学新纪元 /30

殊途同归——奎宁与青蒿素 /51

合成化学时代 /67

现代药物创新的起点——吗啡 /69

史上销量最好的原研药——阿司匹林 /86

能救命的砒霜——新胂凡纳明 /101

能救人的毒气——芥子气与氮芥 /117

泥土时代 /123

延长人类寿命 15 年——青霉素 /125

科学史上的著名公案——链霉素发现之争 /134

危机已至——抗生素不合理使用与超级细菌 /145

他山之石，可以攻玉——中医思路 /162

基因药物时代 /173

激素传奇——糖尿病与胰岛素 /175

流行病学研究的颠覆——原发性高血压 /189

知道又不怎么知道——靶向药 /206

未来已来——当现代医疗遇上生物医药 /218

药店不是便利店 /235

以身试药——药物临床试验
与新药上市 /269

保大还是保小——知情
同意书与孕期用药 /251

下篇 药物真相

每一个小群体都不应该被放弃
——罕见病与孤儿药 /287

我不是药神——原研药与仿制药 /297

歪打正着——西地那非的
故事 /311

彻底消灭疾病的梦想 /329

人类第一个通过疫苗接种消灭的传染病——天花 /331

人类第一个有望全面消除的恶性肿瘤——宫颈癌 /348

一生只做一颗"糖"——"糖丸爷爷" /364

唯有我们做得到——疫苗接种的中国速度 /381

上篇

药物简史

PART I

THE HISTORY OF PILLS

从古埃及人和古巴比伦人使用鸦片作为药物开始，到中世纪后期发现的金鸡纳树皮，再到因化学工业的兴起而带来的抗生素药物的出现，终至当今庞大且丰富多彩的制药产业，经典药物诞生的背后，是化学、生理学、生物学的厮杀、进步。

植物时代

在人类文明伊始的一万年间，药理学是植物学的一个特别分支。植物的每一部分都被视为"上帝的药典"，英语的"药"（drug）与古法语"drogue"相关，在演变过程中曾被理解为"晒干的药草"。18世纪前，几乎所有的新药都是从植物王国中找到的，造就了医药研发的"植物时代"。

同根同源——从大自然中寻找出路

动植物世界初探

路漫漫其修远兮，吾将上下而求索。

——屈原

医药起源于人类的劳动实践，其实，早在原始社会就有了医药活动。考古发现，殷墟出土的甲骨文中就有关于疫疾的记载。原始人类的生活环境恶劣，为了生存，他们必须猎取食物，而对象就是大自然的动植物。当原始人类应用简陋的石器工具和木棒挖掘地下的植物根茎、围捕狩猎凶猛的野兽时，他们往往难以区分哪些可食或有毒，难免会出现呕吐、腹泻、发汗等情况，甚至会出现中毒死亡的情况。经过这些血与泪的教训，他们会根据经验观察自然界，从而逐渐发现物质对人体所产生的不同影响，化被动接受为有意识地开发利用，从而趋利避害，衍生出诸多可为人类解除病痛、恢复健康的手段，这是最早的医药行为。

此外，火的发现与医药卫生有极大的关系。从医疗的方面讲，火在某种程度上可以起到治病防病的作用，也就是"药"的作用。火的使用，对增强原始人类的体质和提升他们同大自然斗争的本领，都起到了重大作用。如加热食物有利于消化并能杀灭病菌；借助火可以抵御寒冷、照明、驱散山洞中的潮湿，从而改善居住条件，减少疾病的发生。同时，火为人类繁衍发展提供了许多医疗条件，如在烘火取暖中人们发现，用兽皮、树皮包上烧热的石块或沙土进行局部取暖可以消除因受凉而引起的腹痛或寒湿造成的关节痛，从而逐渐产生了早期的热熨法。由于偶然的原因，如熏烤局部皮肤减轻了牙痛、胃痛等症状，古人又发明了灸法。由此可见，火是人类最早的医疗手段之一 [1]。

在长期应用火进行烹调的过程中，人们进一步发现许多动植物具有治病的作用，尤其在混合菜肴的过程中，逐步地积累了应用汤液治病的经验。应用汤液治病，不但服用方便、药效明显，而且扩大了药物的品种、减轻了药物的不良反应，这在药物制剂方面是一大进步，从而进一步促进了复方制剂的发展。文献资料表明，我国应用汤液治病，至少有几千年的历史。所以说，人们医药知识的启蒙，是在生活劳动及与疾病的抗争中，不断创造、积累而来的。这些药物知识的起源常与食物联系在一起，是凭借着人类的本能选择必需的物质充饥和治疗而产生的，因此，我们常说"药食同源"，但是，将其根本起源定义为人类对自然界的观察探索似乎更为恰当。

神奇的东方神话

（神农氏或炎帝）于是作蜡祭，以赭鞭鞭草木，始尝百草，始有医药。

——《史记·补三皇本纪》

药学历史悠久，源远流长，几千年来为人类的繁衍昌盛做出了巨大贡献，可以说药学是伴随着医学同步发展的。前面讲过，药学是在人类与疾病作斗争的过程中萌芽的，它的形成、发展经历了从无到有、由简单到繁复、连续不断且相互交融的过程。通过各种考古发现可以得知，药学本身并不存在明显的分期界限，也不存在自然形成的段落。在长达数千年的人类用药过程中，大量药学知识在经过漫长岁月的不断积累、探索研究后，慢慢发展形成一定的知识体系并传承下来 [2]。

人们出于求生的需要，在寻找食物的过程中，无意地发现了药物治疗疾病的作用，但是由于生产、经济、文化水平低下，所积累的医药知识有限，有关文字记载资料也不多，多是通过神话、传说的形式流传于世。最早关于药物起源的传说颇多，在中国古代，"伏羲制九针""神农尝百草"与"伊尹制汤液"这些充满传奇色彩的故事反映了先民认识和使用药物的起源。

以神农氏为例，他是对中华民族影响重大的神话人物，生活在新石器时代，距今 10 000~5000 年，称列山氏，姜姓，为部落首领。传说神农一生下来就拥有"水晶肚"，肚皮几乎是全透明的，从外面就能看见五脏六腑和吃进去的东西对身体的影响。

古时候，五谷和杂草长在一起，药物和百花开在一起，哪些粮食可以吃，哪些草药可以治病，谁也分不清。人们经常因吃错了东西而生病，甚至丧命。老百姓的疾苦，神农氏看在眼里，决心尝遍百草，并一直尝了七七四十九天。他踏遍了崇山峻岭，尝出对身体有害的就提醒人们注意；尝出麦、稻、谷子、高粱能充饥，便把种子带回去让黎民百姓种植；尝出可以治病的草药，便带回去为百姓治病。

《通鉴外纪》记载："民有疾病，未知药石，炎帝始味草木之滋，尝一日而遇七十毒，神而化之，遂作方书，以疗民疾，而医道立矣。"神农尝百草虽属传说，但却反映了我国劳动人民由渔猎时代过渡到原始农牧业时代，发现药物、积累经验的艰苦过程。"神农"无非是这一时代劳动人民的代表，"尝百草"正是反映了劳动人民医药起源实践的艰辛过程，"一日而遇七十毒"说明了当时的人们在发现药物的过程中付出过巨大的代价。

中医药典籍的形成

没有探索、开辟与创造，文化的现代化、人的现代化就无法实现。

——韩钟文

药学史前期，自药物起源至《神农本草经》问世，是药学成为一门学科之前的经验积累时期，其发展历程主要通过神话、传说的形式流传于世。以后，人们对药物的认识逐渐加深，从无意识发现至有意识寻找，积累了许多用药经验。目前已知最早的医药知识被记录在殷商甲骨及其后的木简、竹简上。这一时期自远古时代开始，经历了原始社会、奴隶社会，虽然历史漫长，但是有关文字记载资料并不多。成书于春秋时期的《诗经》作为我国第一部诗歌总集，其中论载了多种药物，是现存文献中最早记载药物的著作，但是多只是记载了药名，对于各药物的详细记述甚少。成书于战国时期至汉代的《山海经》中记载的药有百余种之多，包括动植物和矿物等各类药材，并且对药物产地、性状、特点及效用等内容有所描述。虽然这些记载不够完全，并带有怪诞之言，但从中还是可以寻找到比较系统的概念，为后来的本草著作提供了一定的依据[3]。

人类社会不断发展前进，由渔猎文明到农牧文明，尝百草治病的知识渐增，寻草木而治病者日多，千中得一，积少成多，代代相传，"本草"应运而生。"本草"一词，沿用已有2000多年。根据现存文献考证，"本草"之名始于西汉晚期，《汉书》之《平帝纪》《郊祀志》《楼护传》中均有记载。"本草"的含义，一是指中国传统医药学中的药物。"本"在《说文解字》中训为"木下曰本。从木，一在其下"。"草"本字作"艸"，训为"百艸也"。可见"本"的原始意义是根，"草"则是草本植物的泛称。我国习惯以"本草"代指中药。《墨子·贵义》载"譬若药然，草之本"，算是最早以本草言药者。"本草"的另一含义是指中国传统药物学及药物学专著。陶弘景在《本草经集注》的序中论述，其认为扁鹊、淳于意、仲景等历代名医用药"皆修药性"，为"本草家意"，并引用颜光禄之言，指出"诠三品药性，以本草为主"。由此可知，"本草"还指研究药理药性的专门学问，并与经方有一定渊源。

伴随社会的进步与医疗实践经验的积累，《神农本草经》应运而生，它是我国现存最早的药物学专著，被奉为中医四大经典之一。作为本草学之嚆矢，《神农本草经》成书过程中不仅进行了药物的搜集工作，还有意识地对所收药物分门别类，提出了三品分类的原则和依据，将收载的 365 种药物分为上品、中品和下品。人参、甘草、地黄等被列为上品，"主养命以应天，无毒，多服久服不伤人"；当归、麻黄、百合等被列为中品，"主养性以应人，无毒有毒，斟酌其宜"；大黄、乌头、巴豆等被列为下品，"主治病以应地，多毒，不可久服"。此外，《神农本草经》中还蕴含着丰富而深刻的药物理论，奠定了药物学的理论构架。例如其首次针对中药药性进行论述，将"四气"明确作为药性之论，在具体的药物项下明确记载其气味属性，同时指出"治寒以热药，治热以寒药"，将性气落实于药物，奠定了性气和理论结合的依据，成为后世临床用药的总则[3]。药性之外，书中首次把药味的概念引入本草著作，描述药物有"酸、苦、甘、辛、咸"五味。据统计，365 种药物中绝大部分药物标明了五味，其中酸味药 15 种，苦味药 128 种，辛味药 98 种，甘味药 79 种，咸味药 35 种[4]。现代学者对《神农本草经》中五味的标定原则进行了多方探索，发现五味与五行、真实滋味、药物毒性、三品分类、自然属性和功效均有一定关联，且功效远非确定五味的决定性因素。

除了药物的性味理论，《神农本草经》的问世标志着中药毒性理论有了进一步的总结与升华，并且其中的毒性制宜观点成为后世使用有毒中药、控减毒性的理论总纲。君臣佐使、七情合和、四气五味等药物配伍和药性理论，对于合理处方、安全用药、提高疗效具有十分重要的指导作用。

西方药学典籍的形成

蜜蜂到处采花，但它们后来把它酿成蜜，这就完全是它们自己的东西了，再也不是百里香草和唇形香草了。

——蒙田

在人类文明伊始的一万年间，药理学是植物学的一个特别分支，我们可以将这个时代称为医药研发的"植物时代"。人与自然的斗争史在华夏大陆外的地方同样上演，我们的祖先其实都是"药物猎人"，他们当时饱受寄生虫感染与其他疾病的折磨，只要是没有见过的植物根与叶，都放进口中咀嚼，期盼能碰上好运得以减轻痛苦，同时也期盼在试药过程中不要一命呜呼。植物的每一部分都被他们视为"上帝的药典"，包括花、根、种子、树皮、树汁等，人类通过采摘、去皮、研磨和烧煮以期将其变为良药。事实上，英语的"药"（drug）与古法语"drogue"相关，在演变过程中曾被理解为"晒干的药草"。史前人类以某些方式找出了大自然中的药物，并善加运用，虽然他们对这类药物的认知普遍带有神秘与魔法的色彩，但是值得注意的是，这些从石器时代发现的药物经历了时间的考验，也让人们积累了植物知识，然后归类、总结、推算出适合他们的使用方法。

古希腊和古罗马是现代西方文明的渊薮。希腊是西方文明的摇篮，而罗马则是希腊文明的继承者，希腊和罗马文明共同构成了地中海文明。古罗马时期，由于罗马帝国频繁对外征战，大量接触希腊文化，对其充满了向往。公元前46年，凯撒大帝将公民权赋予医生，吸引了许多希腊医生前往罗马。随着亚历山大里亚文化的衰落，至公元1世纪的时候，西方医学的中心已逐步转移到了罗马。

谈起古希腊和古罗马医学家，或许很多人首先想起的是希波克拉底。直到现在，医学生们仍要以他的名义宣誓服务社会。诚然，希波克拉底从理论到实践众多领域中的建树，在历史上留下了不朽的丰碑，但要说起中世纪从地中海到印度洋这片广阔区域里医生们耳熟能详的人物，不可忽略的还有一位权威，那就是迪奥斯科里德斯（Dioscorides，约40—90年）。他勤奋地把所能接触到的药物信息，在其代表作《药物论》（*De Materia Medica*）中，以清晰、简洁、合理但又详尽的方式记录下来，既便利了药物知识的流传，又使他的著述形式为后人广泛模仿。这部著作在西方的地位相当于《神农本草经》在中国的地位。

那么《药物论》是一部怎样的书呢？如前所说，这是

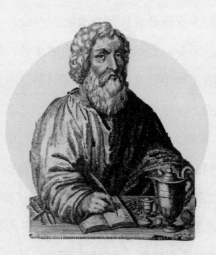

◎希波克拉底肖像

一部兼具药物学和博物学特点，又在东西方交流史上具有相当重要意义的著作。在迪奥斯科里德斯之前，古典时代医学家对药物的论述规模相当有限，例如希波克拉底及其门人的众多著作中，仅列出了大约 130 种药物，这是我们现知在迪奥斯科里德斯之前论述药物种类最多的。其他学者也对不同药物进行描述，但遗憾的是几乎全部失传了。

那么《药物论》中提到多少种药物呢？答案是这部成书于公元 50—70 年间的五卷本巨著，共记载了 600 余种植物、动物和矿物原料，如当时疗效已经为人所知的乌头、芦荟、鸡血藤、罂粟等，记载了由这些原料制成的 1000 多种药物，以及包括非药用的 4700 多种用法，体量比希波克拉底时代的药学知识扩充了好几倍。对于每种药物，《药物论》通常会先简短描述其来源植物、动物或矿石的性状特征，以及如何从众多鱼目混珠的原料里辨认出具有良好药效的物种，随后谈论它们的药理作用和药物制备方法，最后是毒理学方面的警告。迪奥斯科里德斯会引用其他医生的观点，并给出自己对这些观点的看法，对于一些药物，他会列举不同地域的不同名称。由此可见，《药物论》对药物的描述是相当全面的。

除药物学价值外，《药物论》也是一部博物学巨著。如前所述，它提供了命名、产地、性状、相近品种辨认等详细信息，加上该书多以带有插图的抄本形式流传，这使得《药物论》成功地成为后人学习辨认识别植物的依据。从成书到近代的漫长时间内，《药物论》一直作为权威药学著作得以传承，并在世界各地产生深远影响。这部书在医学教育中地位重要，广为人知，很自然地成为许多后世著作的基础。伊本·西那（Ibn Sīnā）、伊本·贝塔尔（Ibn Baytar）等伊斯兰医学家的经典著作中，都连篇累牍地引用了《药物论》中的文字。针对不同语言抄本中出现的鲁鱼亥豕乃至彼此矛盾的现象，许多匿名学者也采用边注的形式进行校正，其中不乏在漫长实践过程中新获取的知识。这使得迪奥斯科里德斯的遗产在千余年间，呈现出如滚雪球般不断扩大的过程。

参考文献

[1] 渠时光 . 中国药学史 [M]. 沈阳：辽宁大学出版社 ,1989.

[2] 宋之琪 . 中国药学史分期初探 [J]. 中国药学杂志 ,1987(8):484–487.

[3] 孙鑫,禹佳,钱会南 .《神农本草经》现代研究进展及展望 [J]. 中华中医药学刊 ,2014,32(9):2151–2154.

[4] 张卫 , 张瑞贤 . 东汉至五代中药"五味"理论在本草学中的发展 [J]. 国际中医中药杂志 ,2012,34(3):244–248.

[5] 陈巍 . 丝路药物学先驱：迪奥斯科里德斯 [J]. 中国科技教育 ,2020(5):74–75.

[6] 宋之琪 . 中国药学史分期初探 [J]. 中国药学杂志 ,1987(8):484–487.

初现分歧——集成与分解

医学巨人——张仲景和盖伦

　　一个民族，千百万人里面才出一个天才；人世间数百万个闲暇的小时流逝过去，方始出现一个真正的历史性时刻，人类星光璀璨的时辰。

——《人类群星闪耀时》

　　公元 2 世纪，古代中国和古代罗马分别出现了一位医学巨人，对中医学和西医学的发展轨迹影响极大。在中国，我们称其为"医圣"；在西方，他被尊为"医王"。这就是张仲景和盖伦。

　　张机（字仲景，约 150—219 年）生活的东汉末年，汉室统治风雨飘摇，黄巾军揭竿而起，随后诸侯蜂起，黄河流域这一当时中国最为发达、富庶的地区成了辽阔的战场，文景之治时"贯朽粟腐"的盛景已然成为遥远的传说。人们面对的是战乱频仍，经济凋敝，瘟疫流行，哀鸿遍野。同时代的曹操所做的《蒿里行》之"白骨露于野，千里无鸡鸣"即为真实写照。疫病曾使张氏从一个"向余二百"的大家族在十年之间"其死亡者，三分有二"。张仲景"感往昔之沦丧，伤横夭之莫救，乃勤求古训，博采众方，撰用《素问》《九卷》《八十一难》《阴阳大论》《胎胪药录》，并平脉辨证，为《伤寒杂病论》合十六卷"。

由此可见，《伤寒杂病论》等著作出现以前，我国传统医学已经有了针对性的治疗药物和药方，但尚未形成系统。而《伤寒论》以六经辨外感，《金匮要略》以脏腑辨杂病，理法方药俱全，确立了中医临床实践的基本原则和主要特色——辨证论治。全书共记录药物214味，方剂269首，被称为"众方之祖"。书中麻黄汤、桂枝汤、白虎汤、四逆汤、小建中汤等一系列配伍严谨、化裁灵活的经典方剂疗效精当、流传广泛，至今仍是中医临床常用的方剂。张仲景以其缜密的思维、高超的临证技巧和言简意赅的论述，把《黄帝内经》中的理论与临床实践成功结合，建立了论治的原则和方法。汉世以降，众多医家无不沿着医圣所开辟的这条道路，致力于中医基础理论指导临床实践的探索。

自罗马帝国的开国君主屋大维（奥古斯都）开始，罗马帝国进入了近 2 个世纪的和平繁荣时期。其中的安东尼王朝政治开明、经济繁荣、国力强盛，史称罗马帝国"黄金时代"，而盖伦就大致生活在这个时代。从盖伦开始，西方医学走向探索人体结构和功能并由此解读疾病的道路。盖伦的《论解剖操作》《论人体各部之功能》等解剖学、病理学巨著，系统论述了骨骼、肌肉、脑神经等的详细解剖，并对组织器官的生理功能进行探索。在相关著作中，盖伦记录了 540 种植物药、180 种动物药和 100 种矿物药，并发明了用生药（尤其是植物药）为原料配制的各种剂型，如散剂、丸剂、酊剂、酒剂等。这些制剂（尤其是丸剂）在欧洲久负盛名，被称为"盖伦制剂（galenic formulation, galenic preparation）"，许多处方一直沿用到 18 世纪化学药品逐渐占据主流地位之时。直到今天，西方仍把许多简单的植物浸膏称为"盖伦制剂"。

虽然张仲景和盖伦为各自医学发展建立的理论体系意趣迥异，但在对药物的贡献方面，二者却表现出了极大的相似。在这两位巨人的时代，对天然的植物药物进一步发现和组合复方运用是其共同特点。

何愁架上药生尘——药事、药方和药店

人们自己创造自己的历史，但是他们并不是随心所欲地创造，并不是在他们自己选定的条件下创造，而是在直接碰到的、既定的、从过去承继下来的条件下创造。

——马克思

说到中国历史上有名的药方，麻沸散必为其一。《后汉书·华佗传》载："若疾发结于内，针药所不能及者，乃令先以酒服麻沸散，既醉无所觉，因刳破腹背，抽割积聚。"这种服下就会无知无觉，可以让医者实行外科手术的神奇药剂，可以说是华佗众多神奇的医术能够施行的基础。麻沸散的失传同样是一个传奇。相传，华佗给曹操治疗"头风"，说要想彻底根除此病，必须先饮麻沸散，再剖开头盖骨，取出大脑里边的"风涎"。不论曹操所患的"头风"是不是某种颅内占位病变，这种脑外科手术的施行方案委实令人惊叹。华佗后称妻病而归家不返，曹操认为他挟技自重，最终使一代名医死于狱中。据说华佗临死前想把一卷"可以活人"的医书留给狱卒，但狱卒不敢接受，华佗便把书烧掉了。也许，这本失传的传奇医书中就有麻沸散

的记载。

三国两晋南北朝时期（220—589年），是中国历史上政权更迭最频繁的时期，社会动荡，玄学、佛教、道教、儒家以及波斯和希腊等各种外来文化的兴起使得人们对自然的认识进入了一个新的阶段。

东晋著名道教理论家、炼丹家和医药学家葛洪（283—363年），号抱朴子，是今江苏句容人。他的《肘后备急方》是中国第一部临床急救手册，其中对天花、结核、恙虫病等疾病的描述以及提倡用狂犬脑组织治疗狂犬病等都有首创性意义。《肘后备急方》中治疟的14个方子中都有青蒿，而"青蒿一握，以水二升渍，绞取汁，尽服之"的记录更为一千余年后的屠呦呦提炼青蒿素带来了灵感。他极具代表性的著作《抱朴子》集汉晋金丹术之大成，发现了化学反应的可逆性，金属置换反应、升华现象等化学现象，可谓制药化学的滥觞。葛洪的学生陶弘景（456—536年）是南朝齐、梁时道教学者、炼丹家、医药学家。他整理《神农本草经》，增收魏晋间的新药，编成《本草经集注》七卷，共收载药物700余种（原书已佚，现在仅存敦煌残卷），首创沿用至今的药物分类方法，以玉石、草木、虫、兽、果、菜、米食分类，是汉魏以来本草学的全面总结。

隋唐时期（581—907年），割据纷争的历史局面走向统一，交通发达，经济繁盛，中外文化交流频繁。唐显庆四年（659年），我国也是世界上第一部由国家颁布的药典——《新修本草》诞生了。《新修本草》是在《本草经集注》的基础上由政府组织修订的，共计载药物850种，其中不但有新加入的郁金、薄荷、蒲公英、刘寄奴等后世应用广泛的药物，还有大量"舶来药"，如安息香是波斯语mukul和阿拉伯语aflatoon的汉译，原产于中亚古安息国、龟兹国、漕国、阿拉伯半岛及伊朗高原；茴香原产于地中海地区；无食子原产于波斯、亚美尼亚、叙利亚和小亚细亚等地；胡椒、诃子则原产于东南亚诸国等。《新修本草》首创图文并茂的编写方式，成为后世本草书籍的范例。仅仅70余年间，其就传遍东南亚国家，日本古籍中有"凡医生皆读苏敬《新修本草》"的记载。方剂方面，"药王"孙思邈集唐以前医方之大成，著成《备急千金要方》（记载药方5300余首）及《千金翼方》（记载药方2900余首）。不但许多在唐以后散佚的医书借此得以保存，书中还收集了许多流传在民间、少数民族及外来的方药。除此之外，孙思邈还非常重视药物的产地、采集时间，明确提出了"道地药材"的概念；在许多药物的描述中注明了何地出产，何时采花、采叶，何时收茎、摘果等。孙思邈重视医德修养，在《备急千金要方》中，《大医习业》讲解如何学习、

《大医精诚》则专论医德规范。时至今日，《大医精诚》仍为传统医学从业者的行为准则。此外，《备急千金要方》针对针灸、食疗、养生、妇儿等均有广泛论述，篇幅浩大，后世称其为"中国医学史上第一部临床医学百科全书"。不但唐以后的著述多有引用，影响还远播海外。公元 10 世纪的日本医学著作《医心方》、15 世纪的朝鲜医书《医方类聚》均深受其影响。

隋唐时代药物学知识的丰富，使药学管理、教育和执业出现了新的变化。隋唐的城市中已出现"药行"，长安城中有专门出售中药的"卖药坊"，成都还出现了"药市"。隋代开始，出现了国家最高医药教育机构——"太医署"。长安城中专设"药园"，由"药园师"负责指导"药园生"，种植药物以供御用。这是我国国家组织人工栽培药物的开始，也是医药教育史上最早的药学校。

宋金元的四百余年间（960—1368 年），科技发展迅速，贸易空前发达，活字印刷、火药和指南针已发明并广泛得以应用。在"不为良相，便为良医"思想的影响下，士人知医成为风尚，并出现了"儒医"群体。宋朝的本草著作多为皇皇巨著，如官修的《开宝本草》《嘉祐本草》《图经本草》均载药千种。而民间医家唐慎微承前启后的《经史证类备急本草》更是达到了 32 卷，收载 2558 种药物。

这部著作在成书之后的五百年间，虽历经战乱，但绵延不绝，先后经历多次修订，直至宋淳祐九年（1249年）以《重修政和经史证类备用本草》（简称《证类本草》）为名刊印，共30卷，载药1746种，是当时本草学的大成。在以其为蓝本的《本草纲目》问世前，《证类本草》一直是本草学的范本。

熙宁九年（1076年），宋朝在汴京开设了中国医学史上第一所以制作和出售有国家专利的膏丹丸散等成药为主的官办药局——太医局卖药所（熟药所），也就是后来的"和剂局"，又称"惠民和剂局"，前店后厂，是全世界第一所官方药局。太医局卖药所的成药配方书在近百年间历经官方修订增补，于1151年由许洪校订后定名《太平惠民和剂局方》，颁行全国。全书共载方788首，是全世界最早的药局方之一。为便于制作、贮存，书中所辑方剂的剂型多为膏丹丸散，故而，该书既是一部配方手册，也是一部成药推广书。书中的四君子汤、十全大补丸、参苓白术散、至宝丸、活络丹、平胃散、逍遥散、藿香正气散等至今仍是应用非常广泛的中成药品种。

在西方，西罗马帝国灭亡之后，西方封建社会用神学禁锢了科学和思想，这就是漫长而黑暗的"中世纪"（公元5—15世纪）。而这时的阿拉伯人，通过"百年翻译"

运动继承了西方希腊–罗马的药学文明，同时吸收了波斯、印度的医药知识，与本民族的医药知识融会，为医药学做出了杰出的贡献。据载，巴格达的首个药店设立于754年，是世界上最早的私人药店。当时的药店从业人员有三种，买卖糖浆的叫"sharrabin"、买卖药物植物和香料的叫"attarin"、受过专业训练的叫"sayadilah"或"saydanani"。在哈伦和拉希德·马蒙统治时期，执业认证制度被引入，药剂师必须通过考试才能获得执业许可证。伊本·贝塔尔编写了两部医药学著作，《药物学集成》与《医方汇编》，将药物按照治疗作用编排，除阿拉伯语名称，还加注了希腊语和拉丁语名，促进了医药学知识的互通。糖浆、软膏、搽剂、油剂、乳剂等剂型，以及丸药的金银箔外衣为阿拉伯人首创。今天，西方医学界使用的"syrup"（糖浆）、"soda"（苏打水）等词汇都是从阿拉伯语音译而来的，而伊斯兰世界成就最为显赫的医生伊本·西那（欧洲人尊其为阿维森纳）编写的百万字医学百科全书《医典》一直是17世纪前欧洲各大医学院的教材。唐代开始，中国和伊斯兰世界贸易往来频繁，众多舶来的芳香挥发药入汤剂时有效成分容易散失，也促进了丸、散、膏、酊等剂型的增加。

东趋西步——渐行渐远的东西方药学

我们所要求的,是要能看出异中之同和同中之异。

——黑格尔

明代（1368—1644 年）是中国封建制度发达、资本主义经济萌芽、科学技术快速发展的时期。统治宋代的程朱理学逐渐被王阳明的"心学"取代，但该时期也出现了各种追求思想解放、反对封建理学的思想家。造船技术的进步成就了"郑和下西洋"的壮举，而欧洲传教士、探险家的到来，也带来了西方的知识。这样的社会背景哺育了世界级的医药学巨著《本草纲目》。

李时珍（1518—1593 年），字东璧，晚年自号濒湖山人，湖北蕲州（今湖北省蕲春县蕲州镇）人，明代著名医药学家。他以毕生精力探访实践、广收博采，对本草学进行全面总结，历二十七载编成《本草纲目》。书中共收录药物 1892 种，附有药图 1000 多幅，药方 1 万多个，对 16 世纪以前我国的药物学进行了全面总结。书中对药物按照"从微至巨""从贱至贵"，即从无机到有机、从低等到高等的分类方法排序，基本上符合进化论的观点，是当时世界上最先进的分类法。

同时，"物以类从，目随纲举"，既按照性质归类，又便于快速按照目录查阅。除药物学知识外，书中包含大量植物学、动物学、矿产学、物理学、化学、农学、天文、民俗等内容，堪称百科全书。该书于万历二十一年（1593 年）出版后，屡经翻刻再版，广播海外，对达尔文等西方学者产生了影响，对世界自然科学做出了巨大贡献。

　　同时期的欧洲，则在发生着一场深刻的社会和思想变革。11 世纪后，随着经济发展、城市兴起和生活水平的提高，人们开始摆脱教会的桎梏，追求世俗乐趣和对自然的认知。14 世纪中叶至 16 世纪，起源于意大利的文艺复兴运动成为一场反映新兴资产阶级要求的欧洲思想文化运动。其间，

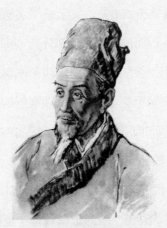

◎李时珍像

人们开始把目光投向自身，"文艺复兴三杰"之一的达·芬奇同时是现代解剖的先行者；科学复兴的代表人物之一、《人体构造》的作者维萨里公开指出盖伦的许多错误，并开创了解剖生理学。自然科学和实验方法重新兴起，东西方医药开始走上了不同的道路。

15世纪印刷术的进步促进了欧洲近代药典编纂的发展，许多国家相继制订药典。1498年，在文艺复兴起源地佛罗伦萨，佛罗伦萨学院编辑出版了 *Nuovo Receptario*（《佛罗伦萨处方集》），又称《佛罗伦萨药典》。它被认为是欧洲第一部官方药典，囊括了当时希腊－阿拉伯药物治疗的全部内容。其后，许多城市纷纷编订具有法律约束性的药典。

1515年，瓦莱里乌斯·科尔都斯（Valerius Cordus）出生于德国黑森（Hesse），父亲是一名医生，叔叔是一名药剂师。在科尔都斯的时代，大部分药剂师沉迷于古老的医书和炼金术，但年轻的科尔都斯很快便不再相信占卜术，而是坚定认为药剂师应该只相信可以观察到的事实和可以证实的结果。科尔都斯非常熟悉公元1世纪的古希腊著名药剂师迪奥斯科里德斯的药草百科全书《药物论》。但科尔都斯认为，应该编写当代的药典而不是因循前人的说法。他在全球寻找可以入药的新植物，致力于撰写基于证据而非传统的新

药典。1543年，年仅28岁的科尔都斯出版了《药典》(*Dispen
sato-Rium*)一书。书中列出了225种药用植物，包括没药、
番红花、肉桂、胡椒、苦艾、阿拉伯树胶、菖蒲、樟脑、小
豆蔻、黄瓜芽孢杆菌、瓜氨酸、茴香、香脂等。科尔都斯对
大量植物进行了细致入微的观察，对植物学亦有很大贡献。
他还开始研究处在发展初期的化学实验，希望使用刚刚发展
起来的化学方法合成已知药物。他最成功的一项成果是合成
乙醚(ether)，虽然他不是第一个发现乙醚的人，但用硫
酸和乙醇合成乙醚的方法毫无疑问是由他首先提出的。他撰
写了一份关于乙醚医学应用价值的详细报告，包括增强黏液
分泌和治疗干咳等症状。《药典》是第一部摒弃所有超自然
和迷信色彩思想，只注重关于植物属性和提炼方法的实证经
验药理学书籍。这部书赢得了很高的声誉，被纽伦堡当局承
认，定为《纽伦堡药典》，于1546年出版。在《纽伦堡药典》
的影响下，各地相继有药典问世。这一进展标志着欧洲各地
区性药典向法定性国家药典转化的新阶段开启。

　　不同于中国记录越来越多药物的本草学著作，科尔都
斯给药典做了减法。实证成了他遵循的法则，而炼金术向
合成化学的转变则预示着新的药物法则正在西方建立。

分道扬镳——麻醉开启医学新纪元

手术，无异于一场梦魇

若疾发结于内，针药所不能及者，乃令先以酒服麻沸散，既醉无所觉，因刳破腹背，抽割积聚。

——《后汉书·华佗传》

《三国演义》中关羽刮骨疗毒的故事可谓家喻户晓，讲的是关羽攻打樊城时，被曹仁弓箭手的毒箭射中，名医华佗闻讯赶来为其"刮骨疗毒"。后人无不为关羽的神勇感叹不已，曾有诗赞之曰："神威罕及惟关将，圣手能医说华佗。"不过，感叹之余大家也会心生疑问，难道关羽真的不疼吗？其实，关羽和我们一样也是有血有肉的普通人，同样会感到疼痛。这一点在故事的开头就有所交代，"时关公本是臂疼"，但是"恐慢军心"，遂与"马良弈棋"。

由此可以看出，关羽此举是为了稳定和鼓舞军心，因为在当时的战局中，关羽一方正处于劣势，如果主帅不能作出榜样，那么士气必然会衰落，最终导致失败。

我国关于手术和麻醉最耳熟能详的记载当属华佗与麻沸散，虽然有些传奇的色彩，但听起来还不是那么令人惊恐万分。而在西方，手术则无异于一场梦魇。在中世纪，欧洲的手术室都设在人烟稀少的荒山上，因为患者手术时的惨叫声实在令人无法忍受。当时采用的麻醉方法之一是放血麻醉法，按现代医学理论解释就是人为休克，使患者处于昏迷状态再进行手术，可以说这是相当危险的方法，现代医学都在竭力避免这种情况的出现。还有"棒麻"，即用一根硬质木棍将患者打晕，这项技术极其考验麻醉医生的准确程度，太轻不管用，太重又容易出人命。再不然就是用绳子捆住患者的四肢，将其固定在床上直接手术。因此，每次手术对患者而言，不仅是一场生死考验，更是一场巨大的心理折磨。

对医生而言，则不仅是巨大的心理挑战，更是对速度的考验，真如古龙先生的武侠小说中所言，"天下武功，唯快不破"。比如苏格兰著名外科医生罗伯特·李斯顿（Robert Liston），因手术快速而闻名遐迩。每次手术开始时，学生们围成一圈，手握怀表严阵以待，李斯顿则足蹬惠灵顿靴，高高举起手术刀，大喊一声："先生们，给我计时吧！"
在患者巨大的号叫声中，一片血光闪过，手术迅速结束。

新发现，沦为取乐工具

> 人们时不时会被真相绊倒，但大多数人起身后便跑开
> 了，好像什么都没有发生过一样。

——温斯顿·丘吉尔

在外科手术充分发展之前，西方世界的人们曾在自然
界寻找具有麻醉作用的物质，如鸦片、曼陀罗花、毒芹等，
然而这些药剂用于手术时由于无法预知活性物质的作用和
功效——有时得到适当的麻醉效果，有时几乎无效，有时
却导致突然死亡——不得不改换方向。人们改用非化学的
方式，实施如前所述的"放血制造休克""棒麻"等方法。
直到 18 世纪，化学革命带来了令人惊叹的合成药物，尤其
是将乙醚应用于麻醉，彻底改变了外科学的发展轨迹。然而，
提到乙醚对外科学发展的里程碑式贡献，永远绕不开与其
息息相关的氧化亚氮——笑气。因此，关于乙醚的故事不
得不以笑气登场为序幕开始讲述。

最佳配角启幕

第一代天才化学家们发现或合成了许多新的气体，骗子和投机者们因鼓吹吸入这些气体可以治疗哮喘、结核、癌症而获取巨大利益，然而一丝不苟的试验者们却没有竞争力，很难申请到研究经费以维持研究。不过，总有一些孤勇者不懈坚持，他们不断尝试寻找新气体的有益医学作用，笑气的应用便是典型案例之一。

1772 年，英国化学家兼神学家约瑟夫·普里斯特利（Joseph Priestley）首次制造出气态化合物氧化亚氮（N_2O）。如果不是由于政治和宗教斗争的干扰，1794 年普里斯特利被迫移民美国，依他喜欢在自己身上试验新气体效果的性格，他很可能会成为氧化亚氮具有麻醉效果的首个发现者。

托马斯·贝多斯（Thomas Beddoes）也是致力于新气体研究的孤勇者之一，他努力说服朋友帮他建立了一家通过吸入人造气体治疗肺部疾病的气体研究所，所使用的气体就包括氧化亚氮。许多科学家，包括著名的汉弗莱·戴维（Humphry Davy）都对他的工作产生了浓厚的兴趣。

由于深受智齿的困扰，1795 年，戴维尝试吸入笑气，他发现，除了感到头晕、轻松和欣快感，智齿的疼痛居然也消失了，但随着吸入量的减少，疼痛很快复现。据此，戴维推断氧化亚氮可能有助于减轻手术的疼痛。1800年，戴维在其出版的一部厚达580页的著作中描述了他吸入笑气的感受，指出这种气体不仅可以使人情不自禁地笑出来，也有助于消除身体的疼痛，在没有大量出血的外科手术中，可能会有很大的优势。

主角悄然登场

在戴维尝试吸入笑气的同时，他的学生迈克尔·法拉第（Michael Faraday）通过比较乙醚和笑气的作用，发现乙醚与笑气一样可以使人产生欣快感，与笑气的"不良反应"也相同——偶尔会产生令人惊恐或者奇异的反应，如感觉丧失、嗜睡、幻觉和昏迷。同时代的气体化学家推荐乙醚可用于治疗痉挛发作、头痛、痛风、风湿病、哮喘、耳聋、百日咳等疾病。

虽然对乙醚的系统论述和应用晚于笑气，但是其合成要远远早于笑气。大约在1540年，德国科学家瓦莱里乌斯·科尔都斯发现了如何利用乙醇和硫酸生产乙醚。之后，曾发明鸦片酊的帕拉塞尔苏斯（Paracelsus）经过鸡群实验声称，乙醚能消除所有疼痛，控制所有发热，预防所有疾病的并发症。

在法拉第之后，真正的孤勇者出现了：亨利·希尔·希克曼（Henry Hill Hickman）。为了证明吸入麻醉的安全性和有效性，他开始了一系列勇敢的尝试。与以往只是嗅闻各种化学气体不同，希克曼尝试把犬和老鼠等实验动物关在充满各种实验气体的密闭容器内直至达到"假死状态"。虽然实验取得了可信的结果，但始终未能激起医学界对外科麻醉的兴趣。

与此同时，乙醚和笑气更多地沦为取乐的工具。由于职业的便利，学习化学和医学的学生很容易拿到乙醚和笑气，在19世纪初，乙醚和笑气聚会在他们中风靡一时。人们会组织乙醚或笑气狂欢派对，参与者吸入气体后，会做出轻浮、混乱的滑稽动作，沉醉于气体带来的精神愉悦、忘记忧愁的状态中。不过非常可惜，却没有科学家和医生真正把乙醚或笑气应用于手术麻醉。

变革，没有一帆风顺

我们的科学史，只写某人某人取得成功，在成功者之前探索道路的，发现"此路不通"的失败者统统不写，这是很不公平的。

——阿尔伯特·爱因斯坦

直到 19 世纪中叶，社会地位不高、被生活所迫但充满创新和探索欲望的两位年轻牙医一次偶然的发现，促成了乙醚麻醉的公开演示，催生了现代麻醉学，推动了外科划时代的变革。19 世纪 40 年代的麻醉发展史本应是一部振奋人心的历史正剧，最终却因利益之争被演绎为一场滑稽剧。这场闹剧的重磅演员霍勒斯·韦尔斯（Horace Wells）和威廉·汤姆斯·格林·莫顿（William Thomas Green Morton）是一家诊所的合作伙伴，曾经合作默契，最终反目。

失败的笑气无痛拔牙

韦尔斯和莫顿非常擅长发明和改进牙科器械，以及假牙的制作，但在当时，牙痛患者由于对需要拔掉所有残存的牙齿和牙根望而生畏，即使牙医承诺疗效不满意就退钱，也很难招揽来顾客。过去人们曾使用过各种意想不到的物质来缓解拔牙时的痛苦，从蜂蜜、鸦片到烂苹果和甲虫磨成的粉末、浸泡过醋的响尾蛇毒液、牛粪涂抹牙床，甚至包括吻一头驴子、往坏牙缝中塞进一只活虱子，但可想而知，这些"偏方"都不能够起到消除疼痛的效果。因此，他们对于能消除牙科手术中疼痛的任何物质都极其感兴趣。

1844 年 12 月 10 日，韦尔斯参加加德纳·昆西·科尔顿（Gardner Quincy Colton）的一个讲座。其间，一位志愿者因为吸入了笑气，即使跌下讲台折断了腿仍然保持兴奋状态，仿佛感受不到疼痛。具有创新精神的韦尔斯被深深震撼了，他邀请科尔顿到自己的牙科诊所，自己吸入笑气，然后由一名牙科学生拔掉了他的一颗牙齿。当韦尔斯醒来，他惊喜地发现在整个拔牙过程中，竟然没有感受到丝毫的疼痛。在接下来的一段时间中，韦尔斯在几十例患者身上进行试验，都取得了成功。

他的合作伙伴莫顿说服了哈佛医学院的外科教授约翰·柯林斯·沃伦（John Collins Warren），允许韦尔斯在马萨诸塞州总医院为学生们展示"无痛拔牙技术"。沃伦虽然勉强同意了韦尔斯的请求，但仍对他们的"无痛拔牙技术"持怀疑态度。在介绍韦尔斯时，还不忘提醒学生们，"这里有一位先生，自称有一些东西可以驱除手术中的疼痛"。在手术进行过程中，"志愿"拔牙的学生发出了呻吟，韦尔斯和莫顿在现场遭受了莫大的嘲笑和羞辱。尽管后来这位"志愿者"承认当时没有感受到疼痛，但是韦尔斯仍被称为"骗子"，名声因此一落千丈。

乙醚麻醉大获成功

与韦尔斯一样，莫顿在马萨诸塞州总医院同样遭受了巨大的羞辱，他继续寻找能缓解拔牙疼痛的药物。查阅大量文献后，他发现在治疗肺结核、哮喘和百日咳时，乙醚曾被作为止痉、镇痛、催眠药物使用，而且与笑气一样，乙醚也被用于狂欢派对。同时，他注意到将乙醚滴到坏牙上后，牙床会变得麻木，由此他推想乙醚是否可以使整个人变得麻木。吸取了合作伙伴韦尔斯的惨痛教训，在严格保密的情况下，莫顿在各种动物身上进行乙醚吸入实验，但结果非常不一致。沮丧的莫顿向化学家兼内科医生查尔斯·汤姆斯·杰克逊（Charles Thomas Jackson）寻求指导，最终发现要想取得确切的麻醉效果必须使用高纯度的乙醚。而在乙醚制造过程中，由于不能精密控温，导致产生的乙醚中混合了很多杂质，从而造成了麻醉效果的不可控。

1846 年 9 月 30 日，莫顿用乙醚浸透手帕，捂住了口鼻，为自己实施麻醉。8 分钟后，他逐渐苏醒，发现除了轻微兴奋和头痛外，没有其他感觉。当晚，莫顿针对一位患者采取相同的麻醉方法，为其拔除了一颗坚固的磨牙。为了保证麻醉效果的确实性，莫顿又寻求到一位知名器械发明家，为他设计了一个特殊的器械来实施乙醚吸入麻醉。

之后，莫顿再次写信给沃伦教授，请求给他一个展示麻醉手术的机会。1846 年 10 月 16 日，在马萨诸塞州总医院公开展示的那一天，莫顿却迟到了。当他带着刚刚拿到手的吸入麻醉器械和被他称为"遗忘气体"的秘密药剂冲进现场时，患者已经被牢牢地捆在手术台上，惊恐并怀有一丝期待地等待着手术了。

随着患者不断吸入乙醚，缓缓地进入沉睡状态，沃伦为其摘除了一个大的下颌肿瘤，过程中患者竟然毫无反应，完全没有发出以往那种撕心裂肺的惨叫，医生也第一次不必为手术速度担忧。沃伦彻底被震撼了，他兴奋地大声宣布："先生们，这不是骗术"。目击者将这次乙醚麻醉表演称为"有史以来手术中第一个伟大的、令人惊奇的景象"。沃伦这次在乙醚吸入麻醉下完成的手术，也被视为现代外科手术的起点。

乙醚麻醉发明优先权之争

虽然乙醚麻醉推开了现代外科手术之门，但一场优先权之争的闹剧亦是悲剧就此展开。1846 年 10 月 23 日，杰克逊来访，认为他曾给过莫顿专业的建议，要求莫顿在发明专利证书上写上他的名字，并且要分得 10% 的专利。同时，杰克逊向法国科学院发出一份秘密报告，宣称他发明了乙醚麻醉，并指导牙科医生莫顿如何在麻醉时使用乙醚。但莫顿认为，杰克逊只是以"牙痛滴剂"的方式使用乙醚，与他的吸入方式完全不同；而且在杰克逊为妻子进行拔牙术时，他也只是鼓励妻子要勇敢。此外，韦尔斯认为莫顿发明乙醚麻醉是受到他使用笑气拔牙的启发，同样希望共享这项专利。

当韦尔斯、莫顿和杰克逊为吸入麻醉发明权争得不可开交时，乔治亚州的一位医生克劳福德·威廉森·朗（Crawford Williamson Long）带着证明书站出来宣布自己的发明优先权。和韦尔斯一样，他是偶尔在观察人们用乙醚取乐时获得了灵感，并努力证实其在医学上的潜力。1842年3月，他说服一位害怕手术但喜欢乙醚的患者，在吸入乙醚后成功地接受了颈部肿瘤的无痛切除手术。不过，他的成果在1849年才在《南方内外科杂志》上发表，因此他的优先权并未被承认。

在专业认同宣告失败后，韦尔斯一蹶不振。1848年，即经历马萨诸塞总医院羞辱4年后，他选择自杀。1868年，莫顿在与律师讨论20多年来和杰克逊优先权之争的文件时，突发脑出血而亡。1880年，杰克逊喝酒后走进墓地，因看到莫顿的墓志铭上写着"吸入麻醉发明者"而精神失常，在精神病院度过了余生。

乙醚麻醉发展陷入低谷

乙醚吸入麻醉发明权之争一波三折，同样，乙醚吸入麻醉的推广应用也并非一帆风顺。虽然莫顿在马萨诸塞州总医院的公开演示中取得了巨大的成功，但是他无法揭示乙醚麻醉的特性，按照麻省医学会"不容许医生使用秘密疗法"的道德准则要求，外科医生拒绝在为其他患者实施手术时使用乙醚麻醉。费城的医学杂志也极力反对，并且号召波士顿的医生联合起来揭穿骗局。不过，由于莫顿成功开展乙醚麻醉的目击者之一、著名外科医生比奇洛（H. J. Bigelow）的公开赞扬，乙醚麻醉成功的信息很快就传到了伦敦。鲁滨逊（Robinson）医生将乙醚麻醉应用于牙科，利斯顿（R. Liston）在乙醚麻醉下为患有胫骨慢性骨髓炎的男管家进行了截肢手术。乙醚麻醉的方法很快传遍整个欧洲。

随着乙醚在麻醉中的广泛使用，它的缺点也逐渐显露出来：有呼吸道刺激性，并且易燃，甚至会爆炸，对于烛光下的操作者非常危险。不过受到乙醚麻醉成功的鼓舞，欧洲的科学家们开始寻找没有乙醚相关缺点的麻醉剂。1847 年，法国生理学家马里·让·皮埃尔·弗卢朗（Marie Jean Pierre Flourens）表示，吸入氯仿的动物会经历暂时无感觉的状态。此时，爱丁堡的产科学教授詹姆斯·杨·辛普森（James Young Simpson）正在通过用自己和朋友作为试验品，开展一项系统而危险的试验，目标是寻找一种味道更好闻、起效更快的麻醉剂以替代乙醚。

辛普森尝试过丙酮、苯、苯甲酸等一系列有机溶剂，但均未能取得满意效果。在弗卢朗宣布发现吸入氯仿能使动物暂时感觉消失的消息后 8 个月，他亲身尝试了这种黏稠的无色液体，体验到了和乙醚一样的欣快感和意识丧失。试验成功后，他将氯仿应用到了妇女分娩中，再次成功。流行病学先锋、麻醉师约翰·斯诺（John Snow）帮助辛普森确定了氯仿的安全用量和麻醉深度。在斯诺的监督下，英国维多利亚女王在两次分娩中使用了氯仿。女王写道："斯诺医生使用了赐福的氯仿，其功效是减轻痛苦、使人镇静、令人极其愉快。"由于王室的认可，公众迅速接受了氯仿麻醉这一方法。

此时在大洋彼岸的美国，如同挥发迅速的乙醚，乙醚麻醉已淡出人们的视野，氯仿取而代之成为主流的吸入性麻醉剂。但随着氯仿麻醉的广泛开展，其致命弱点逐渐显现出来——能造成严重的肝损伤。因此，在 20 世纪初，氯仿麻醉逐渐淡出历史舞台。

新技术让乙醚麻醉新生

人们从未中断探寻更加安全有效的吸入麻醉剂的脚步，经过一番波折，再次把目光聚焦于乙醚。由于手术室电气化的发展，乙醚易燃易爆成为更加致命的弱点，但麻醉诱导苏醒快、对人体相对安全无害的优点深深地吸引着麻醉医生。由此，人们开始了提升乙醚化学稳定性的探索。因制造原子弹而发展起来的氟化学技术，令使用氟元素进行卤素化成为可能，首先被制造出的就是氟乙烯醚，但由于其导致术后严重恶心呕吐，故被淘汰。随后，学者又开发出了氟烷、安氟烷、异氟烷。再后来人们进一步发现，以氟元素替换氯可以提高药物的稳定性，使其毒性更小，同时，因为降低了药物的溶解性，可使其起效更快、苏醒更快。由此，学者相继开发出了地氟烷、七氟烷，这些药物构成了全新的现代吸入麻醉药家族。

伴随着麻醉气体的不断更新，给药方式也在持续改进，使给药剂量更加精准，进而使麻醉深度更加可控，患者苏醒更快、不良反应更少。最早的吸入麻醉工具是海绵和毛巾，随后诞生了用烧瓶、试管和泵组合而成的吸入器。前文提及的进行人造气体治疗肺部疾病研究的英国医生贝多斯在蒸汽机专家詹姆斯·瓦特（James Watt）和首先系统论述笑气作用的戴维的帮助下，设计了多款创新型吸入器。19 世纪 60 年代，钢丝面罩发展起来，由于钢丝具有更好的导热性，因此液态的麻醉剂滴在上面挥发更快，使麻醉诱导更加迅速。英国医生约瑟夫·汤姆斯·克洛弗（Joseph

Thomas Clover）又在面罩上增加了调节阀和气袋。1917年，伦敦圣巴塞洛缪医院的亨利·博伊尔（Henry Boyle）引入了一种麻醉机，主要构件包括供气设备、泵、储液器、阀门、流量表、压力表、面罩及附属拖车。基础构成与现在的麻醉机基本一致，相对以往吸入设备，麻醉气体的精确可控性得到了质的提升，保障了麻醉的安全。

中药麻醉，延续数千年的积淀

保守是舒服的产物。

——高尔基

欧美现代麻醉学历经 150 余年的发展形成了完备的体系，向前回溯西方古代麻醉虽有烈酒、鸦片、曼陀罗花、毒芹等的应用，但没有达到手术麻醉的深度，且医学一度附属于神学，导致发展没有延续。反观中医麻醉，早期记载距今已有 3000 多年历史，发展水平在中药和西药发展分道扬镳之前一直远高于西医，药物由毒酒发展至全麻方药，又发展至局麻方药及解醒药，伴随外科的发展表现出一脉相承的渊源关系。

中药麻醉兴起

在周代已有医疗的分科设置，其中疡医就是外科医生，其职责是"掌肿疡，溃疡，金疡，折疡之祝药，刮杀之齐"。《列子·汤问》和《史记·扁鹊仓公列传》中均有春秋战国时代进行外科手术的记录。随着外科发展及手术的客观需要，我国古代医家不断探索麻醉方法，包括针刺麻醉、中药麻醉等，其中，尤以中药麻醉历史悠久、成效显著。《列子·汤问》中记述战国名医扁鹊以"毒酒"作麻醉药，实施"剖胸换心术"。虽然有故事渲染成分，但并不是无中生有，基本可以推断在战国时就有可产生麻醉作用的药酒出现。

马王堆汉墓出土的医学帛书《五十二病方》中记载有"令金伤毋痛"方，并有"入温酒一杯中而饮之……至不痛而止""已饮，有顷不痛。复痛，饮药如数。不痛，毋饮药"的记载，说明当时已在一定程度上确定药物可以产生止痛的效果，从而达到今天认为的麻醉作用。东汉时成书的《神农本草经》记载365种药物，其中不乏羊踯躅、大麻、乌头、附子、莨菪子等，化学分析显示这些植物药中含有镇静、麻醉、镇痛的有效成分。汉末三国时期，华佗曾创全身麻醉药——麻沸散。据考证，麻沸散方中可能有曼陀罗花、乌头之类，并且经现代实验研究与临床应用所证实。日本外科学家华冈青洲认为麻沸散由曼陀罗花、生草乌、香白芷、全当归、川芎、炒南星等组成。1805 年，华冈青洲使用以曼陀罗花、草乌头为主药的内服麻醉剂实施首例全身麻醉外科手术并获得成功。虽然麻沸散已失传，但在麻醉学发展史上是一次重要突破，说明当时已有中药麻醉方。

中药麻醉全面发展

隋唐时期，药物麻醉发展迅速，全身麻醉已全面应用于临床。巢元方等撰著的《诸病源候论》中具体记载了腹部外科手术的方法和步骤，其所记载的肠吻合术与华佗采用的吻合术大有相似之处，印证了在他之前有外科学家确曾成功进行过肠吻合术，同时也为华佗进行过腹部诸种手术提供了佐证。孙思邈在使用麻醉药上也有较丰富的经验总结，其发现大麻具有麻醉作用，将大麻作为麻醉药治疗腕骨骨折。唐代段成式的《酉阳杂俎》记载，荆州一位外科医生，对一位小腿骨折患者实施全身麻醉后进行切开复位。唐代蔺道人在《仙授理伤续断秘方》中以麻醉药为主组成整骨药，书中把川草乌、马钱子、木鳖子等作为麻醉剂使用，或与乳没合用，增加药力，并对麻醉深度、麻醉用药量、麻醉药中毒解救方法等进行研究。唐代也有了明确的针灸用于麻醉的记载，唐代文学家薛用弱在其《集异记》中记述了狄梁公用针术麻醉取鼻中疣赘的故事。该书虽然是文学作品，所记载内容的真实性无从考证，但这一记载从侧面反映了当时的麻醉水平。麻醉的进步也推动了外科的发展，隋唐时期在官方开设的太医署设置专攻外科的"疮肿"部门，就是一大体现。

两宋及元代，对麻醉技术的研究更加深入，主要体现之一是危亦林的《世医得效方》在吸收唐宋两代麻醉经验的基础上，对用药量与麻醉深度关系的认识和应用进行了论述，同时强调个体不同耐量差异、病情轻重、出血多少的差异，对药量有比较严格的控制，防止深度麻醉产生意外。南宋针灸家窦材在《扁鹊心书》中有"睡圣散"内服以全身麻醉的记载，这是中药全身麻醉药方在医学文献中的最早记载，至今仍有重要的参考价值。

中药麻醉的衰落

明代，外科学继唐宋的发展之后，有很多创造和革新，这与该时期医学出现革新倾向密切相关。其特点是治疗领域扩大，外科手术种类增加，外科学家注重外科学理论研究，进而推动了麻醉的发展。在药物方面，李时珍对古代麻醉术进行了深入研究，在《本草纲目》中详细介绍了曼陀罗花的麻醉作用。书中记载的麻醉药包括乌头、莨菪、坐挐草、曼陀罗花、无名异、茉莉根等，还提及北方少数民族地区的"押不芦草"也具有很好的麻醉效果，认为华佗的麻沸散中含有押不芦草。此外，此时期出现了局部麻醉药。明代医学家王肯堂在《证治准绳·外科》中首次论及局部麻醉药，组成包括川乌、草乌、南星、半夏、川椒等。在局部麻醉下，医者开展了唇裂修补术和耳落再植术。外科大家陈实功在局部麻醉的支持下，创造性地开展了截趾（指）、气管缝合、鼻息肉切除等精细外科手术。

清代中医学术思想日趋保守，尤其 18 世纪中叶之后，中医外科学向着保守方向发展的趋势日益明显，导致麻醉术的发展几乎停滞。清代著名外科代表人物王洪绪，在外科疾病治疗上，强调必须辨证施治，但对化脓性感染，则不分脓未成或脓已成，都主张"以消为贵，以托为畏"，即使疔痈已成脓也极力反对切开引流术。承载他外科思想的《外科证治全生集》于 1740 年首刊，到 1956 年，200 年间共刻印 60 余次，可见影响之广。这种思想束缚了许多外科医家的手脚，无形地阻碍了中医外科包括麻醉的全面发展。

随后的 100 多年时间里，清代由康乾盛世滑入衰落期，在经历鸦片战争之后，中国进入半殖民地半封建社会，麻醉学没有发展，反而整个社会被鸦片麻醉了。然而，就在此时，位于太平洋东海岸的美国，乙醚麻醉正式登上历史舞台，为现代西方外科学迅猛发展发动了引擎，中西医外科学发展出现巨大的分水岭。

中西医麻醉最终分道扬镳，西医走上实验科学的道路迅猛发展，而中医麻醉虽有 3000 年的积累但却在近代的 100 多年里徘徊不前，既有深刻复杂的社会历史原因，也有二者理论体系差异的内在原因。

纵观西方麻醉学 150 余年的发展史，基本可以分为 3 个阶段：探索有效的麻醉方法、提高临床麻醉的安全性、舒适医疗和促进术后康复。如今，麻醉药物的毒性问题和临床麻醉安全问题已基本解决，西方发达国家的麻醉相关死亡率已降到 20 万分之一，我国先进地区也低于 10 万分之一，相对于外科围手术期千分之一的死亡率，足以让每位麻醉科医生欢欣鼓舞。然而，我们不要忘记人们寻求麻醉的初心是为了外科手术的安全、舒适和康复。千分之一的死亡率时刻警醒着全体手术参与者：降低围手术期死亡率是外科学发展的要求。作为肇始于外科的一个学科，"舒适医疗和促进术后康复"必定是麻醉安全性问题基本解决后的主要问题，是我国临床麻醉发展的方向，也是基础研究的主攻方向。

　　虽然在整个围手术期，麻醉只占很短的时间，但这一时期却是患者接受手术治疗过程中，创伤、应激、生理改变最为剧烈的时期。中医麻醉虽然在探究生理、病理变化机制上不占据优势，尚不能提供达到现代外科手术所需麻醉深度必备的药物和技术，但是其极其鲜明的人文医学特征，以"证"为核心，强调功能调节的特点，使其可以抛开物质结构的认识和调节机制的探究，而获得临床疗效。因此，中医麻醉虽然可能在有效麻醉药物和技术提供上失去了先机，但是在保持患者内环境平衡、促进术后康复方面可发挥巨大协同作用。

参考文献

[1] 洛伊斯·N·玛格纳.医学史 [M].刘学礼，译.上海：上海人民出版社,2007.

[2] 史蒂夫·帕克.DK 医学史 [M].李虎，译.北京：中信出版社,2019.

[3] 江玉，和中浚.中国古代麻醉术发明史 [J].医学与哲学（人文社会医学版),2011,32(2):74–76.

[4] 李经纬.中医史 [M].海口：海南出版社,2015.

[5] 罗英.中西医麻醉学发展史比较 [J].甘肃中医,2005(10):45–47.

[6] 钱小奇，张宗明，张敏.古代中医未走实验医学发展道路的原因分析 [J].医学与哲学,2001(3):49–50.

[7] 薛张纲.青蒿素：志存高远，厚积薄发：麻醉何去何从 [J].上海医学,2001(10):721–722.

殊途同归——奎宁与青蒿素

疟疾——与人类历史相伴的传染病

　　疟之始发也，先起于毫毛，伸欠乃作，寒栗鼓颔，腰脊俱痛，寒去则内外皆热，头痛如破，渴欲冷饮。

　　　　　　　　　　　　　　——《黄帝内经·素问》

　　如果翻开人类的历史长卷，我们就会发现，有一种疾病始终与人类相伴，到现在还对全球数亿人口造成严重的健康影响，医学界也仍在想尽各种办法与之抗争，希望能够将其彻底消除，这种古老而可怕的疾病就是疟疾。

　　如果要追溯相关记录，在距今约 3500 年前，我国殷商时代的甲骨文中就有"疟"字，而在我国现存最早的古代医学典籍《黄帝内经·素问》中，也已经有了关于疟疾的专篇论述。

继续向前追溯的话，疟疾存在的时间其实比相关记载要早得多。法国科学家在欧洲开展的研究表明，至少在 2万年前，现代智人在撒哈拉以南的祖先就已经产生了疟疾抗体。可以说，疟疾与人类的发展史甚至进化史，如影随形。

疟疾曾在全球大范围流行，从非洲到西印度群岛，从南美到澳大利亚，以及中国、越南、马来西亚等，都曾是疟疾出现大流行的地区。人患疟疾后，首先会出现急剧高热、全身出汗，还会出现时冷时热的症状，民间形象地称作"打摆子"。如果身患疟疾无法得到及时救治，患者可能在发病后几天内死亡。

除了相关历史资料和医学典籍的记载，国内外文学作品中也不乏对疟疾的描述。但丁在其名著《神曲·地狱篇》中曾经借助对疟疾症状的描绘比喻恐怖情绪："犹如患三日疟疾的人临近寒战发作时，指甲已经发白，只要一看阴凉就浑身打战。"据传，但丁在完成《神曲》后不久，因感染疟疾而不幸病逝。在我国唐代诗人白居易的长诗《新丰折臂翁－戒边功也》中，也能感受到疟疾在军中传播的恐怖场景："闻道云南有泸水，椒花落时瘴烟起。大军徒涉水如汤，未过十人二三死。"

虽然人类很早就发现了疟疾这种疾病，但对于疟疾发病原因的认识，是在 19 世纪末才厘清的 [1]。在古代，东西方的人们不约而同地认为疟疾是通过"有毒空气"传播的一种恶性传染病,西方称为"Malaria",意思是有毒的空气。当时的人们认为疟疾是因吸入沼泽地或热泥土中产生的腐败或有毒的气体而感染的,我国古代医家则认为疟疾的病因是因为吸入了"瘴气"。

这种认知直到19世纪末才被颠覆。1880年11月,法国军医拉弗朗(Alphonse Laveran)在检查一位疟疾患者的血液时,在显微镜下发现了一个从未见过的月牙形"虫子",随后他又检查了200例疟疾患者的血液,同样也发现了这种虫体。拉弗朗认定,这种被命名为"疟原虫"的微生物,才是导致疟疾的元凶。正是因为这项发现,他在1907年被授予了诺贝尔生理学或医学奖。

自拉弗朗发现疟原虫后,各国生物学家开始对疟原虫的传播方式进行研究。1892年,英国热带病医生罗纳德·罗斯(Ronald Ross)深入印度疟区,研究疟原虫的传播方式。在一只刚吸过疟疾患者血的蚊子的胃壁上,罗斯发现了数百个疟原虫的卵囊,经过进一步研究,最终证实疟原虫是通过蚊子传播的。自此以后,各国科学家花了将近1个世纪的时间,才全面了解了这种生物的生活轨迹。我国生物学家陈佩惠花了近50年时间,跑遍了全国的疟区,解剖了数百万只蚊子,最终查清了疟原虫在蚊子体内的存活过程。

疟原虫的虫卵在蚊子体内发育成熟，疟原虫从虫卵中破壳而出，游走到蚊子的口器中，蚊子通过口器刺入人类皮肤吸血时，疟原虫随蚊子的唾液进入人体，引发疟疾感染。

疟原虫进入人体后，会迅速在肝脏繁殖并进入血液，它会钻进红细胞进行疯狂繁殖并挤破红细胞，使越来越多的红细胞破裂，破裂的红细胞会引起发热，而疟原虫会冲出破裂的细胞对新的红细胞发起攻击，这正是疟疾导致人忽冷忽热的主要原因。

研究发现，大约有 400 种蚊子能够传播各种各样的疟原虫，蚊子具有超强的繁殖能力，而人类也无法根除蚊子这个物种，这就造成疟疾一次次出现大流行。

奎宁的发现与合成——见证传统医学走向现代医学

对于化学家来说，已知结构但尚未通过合成获得的化合物，就如同对于普通人而言的那些未攀登的山脉、未知的海洋、未开发的领域和未到达的星球。

——罗伯特·伯恩斯·伍德沃德

有矛就有盾，一直以来人们希望能够拥有一种能够对抗疟疾的特效药物。在我国历史上，早期中医治疗疟疾的实践中，频繁使用的中草药包括柴胡、常山、半夏、瓜蒌、黄芩、黄柏、金银花等。而在国外，抗疟药物的使用同样是从植物开始的。如果要了解抗疟药物的发展史，不得不提到的一种药物就是奎宁 [2]。

奎宁是人类用来对抗疟疾的第一种化学药物。说起奎宁的由来，故事仍然要从植物展开。关于奎宁的传说很多，不管是它在南美治愈了西班牙总督夫人的疟疾，还是探险家发现了当地印第安人的树皮秘密，其最终结果都是：在17世纪，西班牙人首先在秘鲁发现当地一种叫"金鸡纳"的热带植物树皮磨成的粉末能够起到治疗发热和疟疾的作用，于是金鸡纳树皮被带入了欧洲。由于它具有神奇的抗疟效果，西班牙及其他欧洲列强开始抢掠这种树皮，欺骗、偷盗与屠杀的故事由此不断上演。

关于金鸡纳树皮治疗疟疾的故事，在中国同样也有史料记载 [3]。1693年（康熙三十二年），康熙不幸感染疟疾，隔日发作，寒热交错，苦楚万分，冷时如入冰窖，热时似进烤炉。御医们开了不少药方却不见效，于是康熙谕召在广东传教的洪若翰等两位神父星夜返京。得知康熙得的是疟疾后，他们连夜将从法国收到的一箱金鸡纳霜带入京师，并告诉康熙：在法国，夏夜来临时，教会都会向人们发放这种药，防止疟疾的流行，因此这种药又叫"耶稣树皮"，是治疗疟疾的特效药。康熙服用金鸡纳霜后，果然很快痊愈了。

直到发现金鸡纳树皮可治疗疟疾的 200 年后，也就是 1820 年，法国药学家皮埃尔·约瑟夫·佩尔蒂埃（Pierre Joseph Pelletier）和约瑟夫·比奈姆·卡旺图（Joseph Bienaimé Caventou）合作，从金鸡纳树皮中分离出了一种对于治疗疟疾有效的化学成分，这就是著名的抗疟药物——奎宁。但在当时，科学家们还不知道这种物质的具体化学结构。

奎宁不只是一种治疗疟疾的植物提取浓缩物，它还对人类文明产生了重大影响。美洲大陆、非洲的大片土地以及印度等地，曾因疟疾盛行而让人无法接近，而奎宁的出现，使欧洲列强大肆扩张成为可能，奎宁也因此在殖民地被广泛应用。

随着现代科学的不断进步，1907 年，德国化学家推导出了奎宁的化学结构式。为了解决需求量巨大而原材料供应不足的问题，20 世纪初，科学家们不断探索奎宁的人工合成方法，但由于当时的化学合成技术非常有限，虽然不断尝试，但奎宁的人工合成并没有取得突破和进展。

直到 1944 年，美国化学家罗伯特·伯恩斯·伍德沃德（Robert Burns Wood-ward）与其学生合作，首次人工合成了奎宁。虽然受制于当时的条件，这种合成路线不可能实现量产，但这也是人类化学药合成史的一座丰碑，伍德沃德也因此以及他在其他药物有机合成方面的杰出贡献，获得了 1965 年的诺贝尔化学奖。1970 年，罗氏制药的科学家采用相似的合成策略，从不同的原料出发，实现了奎宁的立体选择性化学合成。

从金鸡纳树皮，到实现奎宁的化学全合成，人类经历了数百年时间，从直接使用树皮磨成粉末，到从植物中提取有效成分，再到确认有效成分的具体化学结构，并通过人工合成的方式生产出单一化学结构的药物，这是奎宁的开发过程，也代表了西方药学不断发展，从以植物为主的传统医药学，走向明确药物结构，通过化学有机合成生产药物的现代药学发展过程。

除了奎宁，在 20 世纪上半叶，世界各国的科学家们相继研发出了更多的抗疟药物。1934 年，德国拜耳制药公司的科学家研究出了奎宁的替代物——氯喹，其比奎宁的结构更简单，但药效同样很好，成为抗击疟疾的特效药物。氯喹等喹啉类药物的广泛应用和良好效果，使人类第一次在与疟疾的抗争中看到了胜利的希望，全球范围内的疟疾感染者数量出现了明显下降。

就在人们认为曙光初现的时候，随着药物的大量使用，疟原虫表现出的耐药性和基因变异使希望变成了幻灭的肥皂泡。从 20 世纪 60 年代起，奎宁、氯喹等抗疟药物在南亚地区逐渐失效，10 年后，相关药物在整个东南亚失去了效力，疟疾再次在亚洲迅速蔓延。而发现一种能够对已有抗药性疟原虫具有良好活性的新型特效药，成为人类与疟疾斗争道路上的新目标。

青蒿素的合成——中医药送给世界人民的礼物

"难"也是如此，面对悬崖峭壁，一百年也看不出一条缝来，但用斧凿，能进一寸进一寸，得进一尺进一尺，不断积累，飞跃必来，突破随之。

—— 华罗庚

奎宁的故事告一段落，中医药送给世界人民的礼物——青蒿素的故事悄然登场[4]。

在对抗奎宁耐药的疟原虫导致的疟疾方面，中国科学家做出的贡献功不可没，从传统中医药中提取出的青蒿素及其衍生物，为治疗恶性疟疾和间日疟提供了一种高效、

58

药物的模样——从历史中打开真相

低毒的新选择，目前已经成为国际上广泛应用于疟疾治疗的首选药物，为全球人民抗击疟疾做出了巨大贡献。

2015 年 12 月 7 日，屠呦呦在瑞典斯德哥尔摩卡洛琳医学院报告厅发表诺贝尔生理学或医学奖获奖演说，她强调，这不仅是授予她个人的荣誉，也是对全体中国科学家团队的嘉奖和鼓励。青蒿素是传统中医药送给世界人民的礼物，对防治疟疾等传染性疾病、维护世界人民健康具有重要意义。青蒿素的发现是集体发掘中药的成功范例，由此获奖是中国科学事业、中医中药走向世界的一个荣誉。

时光回溯到 1967 年，一项抗击疟疾的防治药物研究被提上日程，为了保密，这项任务以会议开始的日期为代号，称"523 任务"。"523 任务"是中国现代医药研究史的第一个"大科学"研究计划，它具有多学科交叉、多机构合作、投入人力资金强度大等特点，而青蒿素这一抗疟特效药，正是该任务过程中产生的璀璨明珠。

青蒿素的开发过程经历了很多的波折。"523 任务"确定以后，北京中药所（现中国中医科学院中药研究所）于 1969 年 1 月接受该任务，以屠呦呦任组长的研究小组对多种古代验方用水或乙醇进行了筛选研究。资料记载，从 1970 年 2 月开始，屠呦呦小组一共送出了 166 种样品到军事医学科学院，检测药物对于鼠疟模型的抑制率，其中多批次雄黄显示出的抑制率高达 90% 以上，而青蒿出现在最后一批药品中，抑制率显示为 68%，提取溶剂为乙醇。

考虑到雄黄是三氧化二砷（砒霜）的化合物，毒性太大，不宜用于临床，科研小组决定退而求其次考虑抑制率排在第二位的青蒿。但由于中药所人员变动，研究工作陷入了停滞。1971 年，北京中药所重新组织了研究小组，屠呦呦仍任组长，继续进行相关药物的筛选，而这次筛选的主角，是在第一次筛选实验中对动物疟疾模型抑制率排名第二的青蒿。

试验过程并没有想象中顺利，在复筛的过程中青蒿未重现出良好的抗疟效果。几组试验下来，青蒿提取物对疟原虫的抑制率只有 12%~40%，但就在研究人员即将放弃的时候，1971 年 10 月 4 日，第 191 号青蒿提取物首次出现了抑制率 99% 的喜人结果，与其他样品不同的是，这个批次的样品是用另一种溶剂——乙醚提取的青蒿样品，后续201、205、277 等多批青蒿乙醚提取物样品的抑制率均达到 99% 以上。

青蒿治疗疟疾，古代医书多有记载，东晋时期葛洪的《肘后备急方》中提出相关用法："青蒿一握，以水二升渍，绞取汁，尽服之"。屠呦呦从医药典籍和民间青蒿用纱布包裹绞汁使用的用法中得到启发，考虑到青蒿的有效成分可能存在亲脂结构，进而改用乙醚进行提取，使得青蒿提取物的动物抗疟效价得到显著提升，这是整个青蒿素研发过程中的关键一步，看似简单，实际上却凝结了古代先贤与现代科学家的思想精华。

任何成功都不是没有来由的，辛勤的汗水和孜孜不倦的追求，以及不怕牺牲的精神，都是走向成功的重要品质。为了证明青蒿素乙醚提取物的安全性，在青蒿素乙醚提取物对狗毒性实验结果尚存争议的情况下，屠呦呦及其科研小组成员等8人先后以不同剂量分作两批对青蒿素的乙醚中性提取物进行自体试服，所幸的是服用人员均未出现明显的不良反应。

在经过动物实验和科学家自体试服的前提下，1972年8月，屠呦呦带队在海南开展了青蒿素乙醚提取物的临床疗效研究。研究结果显示，青蒿素治疗间日疟11例（含混合感染1例），全部有效；治疗恶性疟9例，有效7例，无效2例。在523办公室的协调下，解放军302医院临床验证9例间日疟，也全部有效。临床研究共29例，获得了比较满意的结果。

在初步临床研究期间，研究人员进一步设计了提取物的分离改善工艺，通过硅胶柱进行分离洗脱，最终获得了青蒿乙醚中性提取物的结晶，以洗脱工艺得到的结晶顺序不同命名的针晶Ⅰ、针晶Ⅱ、针晶Ⅲ三种晶体在进行动物实验后，发现针晶Ⅱ是唯一具有抗疟活性的有效单体，北京中药所在进行汇报时，将其改称为"青蒿素Ⅱ"，这就是青蒿素名称的由来。

在此后的时间里，对于青蒿素抗疟疗效的临床试验一直在进行。统计数据显示，截至 1978 年 11 月，青蒿素治疗疟疾的研究协作单位共有 45 家，用青蒿素制剂共治疗疟疾患者 2099 例，其中恶性疟疾 588 例（含脑型疟 141 例），间日疟 1511 例。

与此同时，各个领域的研究人员昼夜拼搏，在当时仪器设备并不充足的前提下，突破重重困难，对青蒿素的化学结构进行了测定，确认了青蒿素是一个含有过氧基团的倍半萜内酯化合物。在化学结构研究的同时，分析测试的研究人员还开发出了控制青蒿素质量的含量测定方法，整理制定了全国统一的青蒿素质量标准。

青蒿素研制成功了，但科学家们探索的脚步并未停止。在此后的时间里，研究人员在药物提取工艺方面进一步改进，开发出了蒿甲醚注射液；在化学合成方面，开发出了青蒿琥酯、双氢青蒿素等衍生物质，进一步提高了药物的抗疟效果。

为了减少青蒿素单药治疗使疟原虫产生抗性的风险，

早在 20 世纪 80 年代初，我国研究者们就提出了"合并用药延缓青蒿素抗性产生的探索研究"立题申请，并获得了批准。由此，研究人员将自主研发的抗疟药物本芴醇与青蒿素组方，开发出了复方蒿甲醚片等产品。除此之外，还开发了双氢青蒿素哌喹片、青蒿素磷酸萘酚喹片等多种复方药物，至今有些研究仍在继续。

由于青蒿素抗疟效果好、不良反应少，中国科学家的研究成果获得了联合国开发计划署及世界卫生组织（WHO）的关注。早在 20 世纪 80 年代，青蒿素的国际化就被提上了议事日程，但由于对相关国际药品注册信息不熟悉、国内药物生产标准不符合国际标准等种种原因，青蒿素的国际化进程受到了一定阻滞。直到 20 世纪 90 年代，经过十几年摸索与努力，中国科学家研发的青蒿素终于获得国际注册，成为中国第一个自主研发打入国际市场的全新药物。

目前，青蒿素类抗疟药组成复方或联合用药，已经被 WHO 确定为全球治疗疟疾必须使用的用药方法，我国科学家开发出的利用青蒿素类药复方加服小剂量伯氨喹治疗疟疾和预防疟疾传播的用药方式，也是 WHO 确认和推荐的治疗方案。

人类的抗疟道路，依然任重道远

现代化最重要的指标还是人民健康，这是人民幸福生活的基础。把这件事抓牢，人民至上、生命至上应该是全党全社会必须牢牢树立的一个理念。

——习近平

2021 年 12 月 8 日，WHO 发布《世界疟疾报告 2021》。报告中特别指出，中国于 2021 年获得 WHO 的无疟疾认证，成为 WHO 西太平洋区域 30 多年来第一个获得无疟疾认证的国家。这对一个自 20 世纪 40 年代开始每年曾报告 3000 万疟疾病例的国家来说，无疑是一项令人惊叹的成就。当然，这并不是青蒿素一个药物的功劳，疟疾的防治和清除，涉及环境卫生、人为防护、防蚊灭蚊、药物治疗预防等多个方面。中国能够被认证为无疟疾国家，有我们自主研发抗疟特效药的功劳，也是社会经济不断发展进步、国家对疾病预防控制充分重视的胜利成果。

WHO 总干事谭德塞曾表示，中国人民的成功来之不易，是经过了几十年有针对性的持续行动才取得的。中国加入了越来越多国家的行列，向世界表明无疟疾的未来是一个可行的目标。

虽然我国已被认证为无疟疾国家，但在这份最新的报告中，WHO 也提出，在新冠肺炎全球大流行的形势下，2020 年全球疟疾流行进一步加剧。2020 年，全球疟疾预计病例 2.41 亿，较 2019 年增加 1400 万，预计死亡病例 62.7 万人，较 2019 年增加 6.9 万。

抗疟药耐药性问题一直是全球疟疾防控工作的重点。青蒿素联合疗法是治疗恶性疟的一线方法，但最近有证据表明，2021 年在非洲卢旺达与乌干达等国家出现了恶性疟原虫青蒿素耐药基因突变虫株。这可能意味着非洲地区也会像 20 世纪 60 年代的大湄公河次区域对奎宁的耐药一样，形成耐药性虫株的传播与流行。WHO 指出，现亟须实施一系列措施以处理包括过度使用药物、不适合的单一青蒿素治疗、用药不彻底等加速耐药性出现与传播的情况，保证青蒿素联合疗法在疟疾治疗中仍然有较好的表现。

从这份报告的内容来看，人类与疟原虫的战争远没有结束，这场战争要持续多久，到底有没有可能实现人间无疟，目前是谁都无法预估的，而让我们振奋和自豪的是，青蒿素作为我国科学家自主研发的抗疟特效药物，目前仍然是人类对抗疟疾的一大有力武器。

从奎宁到青蒿素，人类对抗疟疾，经历了从无药可用，到可以有效治疗与遏制，并通过多种手段能够在局部地区消除疟疾的过程，这是人类科学史的进步，也是人类对抗疾病、医药学发展史的进步，而奎宁的全化学合成与屠呦呦发现青蒿素，也在20世纪和21世纪分别获得了诺贝尔奖。虽然人类在对抗疟疾的道路上仍然面临着诸多不确定性，但我们相信，经过一代又一代科学家、药学研究人员的不懈努力，一定会有越来越多的抗疟武器为我们所用，而我们也最终会在这场战争中取得越来越多的胜利。

参考文献

[1] 车爱琳 . 疟疾与奎宁 [J]. 走近科学 ,2003:48–51.

[2] 张楠 . 抗疟药物的应用与发展 [J]. 中国药物评价 ,2016,33(1):3–10.

[3] 李定国 . 康熙大帝与 "金鸡纳霜" [J]. 家庭用药 ,2014(11):38–39.

[4] 黎润红 , 张大庆 . 青蒿素 : 从中国传统药方到全球抗疟良药 [J]. 中国科学院院刊 ,2019,34(9):88–99.

合成化学时代

　　几个世纪以来，药品从业者默认药物只能被"发现"，如同金矿或是温泉，而不可能通过人类的智慧去发明，如同蒸汽机或打字机。推动这一观念转变的就是合成化学学科的兴起。

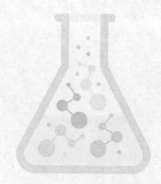

现代药物创新的起点——吗啡

鸦片——天使与魔鬼的双重化身

> 瘾至，其人涕泪交横，手足委顿不能举，即白刃加于前，豹虎逼于后，亦唯俯首受死，不能稍为运动也。故久食鸦片者，肩耸项缩，颜色枯羸奄奄若病夫初起。
>
> ——《梦厂杂著》

疼痛，一种复杂的令人不悦的生理心理活动，从古至今一直伴随着人类。我们想尽各种办法消除疼痛，直到一种药物的出现，给疼痛按下了暂停键，但同时也给人类带来了更大的痛苦，这就是鸦片[1]。

鸦片源于一种美丽的植物——罂粟。罂粟是罂粟科的一年生植物，具有单生花，多见红色、粉红色、紫色或白色等。罂粟的果实未成熟时，破损的果皮会流淌出乳白色的液汁，液汁干后呈现黑色凝胶状，这种物质即为阿片（opium），也就是我们所熟知的鸦片。然而，并不是所有的罂粟都可以提取鸦片，只有鸦片罂粟中含大量的鸦片，也只有从鸦片罂粟中提取的物质才被称为"鸦片"。

人类种植罂粟的历史已有 6000 余年之久。早在公元前 4000 年的新石器时代，人类就使用罂粟作为饲料发展畜牧业，或作为诱饵来捕杀猎物。随着对野生刚毛罂粟的不断改良与栽培，人工杂交种植的鸦片罂粟大量生长，人类逐渐发现了罂粟的更多用途，例如，罂粟籽可以榨出可食用的油。考古学家从古希腊遗迹中发现，希腊人在宗教仪式中会使用罂粟，同时也会食用罂粟。希腊史诗《奥德赛》中将鸦片描述为可以"平息一切疼痛和争吵"的药物。在希腊神话中，罂粟与睡眠的关系紧密，与睡神修普诺斯、睡梦之神墨菲斯都有着千丝万缕的联系。

当然，鸦片的价值远远不止这些。成书于约公元前 1550 年的《埃伯斯纸草卷》中记录了鸦片的药用价值，表明其可用于治疗头痛、脓肿、外伤并可平息情绪等。公元前 5 世纪，"医学之父"希波克拉底在他的论著中描述了鸦片的镇痛作用并提及了鸦片的两种制备方法。古希腊著名哲学家亚里士多德也提到了鸦片的催眠作用，他的得意门生，"植物学之父"——泰奥弗拉斯托斯在其植物史学著作中也收载了鸦片的制备方法。公元前 2 世纪，古罗马医师加仑在其文集中记录了鸦片的多种医学用途，包括治疗头痛、癫痫、中风、目眩、耳聋、麻风病、月经不调、忧郁症等。

我国的鸦片种植历史相对晚于西方。西汉时期，张骞出使西域，开辟了丝绸之路，之后鸦片传到中国。直到唐朝，史料才对罂粟有了明确的记载。成书于开元年间的《本草拾遗》中有对罂粟的描述："罂粟花有四叶，红白色，上有浅红晕子，其囊形如箭头，中有细米。"郭震曾作诗《米囊花》："开花空道胜于草，结实何曾济得民。却笑野田禾与黍，不闻弦管过青春。"其中的"米囊花"即罂粟花，在唐朝也被称为"阿芙蓉"。可见，罂粟在唐朝主要是作为观赏花，其应用并不广泛。

到了宋朝，罂粟花被称为"鼓子花"。宋朝人的审美发生了改变，大多不喜艳丽而喜素雅，因此宋朝人常用罂粟花来形容姿色不佳的妓女。王元之被贬谪到齐安郡，见"民物荒凉，殊无况，营妓有不佳者"，触景伤情，作诗道："忆昔西都看牡丹，稍无颜色便心阑。而今寂寞山城里，鼓子花开也喜欢。"北宋苏颂在《本草图经》里写道："罂粟花处处有之，人多蒔以为饰，花有红白二种，微腥气，其实形如瓶子，有米粒极细。圃人隔年粪地，九月布子，涉冬至春始生，苗极繁茂，不尔则不生，生亦不茂，俟瓶焦黄乃采之。"可见宋朝人对罂粟的植物特征、种植及采摘方式，已经有了一定的认识。

到了明朝，罂粟不再只作为观赏花卉，应用逐渐广泛。医家王玺在《医林类证集要》中记述："鸦片治久痢不止，罂粟花花谢结壳后三五日，午后于壳上，用大针刺开外面青皮十余处，次日早津出，以竹刀刮在瓷器内，阴干，每用小豆大一粒，空心温水化下，忌葱蒜姜水，如热渴以蜜水解之。"对鸦片的医学用途和提取方式进行了详细记录。百年后，药圣李时珍在著作《本草纲目》中述："阿芙蓉前代罕闻，近方有用者。云是罂粟花之津液也。罂粟结青苞时，午后以大针刺其外面青皮，勿损里面硬皮，或三五处，次晨津出，以竹刀刮，收入瓷器，阴干用之。"由此可见，在万历年间，鸦片的应用已经普遍起来。据《大明会典》记载，各藩属国给明朝皇室进贡"乌香"作为滋补品，而"乌香"就是鸦片，当时可谓是价比黄金的奢侈品。皇室还会从海外采购鸦片以满足对其日益增长的依赖。20世纪50年代，明定陵被考古人员挖掘，科学家们对万历皇帝的尸体进行化验，发现他的骨头中含有鸦片的组成成分——吗啡。再结合史料所记载，万历皇帝借身体不适为由，近三十年不上朝，他所服用的丹药"福寿膏"就含有鸦片，可以推测万历皇帝是因用鸦片染上毒瘾，使身心渐损。

　　10 到 11 世纪，印度成为鸦片国际贸易的主要供应地。16 世纪，我国已经开始征收鸦片税，说明鸦片是当时经常进口的商品之一。但是在清朝初年，鸦片大多还是作为药材使用。17 世纪，鸦片烟在印度盛行，即把鸦片引入烟草中。同时，荷兰人不断开拓东南亚鸦片市场以牟取利益，使得鸦片烟在各地不断传播，也传到了中国。清朝刘若金所著《本草述》记载："痢功胜粟壳，但忌常服，久反无验，且伤耗阴液，虽提助精神，而损折人寿，宜切戒之。"俞蛟的《梦厂杂著》中更是记载了吸食鸦片者犯毒瘾后的狼狈与凄惨景象。可见，鸦片对人们的毒害之深。鸦片逐渐从药材的角色转变成毒品的角色，天使的魔鬼一面因为人们的无知逐渐展露。雍正皇帝意识到鸦片的危害，在 1729 年颁布了禁烟令，但是，这并没能阻挡鸦片对中国的侵蚀，鸦片成为清王朝覆灭的重要推手。

　　1840 年，第一次鸦片战争爆发，英国政府以林则徐虎门销烟为借口，以鸦片为麻痹中国人的武器，发动远征军侵略中国，力图扩大中国市场。清政府战败并签订了近代中国第一份丧权辱国的不平等条约《南京条约》，中国开始沦为半殖民地半封建社会。然而西方侵略者的贪婪是无限的，1856 年，蓄谋已久的英法联军对华发动了第二次鸦片战争，就这样，鸦片的魔鬼形象深深烙印在每一个中国人的脑海中。直至今日，我们永远记得那段屈辱的历史。

古代植物药向现代药物的转变

　　科学成就是由一点一滴积累起来的，唯有长期的积聚才能由点滴汇成大海。

　　　　　　　　　　　　　　　　　　　　——华罗庚

　　1806 年，德国化学家泽尔蒂纳（Sertuiner）利用热水与氨水从鸦片中分离提纯出一种生物碱，但并不清楚这种物质的作用。他相继用犬和人作为实验对象探索这种物质的作用，最终发现它能缓解疼痛、产生幻觉，但是过多服用会产生焦虑、恶心、头痛甚至昏厥等不良反应，与鸦片的效果很相似，说明它是鸦片的有效成分之一。由于这种物质具有催眠作用，泽尔蒂纳形象地用古希腊神话中的睡梦之神墨菲斯（Morpheus）的谐音来命名这种物质为 Morphium，后被译为吗啡（Morphine）[2]。随后，科学家们对这种物质进行了细致探索。1847 年，学者确定了吗啡的分子式为 $C_{17}H_{19}NO_3$。1952 年，

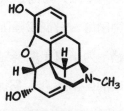

◎吗啡的结构式

盖茨（M. Gates）和楚迪（G. Tschudi）全合成了吗啡，由此正式确定了吗啡的化学结构式[3]。

作为鸦片的主要有效成分，吗啡在鸦片中的含量为4%~21%。不同纯度的吗啡可呈现无色、白色、浅黄色、棕色等不同颜色，干燥后呈结晶粉末状或块状，味道微酸，吸水性强，易氧化。

医学上，人们通常认为吗啡是世界上首个从植物中分离提纯出的活性物质，从而开启了从古代植物药向现代药物转变的新纪元，吗啡的提纯被视为现代药物创新的起点。吗啡具有一般自然化合物所没有的强效镇痛作用，被视为最为有效的镇痛药物之一，在缓解重度疼痛方面效果显著。20世纪50年代以来，吗啡一直被用于控制癌症疼痛。此外，吗啡也具有镇静催眠作用，在临床上也用作麻醉剂。虽然吗啡口服有效，但通常注射使用，以快速起效。使用吗啡在给人带来欣快感的同时，也会诱发许多不良反应，如恶心、呕吐、便秘，以及耐受和成瘾性。如果使用一段时间后停用，还会出现相当一段时间的戒断症状，包括痉挛、恶心、呕吐等，产生的生理依赖性人们往往是很难克服的[4]。如果长期大剂量使用吗啡，会引起精神失常和呼吸系统紊乱，出现谵妄、幻觉、呼吸停止甚至死亡。可见，一旦吗啡成瘾，痛苦不言而喻。

那么，吗啡到底是如何在体内发挥作用的呢？尽管人们早已发现吗啡的作用并使用吗啡，但其在体内的作用机制是近几十年在科学家们的不断探索和努力下才被发现的。1959 年，中国科学院药物研究所的研究人员周金煦和胥彬发现，在脑室内注射吗啡产生的镇痛作用所需要的药量是皮下注射的百分之一，因此推测吗啡可能主要是在脑内起效[5]。1962 年，我国学者邹冈、张昌绍发现在家兔第三脑室周围灰质内注入微克级剂量的吗啡，能产生相当于外周注射毫克级吗啡的镇痛作用，从而提出了脑内存在吗啡有效作用位点的创见，被国际上誉为吗啡作用原理研究的里程碑[6]。

科学探索的脚步永不停歇。从此，科学家们采用多种方法研究脑内吗啡类药物的结合位点。1973 年，拉斯·泰雷纽斯（Lars Terenius）、坎迪斯·珀特（Candace Pert）、埃里克·西蒙（Eric Simon）等科学家利用氚标记法证明了阿片受体的存在。阿片受体有多种类型，可分为 μ、δ、κ、σ 四种。吗啡主要作用于 μ 阿片受体（μ-opioid receptor，MOR）。MOR 属于 G 蛋白偶联受体超家族成员，在吗啡成瘾和耐受过程中都发挥着重要的作用。因此，MOR 信号途径是治疗吗啡耐受及成瘾的重要药理学靶点。

　　除此之外，科学家们发现人体内存在着一些可以与阿片受体结合的内源性肽类物质，即内源性阿片肽，包括脑啡肽类、内啡肽类、强啡肽类等。这些肽通常由垂体腺产生，释放后可以与特定受体相结合，且具有较高的专一性，起到与吗啡类似的作用，产生镇痛、镇静、呼吸抑制等生物功能。有些肽的作用强度比吗啡强很多倍，如 β - 脑啡肽。可以说是吗啡"模仿"了这些内源性肽，与体内受体结合发挥了机体本就会产生的作用。当然，重复长期使用这类内源性阿片肽会产生成瘾性和戒断症状，目前还未能成功地把内源性阿片肽开发成理想的不会成瘾的镇痛药物。

　　阿片类药物愉悦感的产生又具体与机体的什么物质有关呢？吗啡与阿片类受体的结合会触发多巴胺的分泌。多巴胺是脑内含量丰富的一种神经递质，它可以传递使人愉悦的信号。人体自身的很多活动都可以产生这种物质，如运动、唱歌、品尝美食等，积极的方式会让我们更长久地拥有这种快乐物质。同时，饮酒、吸食毒品等也会刺激多巴胺的分泌，让人产生欣快感。

　　与此同时，阿片类药物会抑制去甲肾上腺素的分泌，进而影响人的神经、呼吸、消化和心脑血管等系统。治疗剂量的阿片类药物会导致去甲肾上腺素水平降低，引发一系列不良反应，例如便秘、心率变缓、无力等。更高剂量的阿片类药物则会让心跳和呼吸频率下降到危险水平，令人昏厥甚至死亡。

阿片类药物的用药现状

> 资本来到世间，从头到脚，每个毛孔都滴着血和肮脏的东西。

> ——《资本论》

作为现代药物的创新起点，吗啡及其衍生物在如今依然应用广泛。临床上使用的阿片类药物包括吗啡、哌替啶、可待因、美沙酮等，主要用于各种重度创伤、手术、癌症引起的疼痛等。但是阿片类药物最大的问题是具有成瘾性，使用此类药物的患者在生理和心理双重方面都具有依赖性。因此，我国对阿片类药物的管控极为严格，对药物滥用问题极其重视，以保护民众的健康。我国多个法律文件如《中华人民共和国刑法》和《中华人民共和国药品管理法》中都有明确规定，意在更加有效地抑制阿片类药物的滥用。

国际麻醉品管制局（INCB）年度报告数据显示[7]，2018年我国吗啡的消耗量是2009年的2.1倍，2016—2018年阿片类药物消耗量较为稳定。2009—2018年间，我国麻醉镇痛剂的使用量虽有显著增长，但主要用于手术、重症等。放眼全球，我国对阿片类麻醉镇痛剂的使用呈现良好趋势。在慢性疼痛治疗，特别是癌症疼痛控制方面的镇痛使用甚至是严重不足的。

与我国相比，美国的阿片类药物滥用情况相当严重。INCB 统计数据显示，仅占全球约 5% 人口的美国，其阿片类药物的使用量居然占到了全球阿片类药物总使用量的80%，这是极其可怕的。2015 年，美国开出的阿片类处方超 2.27 亿份，这意味着，每 10 个美国人中有 9 个可以拿到一瓶阿片类止痛药。美国国家药物滥用研究所的数据显示，2016 年美国约有 9180 万 12 岁以上的人使用阿片类处方药，约占人口总数的 1/3，其中包括大量的未成年人，并有超过 1150 万人承认有药物滥用行为，占人口总数的 4.3%。美国国家卫生统计中心公布的数据显示，2021 年美国共有约 10.7 万人死于药物滥用，同比增加 15%。其中，8 万多人死于使用阿片类药物。

21 世纪以来，已经有超过 100 万美国人死于药物滥用。随着新冠病毒引发的疫情蔓延全球，美国各药物滥用问题呈现激增态势。与 2019 年相比，2020 年美国药物滥用事件同比增长 30%，每 5 分钟就有 1 人因过量用药失去生命。新冠疫情使得美国民众所面临的问题不断加剧，包括财务问题和心理问题等，这也使得毒品使用问题愈演愈烈。是什么让美国一步步走向毒品的深渊？药物本身是没有错的，错的是资本的黑手、不作为的政府、丑恶的人性……

说到美国的药物滥用，不得不提奥施康定事件，美国医药领域最大的丑闻之一，毒害了上百万人。20世纪80年代，疼痛问题受到前所未有的关注，"疼痛是一种病症"成为当时风靡一时的看法，医学界一窝蜂地把目光投到了疼痛治疗上。1995年，美国疼痛学会主席詹姆斯·坎贝尔（James Campbell）开创了一个全新的理论：疼痛是第五种生命体征。普渡制药正是抓住了疼痛治疗这个黄金时期，审时度势地推出了他们的明星产品——奥施康定，也就是盐酸羟考酮缓释片。为了让人们放下对吗啡成瘾性的戒备，普渡制药选择了不那么广为人知的吗啡的近亲，另一种阿片类药物——羟考酮，并打着"缓释、长效镇痛"的旗号，迅速占领了美国医药市场。然而，事实上，奥施康定并非宣传的12小时缓释。奥施康定中羟考酮的最小剂量为每片10 mg，最大甚至可达到160 mg，这远远超出了羟考酮片剂的一般剂量（2.5~10 mg）。如此高的羟考酮单片剂量带来的实际药效已经远远超过吗啡，随之而来的成瘾性可想而知，打着"药效好、不易成瘾"旗号的奥施康定是比毒品更可怕的穿有"合法保护衣"的毒品。

据《洛杉矶时报》报道，2008年，洛杉矶一个小镇诊所在3个月内就开出了7.3万片奥施康定，总进账额超过600万美金。每片80 mg的大剂量奥施康定处方一天内就开出了26张。然而，这只是冰山一角，奥施康定给普渡制药带来的利润可见一斑。1996—2000年，奥施康定的销售额从4800万美元陡然攀升至11亿美元，2008年后销售额稳定在20亿美元之上，2010年超过30亿美元，2017年总销售额累计超过350亿美元。普渡制药的创始人赛克勒三兄弟靠着贩卖"合法毒品"财运亨通，赛克勒成为美国资产增长最快、最为富有的家族之一，并荣登福布斯富豪榜。然而，为他们买单的是上百万鲜活的生命。1996年至今，超过700万人使用过奥施康定，因奥施康定而死亡的人数高达几十万，其衍生效应更是难以估量：自杀、犯罪、种族矛盾加剧……

终于，纸包不住火，来自各地的起诉不断，2019年普渡制药宣布破产，至2022年初，普渡制药已收到美国司法部门开出的近150亿美元的天价罚单。而根据和解协议，赛克勒家族却将免受因奥施康定及其他普渡制药生产的止痛药而产生的任何诉讼，携上百亿美元全身而退，留下的是疮痍满目。

普渡制药是如何顺风顺水地敛财的呢？临床数据造假、

虚假宣传，把没有缓释作用的奥施康定宣传成为作用良好的药物，利用特殊手段得到美国食品药品监督管理局（FDA）的批准。FDA 在批准说明书中认可了奥施康定能减少药物滥用的风险，这无异于给美国民众服下了一颗虚假的"定心丸"。同时，普渡制药收买美国疼痛领域专家巴里·科尔，支持他在各医学会议上针对"疼痛是疾病"的观点发表演讲，进而为推销员们大力推广奥施康定奠定基础。在这一系列暗箱操作下，结合美国的社会大背景——民众对阿片类药物需求量大且认识不到位、美国政府对阿片类药物监管存在诸多问题等，普渡制药利用资本的黑手让美国一步步陷入阿片类药物滥用的泥潭，且难以在短时间内有效地摆脱这严重的危机。

近十几年，全球阿片类药物生产和使用量均呈上升趋势。联合国毒品与犯罪办公室发布的《2020 年世界毒品问题报告》显示[8]，吗啡及其他阿片类药物主要在美国、乌拉圭、尼日利亚、欧洲、中东等地区盛行，全球有 3500 万人患有药物滥用障碍，接受治疗并且痊愈的人所占甚微。显然，阿片类药物滥用已经成为全人类不得不面对的公共卫生问题。

新型阿片类药物能否拯救危局？

　　科学的道路是曲折的。学术上的顽固堡垒，往往需要各路兵马从不同角度加以围攻，才有可能攻克。

——《痛与不痛的秘密》

　　为了解决阿片类药物滥用问题，降低阿片类药物的成瘾性，科学家们一直致力于新型阿片类药物的研发，希望能得到成瘾性更低、不良反应更少、安全性更高的新型阿片类药物 [9]。研究的目光当然首先聚焦阿片类药物的作用靶点。阿片类药物的靶点众多，不仅存在于中枢神经系统，也广泛存在于外周器官，这使得阿片类药物在体内的作用机制相对复杂。如何抽丝剥茧找到理想的靶点，是开发新型阿片类药物的关键。

　　2016 年，斯坦福大学的诺贝尔奖得主布莱恩·科比尔卡（Brian Kobilka）、药理学专家布莱恩·罗斯（Bryan Roth）和药物化学家皮特·格迈纳（Peter Gmeiner）通过多年的合作探索，利用虚拟筛选技术筛选出全新结构的 μ 阿片受体偏向激动剂PZM21。所谓 μ 阿片受体偏向激动剂，通俗地讲，就是特异性地针对 μ 阿片受体具有亲和力和效力，可以产生镇痛作用，对介导呼吸抑制、胃肠道功能紊乱、药物耐受的其他通路的激活效应却很小，因而可以避免诸多不良反应的产生。动物实验证实，PZM21具有良好的镇痛活性，同时，诱发的不良反应和成瘾性远低于吗啡。目前，PZM21和其他 μ 阿片受体偏向激动剂还在进一步研发阶段。

2018年，美国维克森林大学医学院的研究人员发表了对新型 μ/NOP 双重受体激动剂 AT-121 的研究结果，AT-121可发挥有效的镇痛作用，并且不会引起呼吸抑制、瘙痒、痛觉过敏等不良反应。原因是NOP受体主要介导镇痛并可与其他阿片类受体起到协同镇痛作用，同时，它的激活不影响呼吸系统。

新型阿片类药物的作用靶点还可以是外周阿片受体，例如外周 κ 阿片受体激动剂 Difelikefalin，可避免中枢阿片受体激动剂导致的呼吸抑制和成瘾性等问题。除受体之外，内源性阿片肽降解酶与疼痛反应息息相关，也是阿片类药物研发的有效靶点。利用内源性阿片肽降解酶抑制剂，可提高内源性阿片肽在体内的水平，缓解疼痛的同时不会引起呼吸抑制、呕吐、便秘等不良反应，药物耐受程度也较低。再如，浙江大学李晓明教授科研团队发现激活大脑中腹侧被盖区的头端到中缝背核的抑制性神经元，可降低机体对吗啡的耐受和成瘾性等。科学家们正从各路集结兵马，对科学难题进行围攻。

　　吗啡，这个镇痛药物的鼻祖，现代药物的创新起点，如今依然和其他众多阿片类药物兄弟一起活跃在疼痛治疗领域。《淮南子》云："天下之物莫凶于鸩毒，然而良医囊而藏之，有所用也。"功与过，利与弊，都不是药物本身的问题，而在于我们如何去看待与利用它。

参考文献

[1] 连东 . 鸦片罂粟通史：欲望、利益与正义的战争 [M]. 上海：上海社会科学院出版社 ,2018.

[2] Gregory D. Busse. Morphine[M]. New York：Chelsea House,2006.

[3] 王志清，张仕斌 . 从中国药典看吗啡品种的发展历史 [J]. 中国药品标准 , 2002, 3(4):3.

[4] 保罗·M·戴维克 . 药用天然产物的生物合成 [M]. 娄红祥，译 . 北京：化学工业出版社 , 2008.

[5] Chou CH,Hsu B.The analgesic action of and the tolerance to morphine give intracerebrally in mice[J]. Acta Physiologica Sinica,1959,23:37–44.

[6] 邹冈，张昌绍 . 脑室内或脑组织内微量注射吗啡的镇痛效应 [J]. 生理学报 ,1962,25:119–128.

[7] 谢斯希，邓艳萍，史录文 . 美国阿片类药物滥用危机与中国镇痛药使用与监管 [J]. 中国药物滥用防治杂志 ,2020, 26(4):193–196.

[8] 联合国毒品与犯罪办公室 .2020 年世界毒品问题报告 [EB/OL].[2022 –5 –30].https:// dataunodc.un.org/data/drugs/Prevalence-general.

[9] 吴鸽，林沈娴，朱奇，等 . 阿片类药物是否穷途末路？ [J]. 中国疼痛医学杂志 ,2021,27(3):212–215.

史上销量最好的原研药——阿司匹林

柳树——诗意的植物，神奇的发现

　　春未老，风细柳斜斜。

——苏轼

　　2022 年北京冬奥会闭幕式上有这样一幕：所有的灯光都熄灭了，在"鸟巢"中央，雪花火炬旋转起来，嫩绿的柳枝从地面抽出，柳芽轻卷又舒展，飞出漫天柳絮。多名舞者怀抱绿色的柳枝，从四面八方缓缓而来。现场解说道："期待所有的运动员、教练员，所有来到北京的朋友们，带上这柳枝，带走中国人民的友情。"这是中国人的送别，"折柳寄情"。

　　柳在被子植物系统发育研究组（angiosperm phylogeny group，APG）系统植物分类中位于 I 类真蔷薇分支下的金虎尾目，杨柳科，柳属。柳属有560多种，绝大多数分布在北温带的亚洲和欧洲，在南美洲和非洲也有分布。我国有柳属植物257种，从横断山脉海拔5400 m的高山到吐鲁番盆地海拔 -72 m 的热谷，不论是山峦、平原还是沼泽、沙地、盐碱地，都能看到它的身影。行旅匆匆，能够有一株柳树斜倚小憩，是多么珍贵的一抹绿荫啊！因此，柳树自古以来便被人们赋予了种种诗意。汉语有"昔我往矣，杨柳依依"，英语也有诗歌吟诵柳树和流水的爱情。据现代植物学研究推断，杨柳科很可能起源于亚洲东部，而最早的柳属叶片化石发现于我国吉林，可以说，中国是柳树的老家。柳树也是我国古人最早认识并栽培的树种之一，传说古蜀鱼凫王封树定界就是用的柳树，因此鱼凫故都（今成都市温江区）又称"柳城"。不同品种的柳树广布中国大地，或许正是因为这种久远的陪伴，我们才对这种随处可见的树木如此深情吧。

除了美化环境，柳树的用途非常广泛。树干可作为建筑、箱板等用材，也可作为薪材；柳枝可用于编织各种用具；柳叶可作为牛、马、羊等牲畜的饲料；柳叶和花絮的嫩芽还是北方人民春天的一道小菜。古人更是发现了柳树的许多药用价值：《神农本草经·下品·木部·柳花》言其"味苦寒。主风水黄疸，面热黑。叶，主马疥痂疮。实，主溃痈，逐脓血。一名柳絮。生川泽"。《本草纲目·木部·柳》中进一步记载了柳的多种用途，如柳华治吐血咯血、刀伤血出、脸上脓疮、走马牙疳等，柳叶治小便白浊、小儿丹毒、眉毛脱落、无名恶疮、漆疮等，枝及根白皮治黄疸初起、反胃噎膈、走注气痛、风毒肿痛、项下瘿气、齿龈肿痛、风虫牙痛、耳痛有脓、漏疮肿痛、乳痈初起、反花恶疮、背起丹毒、汤火灼疮、痔疮如瓜、肿痛如火燎等。这其中有多种疾病与疼痛相关，如"风虫牙痛"一条："用杨柳白皮一小块含嚼，取汁渍齿根，几次即愈。又方：用柳枝一握，锉碎，加盐少许，浆水煎含，甚效。"可以说是应用柳皮止痛的有效记载。

在遥远的世界另一端，古埃及和古希腊人也发现了柳树皮的功效。1862年，美国古董商埃德温·史密斯（Edwin Smith）在埃及购买了两个纸草卷轴，之后分别被称为《史密斯纸草书》和《埃伯斯纸草书》。据考证，其成书年代约为公元前1534年（商朝河甲元年），记录的内容可再向前追溯1000年左右。《埃伯斯纸草书》中就有对柳树作为药物的记载。而公元前500年左右成书的《希波克拉底文集》中，也介绍了柳树皮具有减轻分娩疼痛和退热的作用。这些用法一直在古希腊和古罗马的医生中流传，直到黑暗的中世纪将其一并湮灭。

　　18 世纪，被称为"神奇粉末""秘鲁树皮"的金鸡纳树皮因对疟疾及其引起的发热具有显著疗效成为炙手可热的药物，但因产量有限而远远不能满足欧洲的需求，人们热切地寻找着新的有效药物。1758 年，英国牛津郡奇平诺顿的爱德华·斯通（Edward Stone）牧师在一株柳树下乘凉的时候，无意中嚼了一片柳树皮，舌尖感受到的苦味立即让他联想到了治疗疟疾的神奇粉末。当时的人们猜测，疟疾的发病与沼泽和水洼有关，而主流的顺势疗法认为，在病情出现的地方，也会有治疗疾病的药物。"秘鲁树"生长在水边，因此，同样生长在水边且尝起来味道差不多的柳树皮，是不是也有退热的效果？斯通牧师为这个大胆的猜想兴奋不已，随即收集了柳树的枝干和树皮，按照加工"秘鲁树皮"的方法晒干、磨粉、过筛，最终，他得到了一定重量的粉末。当时的奇平诺顿还没有诊所和医生，因此斯通牧师给牧区里的"疟疾"患者（实际上可能是各种原因导致发热的患者，包括疟疾患者）服用自制的粉末，取得了良好的效果。5 年后，他写信给英国皇家学会会长公布这一发现。信中写道："以这 5 年里我用这种药粉给许多人治疗的经验来看，这种药粉在治疗阵发性疾病上，是效果很好的收敛剂、止血剂和解热剂。"1763 年，这封信在《自然科学会报》上发表了。次年斯通牧师离世，享年

66 岁。但这个发现逐渐产生了影响，越来越多的人开始使用柳树皮代替"秘鲁树皮"治病。虽然斯通牧师曲解了柳树皮的药效，但他对这种常见植物的重新发现，成为阿司匹林传奇历史的重要里程碑。

做出一片药——阿司匹林的出现

科学是系统化了的知识。

——赫伯特·斯宾塞

怎样才能得到一片小小的阿司匹林呢？对于今天的我们，这只不过是一种再常见不过、很容易买到的药，但是在 19 世纪，从柳树皮粉末变成成分清楚、剂量标准、工厂化生产的药片，是那个充满怀疑和创新精神、新技术新方法不断涌现的时代的传奇。

首先，柳树皮里有什么？ 19 世纪的化学家和药理学家正致力于从天然药物中识别和分离出有效成分。第一个被破解的是鸦片，随后在 1818—1821 年间，药剂师们接连分离出了木鳖碱、士的宁、藜芦碱和咖啡因。1828 年，慕尼黑大学药剂学教授约翰·毕希纳（Johann Buchner）从柳树皮中提取出了黄色的苦味晶体，并称其为柳苷。1838 年，意大利人拉法莱埃·皮里亚（Raffaele Piria）又从柳苷中得到了一种强有机酸，他称其为水杨酸。与此同时，瑞士药剂师约翰·帕根施特歇尔（Johann Pagenstecher）在另外一种一直被用来治疗牙痛和风湿病的传统草药绣线菊中提取到了一种酊剂，而柏林的专家洛维格（Lówig）又从这种酊剂中提取出了一种酸，并以绣线菊的拉丁文名 *Spiraea salicifolia* L. 命名其为绣线菊酸（spirsaure）。而后大家发现，绣线菊酸就是从柳树皮中提取的水杨酸。

从植物中直接提取水杨酸不但所获甚微，而且作为药物大剂量应用时，会对患者的口腔、食管、胃肠等产生明显的刺激，这些都极大地限制了它的应用。因此，对水杨酸有效成分的人工合成和修饰处理成了下一步面临的问题。

1852 年，法国化学家夏尔·弗雷德里克·热拉尔（Charles Frederic Gerhardt）发现，水杨酸的分子结构是由 1 个中心（苯环）和 2 个附加原子团（羟基、羧基）组成的。水杨酸的羟基会对胃黏膜产生刺激，这就是其导致严重胃肠道反应的原因。热拉尔用 1 个乙酰基取代了羟基中的氢原子，使其刺激减轻，这就是最早的乙酰水杨酸。尽管受限于当时的技术条件，热拉尔获取的乙酰水杨酸产物纯度很低，最早的"阿司匹林"还是诞生了。直到今天，市售的阿司匹林只是更纯净的乙酰水杨酸而已。1859 年，德国科学家赫尔曼·科尔贝（Hermann Kolbe）成功用苯酚钠和二氧化碳合成了水杨酸，他的学生海登（Hayden）建立了海登化学公司，并用此方法开始了水杨酸的化学合成工厂化生产。

1874 年，苏格兰的麦克拉根（MacLagan）医生为了治疗他所在邓迪地区的常见病风湿热，开始正式研究柳苷的疗效。在邓迪皇家慈善医院，他给一些患者服药、一些患者不服药，对照进行观察。麦克拉根发现，柳苷除了能够退热，还能减轻风湿热患者的炎症和疼痛等症状。他把这一结果写成文章，发表在 1876 年的《柳叶刀》杂志上。随后，多名医生进行了类似研究。1877—1881 年，伦敦的 4 家教学医院对水杨酸进行了大规模试验，随后将其列入常用药物。

1856 年，英国皇家化工学院的学生帕金（Perkin）研究用煤焦油化学合成奎宁的一次实验失败了，试管壁上留下的黑色糊状物在清洗时变成了炫目的亮紫色，这一误打误撞的发现成了现代合成染料工业的起源。大批煤染料工厂成立，其中就有弗里德里希·拜耳（Friedrich Bayer）和约翰·弗里德里希·韦斯科特（Johann Friedrich Weskott）成立的合成染料公司。1881 年，拜耳的女婿伦普夫（Rumpf）接管了染料公司。

　　伦普夫资助了多位年轻的化学家，其中就有一位名叫卡尔·杜伊斯贝格（Carl Duisberg）的天才，他为拜耳公司带来了全世界第一个有正式品牌名的药物——非那西丁，也为公司带来了巨大的财富。在伦普夫逝世后，杜伊斯贝格接管了拜耳公司的日常事务管理。为了发明新的药物，1897 年，拜耳公司的年轻化学家费利克斯·霍夫曼（Felix Hoffmann）成功重复并改进了前人合成乙酰水杨酸的工作；2 周后，他还成功地合成了二乙酰吗啡（海洛因）。2 周内合成两种神奇的药物，后人常说，霍夫曼一手是天使，一手是魔鬼。在当时，二乙酰吗啡神奇的止咳、止痛等效果使整个公司为之疯狂，只有制药组组长阿图尔·艾亨格伦（Atul Ahengren）在为安排乙酰水杨酸的临床试验而忙碌。直到 1899 年，大家才终于想到给投产的乙酰水杨酸起个商品名，最终采纳的建议是：用绣线菊的拉丁名 *Spiraea salicifolia L.* 作为名字的核心，字母 a 放在前面表示乙酰化（acetylation），in 作为后缀使其读起来更

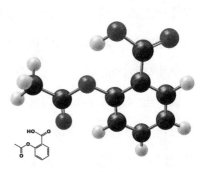

◎阿司匹林结构图

顺口。于是，神奇药物 aspirin（阿司匹林）诞生了。

商业、战争和医学

> 整个社会由于科学迅速发展得到的好处待以弥补其所
> 造成的损害。

——斯坦普

1899 年，作为治疗"严重风湿疾病和炎症"新药的阿
司匹林被投放市场。很快，多位医生发表自己的临床试验
报告和学术论文，证明阿司匹林的止痛效果比水杨酸好，
也更安全。阿司匹林销量大好，使拜耳公司看到了巨大的
利益空间，于是，公司开始为申请阿司匹林的专利权而努力。
在德国，这一努力失败了。在英国，拜耳公司发起了医学
立法史上最为激烈的一次知识产权保护条款诉讼。前文提
到，德国科学家赫尔曼·科尔贝成功合成了水杨酸后，他
的学生建立的海登化学公司就一直在生产水杨酸。英国专
利保护当时在本土和殖民地均受法律承认。为了巨大的市
场和利益，拜耳公司和海登公司这两家德国化学精英企业，
在英国打了一场涉及巨大金额的知识产权官司。最终，法
官裁定拜耳公司的专利无效。这一判决影响深远，直接促
进了 2 年后英国新的专利法的出台。在美国，拜耳公司的

专利权截止期为 1906 年，最终公司收购了美国的哈德逊河苯胺染料厂，实现了阿司匹林的美国本土化生产。但在竞争对手众多、销售方式不规范以及各种社会诟病的压力下，拜耳公司开始致力于建立阿司匹林的品牌效应：公司自己制售药片，并在药片上打上公司标志，即德文"BAYER"横竖各写一次，这就是后来著名的"拜耳十字"。

在这些纷纷扰扰的商业事件中，1914 年 8 月，第一次世界大战爆发了。战争使多个国家间的贸易中断，而阿司匹林是战时短缺药品之一，于是许多国家开始自己生产乙酰水杨酸。1914 年 10 月发表在《柳叶刀》的一封信中，公开建议英国民众购买本国产的乙酰水杨酸。1915 年 5 月，德军潜艇击沉了英国邮轮"卢西塔尼亚号"，船上多名美国人丧生，因此美国也开始研发原本从德国进口的药物。制造阿司匹林的原料之一是苯酚，但苯酚也是制造炸药的原料。拜耳公司从大发明家爱迪生那里购入苯酚，并制造阿司匹林。但是，一位德国间谍把装有这一交易和其他破坏活动计划的公文包遗忘在火车上，如同电影情节一般，跟踪他的美国特务把包捡走了。拜耳公司不但失去了苯酚原料，也失去了美国市场。

1918 年 3 月开始的大流感迅速蔓延了全世界，并加速了一战的结束。现在我们知道，流感病毒感染和继发细菌感染是这次大流感的主要致病因素，但科学家们认识到病毒已经是 1939 年的事了。在没有明确的预防意识和抗病毒、抗菌治疗方法的当时，阿司匹林可以缓解患者的发热症状，使患者觉得更加舒适。虽然并没有起到针对性的治疗作用，但阿司匹林声誉日隆，给拜耳公司重新带来了声望和金钱。

1925 年，包括拜耳在内的德国 6 家化工企业组成了一个新的联合体——法本公司。而此时的德国政治动荡，并在之后深刻地影响了全世界。1923 年，阿道夫·希特勒领导的国家社会主义德意志劳动党（纳粹党）在慕尼黑发动政变失败，希特勒锒铛入狱。但在仅仅 10 年后的 1933 年，希特勒当选为德国总理。法本公司资助了这次大选，与纳粹党产生了关系。之后若干年间，法本公司不断向纳粹党输送物资和金钱，总价高达 8000 万马克，甚至参加了集中营的建设和管理，并参与了多种残忍的人体试验。黑十字的标志出现在阿司匹林的广告上，直到二战结束，法本公司在纽伦堡国际军事法庭接受审讯，公司联合体解散。拜耳公司从此闭口不谈这段黑暗的历史。

虽然丑闻缠身，但阿司匹林已经成为一个时代的符号。20 世纪初，意大利著名男高音歌唱家恩里科·卡鲁索（Enrico Caruso）患有头痛病，称阿司匹林是唯一能够减轻他病痛的药品，并在每一次登台前都要带上几片。捷克作家弗兰茨·卡夫卡（Franz Kafka）也认为阿司匹林是世界上少有的能够有效缓解疼痛的药品，还向身边人极力推荐。西班牙著名哲学家何塞·奥尔特加·伊·加塞特（José Ortega y Gasset）在他的专著《阿司匹林的时代》中说，阿司匹林是"文明带给人类的恩惠"，并表示，"今天普通民众的生活已经相当轻松、舒适和安逸了。虽然与周围的其他人比起来，他们没有那么富裕，但那又有什么关系。他们所处的时代给他们提供了安身立命所需要的各种条件，像公路、铁路、旅馆、电报、医疗服务，以及阿司匹林，这些在古代，就是君王也享受不到"。

　　为了占据更多的市场，制药巨头们竞争激烈。不但对阿司匹林进行了改进，使其更易溶解、更少胃肠刺激，还发明出了对乙酰氨基酚（强生公司，泰诺）和异丁苯丙酸（博姿药业公司，布洛芬）等新型止痛药物，自此止痛药三足鼎立，不再是阿司匹林一家独大。直到今天，这些药物依然是我们熟悉的常用药。

效从何来——阿司匹林和血小板

　　学非探其花，要自拔其根。

　　　　　　　　　　　　　　　——杜牧《留诲曹师等诗》

　　尽管当时阿司匹林早已风靡全世界，但不论是生产厂家、医生还是药剂师、化学家，还没人知道它为什么能止痛。

　　20世纪40年代的研究发现，受到损伤的人体细胞可以产生一种叫激肽的物质，它可以刺激周围的神经末梢，还能引起疼痛和炎症反应。药理学家哈里·科利尔（Harry Collier）想，阿司匹林和其他的止痛剂能够止痛，是不是因为对激肽产生了作用呢？1958年开始，科利尔通过给豚鼠注射缓激肽，观察阿司匹林对气管收缩的影响。结果发现，如果在注射缓激肽前喂食阿司匹林，豚鼠就不会出现气管收缩导致的呼吸困难。接着，他切断了豚鼠的迷走神经，发现阿司匹林仍能产生相同的效果，这说明它是在局部而非通过神经发生作用。阿司匹林究竟是怎样发挥作用的？1963年，普利西拉·派铂（Priscilla Piper）参与进来，但经过5年的研究和数不清的动物实验，他们仍没有寻找到答案。哈里向他的朋友，英国药理学理论权威约翰·范恩（John Vane）求助。普利西拉在范恩的实验室中发现，用蛋清刺激豚鼠肉获得的致敏物质会使兔子的主动脉发生颤抖，而阿司匹林可以阻止这一现象，该研究发表在《自然》杂志上。随后，范恩联想到了刚发现不久的前列腺素和花生四烯酸。1971年，他通过实验证实，阿司匹林可以阻止前列腺素的产生。《阿司匹林类药物阻滞前列腺素合成的机制》一文再次发表在《自然》杂志上，成为科学史上的著名文章之一。随后，阿司匹林的作用机制被清晰地展示出来：炎症过程中，环氧化酶催化花生四烯酸生成前列腺素，而阿司匹林可以阻止环氧化酶的产生。环氧化酶又分为环氧化酶-1和环氧化酶-2，环氧化酶-1可以使消化道产生保护膜，而环氧化酶-2则导致疼痛和炎症。针对环氧化酶-1和环氧化酶-2的研究构成了我们现在应用的各种消炎镇痛类药物，它们抗炎止痛效果更好，且胃肠道刺激更小。

更为重要的是，花生四烯酸可以生成一种前列腺素——血小板聚集素，促使血小板聚集成可封堵出血处的血块。这在我们受伤、血管破裂的时候，是一种正常且有效的止血方式；但是许多容易发生心脑血管内血栓形成的患者，没有外伤的情况下也会出现这种血小板聚集现象，而服用阿司匹林就能够预防这些血栓事件的发生。

虽然从20世纪50年代开始，就有医生报告认为坚持应用阿司匹林可以预防冠状动脉血栓或脑血栓，但直到1971年，约翰·奥布莱恩（John O'Brien）和彼得·埃尔伍德（Peter Elwood）才开展了一项随机、双盲、对照研究，观察每日服用300 mg阿司匹林对心肌梗死的预防作用。随后，在法国、美国、德国，类似的临床试验继续进行。1975年，美国国立卫生研究院心肺和血液研究所主持了著名的"阿司匹林心肌梗死"（AMIS）研究。1980 年 5 月，发表在《柳叶刀》上的一篇文章把所有的研究数据汇总在一起进行分析，终于得出肯定的结论，证实阿司匹林可以将心肌梗死复发的概率降低 25%。1984 年，FDA 听证会通过了阿司匹林药品说明书关于心脏病应用修改的授权。1981 年，美国国家卫生研究院在全美 40 岁以上的男性医生中选定 33 233 名志愿者，进行了一项前瞻、双盲、随机、对照研究，5 年后结果表明，阿司匹林组的心梗发生率明显低于对照组。同时间段进行的研究也证实，阿司匹林可以预防中风。

阿司匹林可以预防高危因素下的心脑血管血栓事件及其复发，这在心脑血管疾病越来越高发的现代社会变得极其重要。不仅如此，阿司匹林在复发性流产中已经成为一线治疗用药，而其可能存在的结直肠肿瘤预防作用也是目前临床研究的热点。每年全世界阿司匹林的产量高达五万吨，而关于这种神奇小药片的故事仍在延续。

参考文献

[1] 陈贵廷 . 本草纲目通释 [M]. 北京：学苑出版社，1992.

[2] 丁托娅 . 世界杨柳科植物的起源、分化和地理分布 [J]. 云南植物研究，1995(3):277.

[3] 恩斯特・博伊姆勒 . 药物简史 [M]. 张荣昌，译 . 桂林：广西师范大学出版社，2005.

[4] 尚志钧 . 神农本草经校注 [M]. 北京：学苑出版社，2008.

[5] 杰弗里斯 . 阿司匹林传奇 [M]. 暴永宁，王惠，译 . 北京：生活·读书·新知三联书店，2010.

能救命的砒霜——新胂凡纳明

梅毒——人类历史上的恶之花

一感其毒，酷烈非常，入髓沦肌，流经走络，或中于阴，或中于阳，或伏于内，或见于外，或攻脏腑，或巡孔窍；有始终只在一经者，有越经而传者，有间经而传者，有毒伏本经者，形证多端而治法各异。

——《霉疮秘录》

梅毒在全球已有五百多年的流行史，在艾滋病被发现以前，梅毒是最常见且危害严重的性传播疾病，轻者病痛，中者残疾，重者丧生。自发现至今，人类都在为消灭梅毒而努力，但梅毒仍在世界各地流行，肆虐人类。

梅毒的英文名称为Syphilis（西菲利斯），源于拉丁语。据考，最早以Syphilis称梅毒是在1530年，意大利诗人弗莱卡斯特罗（Girolamo Fracastoro）发表了题为《西菲利斯：高卢病》（*Syphilis, Sive Morbus Gallicus*）的诗作。诗中叙述道：一个名叫 Syphilus 的年轻牧羊人，侮辱了阿波罗神，而得了一种肢体断落，骨头、牙齿腐烂，呼吸发出臭气，且不能发出声音的疾病。诗中名叫 Syphilus 的牧羊人所患病症即为当时流行于意大利的性病，于是人们便把这种疾病称为"Syphilus"。后来，英语从拉丁语中借用了该词。

关于梅毒的起源，目前仍具争议。其中流传最广的一种说法是，梅毒起源于美洲。大量考古证据及史料记载支持这一说法，北美洲西海岸、中美洲东海岸、加勒比地区等多地出土的 15 世纪末之前印第安人遗骸被发现有明显的疑似梅毒侵害的迹象，而同时期的地中海区域出土的大量埃及人遗骸则未发现类似现象，同期的中国、日本等也无梅毒记载。而地理大发现时代正是开始于 15 世纪，可见，是新航路的开辟打开了梅毒从美洲开始的世界之旅。

1492—1493 年，哥伦布的尼尼亚号首次造访美洲大陆。根据《为历史学辩护》记载，梅毒很有可能是首先随着被哥伦布带回巴塞罗那的印第安人悄悄传播到了西班牙，而后逐渐传播到欧洲各国。第一次有关梅毒爆发流行的记载发生在 1494—1495 年意大利的那不勒斯，当时法兰西国王查理八世率领一支大部分由来自各个国家的雇佣兵组成的远征军进攻那不勒斯。期间，当地的医生第一次记录了法军中流行的一种脓疱遍布全身的可怕疾病。因受到梅毒的破坏，查理的军队人数骤减，幸存者也被梅毒搞得身体虚弱、外表丑陋。军队从意大利撤退后，这些患有梅毒的士兵回国，造成梅毒迅速传遍欧洲大陆。1498 年，葡萄牙航海家将梅毒带到印度。之后的十余年，葡萄牙人和西班牙人又将梅毒带到了远东诸国。至此，航海家、殖民者、商人、远征军把梅毒一路传播到了西亚、中亚、东亚、北非等地，梅毒随着大航海时代的到来传遍全球。

起初，此种疾病并不受重视，大范围爆发后，人们开始警惕并思索该疾病的来源。受感染的每个国家都将其归咎于邻国或是敌国，因此国家或地区加病名为当时最常见的疾病命名法，法国人叫它"那不勒斯病"，意大利、英国和德国人叫它"法国病"，波兰人叫它"德国病"，俄国人叫它"波兰病"，葡萄牙人叫它"西班牙病"，土耳其人叫它"基督教病"，日本人叫它"唐疮"。

虽然性传播疾病与水手、工人等社会底层、弱势人群相关，然而事实上，梅毒使很多社会名人、王公贵族深受其害，其中不乏很多伟大的人物，包括作家、画家、哲学家与作曲家等。《恶之花》的作者波德莱尔死于梅毒；以"追寻女色的风流才子"著称的作家卡萨诺瓦，一生中恋人无数，也饱受梅毒困扰；法国著名文学家福楼拜一生风流，同样难逃梅毒魔爪；"世界短篇小说之王"莫泊桑与思想超群的著名哲学家弗里德里希·尼采同病相怜，爱德华·马奈、保罗·高更、文森特·梵高和戈雅等著名画家被梅毒折磨直至被送入精神病院；路德维希·凡·贝多芬、罗伯特·舒曼和弗朗茨·舒伯特等作曲家也都患有梅毒。

16 世纪初叶，中国出现了梅毒的相关记载。1505 年葡萄牙人将其带入广东，而后蔓延至全国，随即引起了医界的广泛重视，与之相关的研究与著作纷纷出现。1522 年俞弁所著的《续医说》被认为是我国最早明确记录梅毒的著作，书中写到"弘治末年（1505 年），民间患恶疮，自广东人始。吴人不识，呼为广疮；又以其形似，呼之杨梅疮。"1576年，李时珍所著的《本草纲目》记载了梅毒在我国的传播历史和许多民间方剂。1632 年，陈司成所著的《霉疮秘录》当属我国第一部细致观察又比较完整记录梅毒的医学专著，在国际性病领域也占有较重的分量。该书分总说、或问、治验、方法、宜忌五章论述梅毒，不但描述了梅毒的临床症状、传播途径和流行情况，还包括治疗药剂的制作与应用方法，是世界上较早主张应用砷剂治疗梅毒的医学著作。此书很快传入日本并广受推崇，日本医官在序中写道"我邦亦近世染此疮者居多，方书无明论……只恐此书之出，世之病霉疮者赖之愈，多士君子其念之"，言语中虽有被中国传染的微词，但更多的是感念中医的功德，如今市面所售《霉疮秘录》就是根据光绪年间从日本引进的评注版出版的。

工业革命时代伟大发明揭开疾病的面纱

> 思索，继续不断的思索，以待天曙，渐近乃见光明。
>
> ——艾萨克·牛顿

19世纪70年代，得益于德国光学工业和染料业的发展，随着光学显微镜的制造越来越精良和细胞染色工艺日渐成熟，对细胞的观察进入黄金时代。1905年，德国原生动物学家和微生物学家弗里茨·绍丁（Fritz Schaudinn）、皮肤科医生埃里希·霍夫曼（Erich Hoffmann）首次发现"梅毒螺旋体"。

梅毒的病原体是螺旋体的一个属，密螺旋体属。螺旋体在生物学中被定义为一种介于细菌和原虫之间的单细胞原核生物，内部结构与细菌一致，身长 $3\sim500\,\mu m$，柔软、细长、弯曲呈螺旋状且运动活泼。

梅毒根据病情的发展分为早期梅毒（一期、二期和潜伏梅毒）和晚期梅毒（三期）。一期梅毒主要症状为硬下疳，常出现在螺旋体侵入部位，发生在感染后2~4周。初起时为单个暗红色斑丘疹或丘疹，逐渐增大成硬结，很快表面形成糜烂面，并且演变成溃疡。典型的硬下疳为类圆形或圆形的碟形溃疡，直径常为1~2cm，内含大量梅毒螺旋体，具有很强的传染性。二期梅毒系由于一期梅毒未治疗或者治疗不规范，梅毒螺旋体由淋巴系统进入血液循环大量繁殖及全身播散所致。二期梅毒是一种多系统疾病，通常在感染梅毒后的6~12周发生，常先有流感综合征样前驱症状及全身淋巴结肿大，继之出现以皮肤、黏膜为主的临床表现，表现为皮肤黏膜出现广泛的梅毒疹，较严重的可出现骨、内脏、眼及神经系统症状。潜伏期梅毒缺乏相应的临床症状，可通过梅毒的血清学试验来检测确诊。早期梅毒未经治疗或者治疗不充分，经过一定的潜伏期，通常为2~4年，约有1/3患者发生三期梅毒。虽然三期梅毒对他人的传染性小，但由于机体对梅毒螺旋体的敏感性升高，损害的破坏性极大。除皮肤、黏膜、骨出现梅毒损害外，心血管和中枢神经系统等重要器官也会出现损害，可危及生命。早期梅毒症状一般是非器质性损害，而晚期为器质性损害，难以完全恢复正常，具有致残性。

人类与梅毒的抗争

怕什么真理无穷，进一寸有进一寸的欢喜。

——胡适

西方神学中有教喻：神在任何疾病的发源地必定会提供治这种病的药物和方法。因此，当时的欧洲人很自然地意识到应该去疾病的源头——美洲寻找解药，加勒比地区和中美洲的印第安人用一种叫愈创树的植物树皮煎药内服外敷治疗梅毒。他们对这种植物非常认可，尤其是其发汗、利尿和泻下的作用。愈创树成了地理大发现时代治疗梅毒的灵丹妙药，1508 年愈创木树脂首先被西班牙人引入欧洲，16 世纪中叶的欧洲也利用愈创木属另一树种——镰形胶树的树皮煎汤内服外搽治疗梅毒。

16 世纪 20 年代，欧洲兴起了水银疗法。水银是一种强效利尿剂，有毒剂量应用会导致大量唾液分泌。治疗时一般是在患处涂抹滚烫的水银膏，甚至服用水银制的药膏，或者应用水银熏蒸法，让患者坐在一个特制的密封煤火炉中沐浴水银蒸汽，不让患者接触外界空气并且一直以毛巾擦汗，一些体质差的患者甚至可能死于窒息或心力衰竭。

这种以毒攻毒的水银疗法，使很多患者出现了牙齿松动、牙龈溃疡等一系列汞中毒表现。直到 17 世纪中叶，欧洲治疗梅毒的主要方法仍是水银疗法。无独有偶，遥远东方的《本草纲目》中也早有关于用水银内服法和外熏法治疗梅毒的记录。可见，中西方当时对于梅毒的认识是相通的，治疗方法也是相近的，治疗水平相当。

《霉疮秘录》记载采用"血竭、蜈蚣、穿山甲各一钱，金顶砒、生生乳各一钱"等组成拔毒丸治疗。其中，生生乳为丹砂和雄黄等含砷原料经炼制升华所成，被认为是克日奏效的"圣药"。砷，一种化学元素，俗称砒，有剧毒。

寻找"魔弹"

他打开了通往未知之门。在他辞世之际，整个世界都在缅怀他的恩惠。

——《泰晤士报》

19 世纪 70 年代之后，细胞学家们试图用不同的染料使不同细胞、不同结构不同程度地被染色，以便更容易地在显微镜下区分，用以诊断疾病。保罗·埃尔利希（Paul Ehrlich）作为其中一员，思考着染料既然能够附着特定的病原体而不附着人体细胞，那是否有可能找到一种染料具备可以杀死特定病原体而对人体无不良反应的特性呢？他叫它"魔弹（magic bullet）"，接下来他携团队踏上了寻找"魔弹"的漫漫旅程。

1899 年，作为法兰克福实验医疗研究所所长，埃尔利希最初带领团队打算攻克的是"非洲昏睡症"。1904 年，埃尔利希发现了一种后来被称为"锥红"的红色染料，它能够有效地杀死老鼠体内的锥体虫，但是人体实验结果并不理想，因此团队又开始寻找替代药物。

在此之前，一位英国医生发现了一种称为"阿托西尔"（atoxyl，学名氨基苯胂酸钠，一种砷加染料苯胺的化合物）的染料能够杀死锥体虫，治疗非洲昏睡症，但缺点是神经系统不良反应严重，甚至会导致失明。埃尔利希认为以之前的经验来看，病原体细胞上的化学受体与人体细胞上的并不相同。阿托西尔之所以有严重的不良反应是因为碰巧拥有可以同时杀伤病原体和人体细胞的两种结构。因此，埃尔利希认为，只要对阿托西尔的分子结构加以修饰，就可以在极大程度上降低其对人体的伤害。可是当时的化学家已经测定了阿托西尔的分子式，证明它只有一条不含氮的侧链，难以被修饰。但是埃尔利希坚信这个分子式搞错了，它应该还有一条不含氮的侧链，这样的话就可以对它进行修饰，合成多种衍生物进行实验。埃尔利希的助手们并不都认同埃尔利希的直觉，有的甚至拒绝执行他的指导当场辞职。但在埃尔利希的坚持下，一部分助手留了下来，团队合成了数以百计的阿托西尔衍生物，并将它们一一应用在小鼠模型上进行疗效实验。

无数次的实验后，只有两种似乎还有些前途，即编号"418"和"606"的衍生物，但是进一步的实验表明后者并没有效果。在研究遭遇困境之时，梅毒的病原体——密螺旋体被发现了，这改变了埃利希的科研困境。

1909年春，日本细菌学家秦佐八郎作为助手来到埃尔利希的团队，经过反复实验，他摸索出了梅毒兔子动物模型，这一重大成功使得开展针对梅毒螺旋体感染的动物实验成为可能。秦佐八郎从1号试剂开始，一直测试到将近600号试剂，效果都不理想，但是他并没有懈怠，继续努力地测试着。6月，他开始测试第606号试剂，实验结果表明梅毒兔子模型对606号试剂非常敏感，而且并无明显不良反应。在埃尔利希的一再坚持下，606号试剂又经过了一系列大剂量、长时间的动物用药实验，结果表明确实没有明显的不良反应。

1909年9月，埃尔利希开始慎重地进行人体试验。当时德国北部施滕达尔有一家专门收治梅毒三期患者的医院，那里的患者已经出现中枢神经系统症状且基本无药可治，埃尔利希的好朋友阿尔特医生在那里任职，听说606的神奇疗效后非常乐意提供对临床试验的帮助。虽然埃尔利希提供了大量关于606有效性和安全性的证明资料，阿尔特的两名助手还是先给自己注射并确认安全后才给一位已经脑瘫的梅毒患者注射了第一针，医生们普遍认为若梅毒患者已经进入了脑瘫阶段，基本就可以认定病情不可逆转，剩下的只有临终关怀了，但这位患者持续用药后竟然奇迹般地康复了！606将患者从死神的手里拽了回来，后续试验证明其对梅毒一期和二期患者同样有效。临床试验的结果令人振奋，只对病原体有效，而不伤害人体的神奇"魔弹"终于被埃尔利希找到了！

埃尔利希的秘书事后这样形容这个伟大成就背后的疯狂：除研究者以外，没有人能够体会这些实验的工作量是多么巨大，没有人知道究竟耗费了多少时间、金钱和精力。医学史学家贝弗里奇（W. I. B. Beveridge）称赞埃尔利希的发现是"在人类抗击疾病过程中，信念战胜困难的最佳榜样"。

606的化学成分是胂凡纳明（arsphenamine），但对于普通人来说这个名字过于拗口，申请专利时埃尔利希为它起了一个新名字——"洒尔佛散（Salvarsan）"，是"以砷救人"的意思。1910年4月19日，国际内科学大会在德国威斯巴登召开。大会上，埃尔利希介绍了洒尔佛散的整个研发过程，特别是助手秦佐八郎做过的大量实验，以及临床试验阶段的疗效和无不良反应等情况，全场为之起立鼓掌，主席评价：这是人类历史上第一种"人造"药物。随着 1911 年 3 月 9 日 *Boston Medical and Surgical Journal* 中相关文章的发表，埃尔利希被公认为化学疗法之父。

1910 年 6—12 月，Georg-Speyer-Haus 公司为患者免费提供了约 65 000 份药物，直到德国三大化学工业公司之一的赫希斯特化工公司将该药物投入大规模生产。胂凡纳明是第一种有机抗梅毒药物，疗效比之前的无机汞化合物大有提高。然而，当时的药物剂型为黄色结晶状易潮解粉末，在空气中极不稳定，这使得给药方式变得极为复杂。而药物的不当处理和使用也导致患者出现皮疹、肝损伤和肢体损伤等严重不良反应。后来，埃尔利希的实验室又研发了另一种溶解性更好、更容易制备，但疗效稍逊的有机砷化合物 914 号，并在 1912 年以商品名"新洒尔佛散（Neosalvarsan）"推向市场。

埃尔利希不是从天然物质里提取成分，更不是盲目尝试，而是以自创的"侧链理论"为指导，针对特定病原体，选择一种有希望的底物，系统修饰这种物质的周边基团，改变它的属性，然后逐个测试，从中筛选出有效而安全的药物。这种技术标志着药物研发可以根据化学知识，有计划、有方向地修改物质结构，产生需要的治疗药物，开创了现代药物化学研究的先河。而埃尔利希首创的这个"筛选"做法即是目前药物研发的重要手段之———高通量筛选。

剧毒砒霜竟是白血病解药?

国家没让我花一分钱培养了我，我只有用工作来回报，一辈子能治好一个病，就不算虚度。

——张亭栋

我国古代使用含砷方剂由来已久。含砷的五石散被认为具有壮阳、治阳痿、使人皮肤白里透红的功效，其用法与用量要求极其严格。五石散含有五味主药：白石英、紫石英、石钟乳、赤石脂、石硫黄，因服用方式特别又名"寒食散"。《寒食散论》一书中记录了服用五石散的整套程序：服药后，首先需要将药的毒性和热力散发掉，即所谓散发。如果散发得当，体内疾病会随毒热一起发出；如果散发不当，则五毒攻心，后果不堪设想。其实，砒霜能解毒治病的这种现象叫拮抗作用，也就是古人所说的"以毒攻毒""一物降一物"。

现代应用砒霜治病最成功的案例莫过于应用三氧化二

砷治疗急性早幼粒细胞白血病了，这项研究成果对世界医学发展做出了原创性、丰碑式的贡献，研究团队的灵魂人物张亭栋教授被誉为"最接近诺贝尔奖"的中国医学家之一。

张亭栋，1932 年生，河北省吴桥县人，1950 年毕业于哈尔滨医科大学，一生致力于中西医结合治疗血液疾病的伟大事业。1972 年，黑龙江省肿瘤防治办公室接到群众反映，有一位林甸县民主公社卫生院的老中医有治疗癌症的秘方，因为疗效显著，患者趋之若鹜，为探究真相，黑龙江省卫生厅委托张亭栋携团队实地调研。调研过程中调研组的一名医生认出了曾在哈尔滨住过院的一名食管癌患者，当时巨大的肿瘤已造成了食管梗阻，手术已经没有任何意义了，患者回到老家抱着"死马当活马医"的心态尝试了此方，没想到几副药之后，肿瘤体积居然开始缩小，患者可以吃饭了。该方子由砒霜、轻粉、蟾酥等毒物配制而成，磨成药粉，敷于患处或用水吞服。据说这是祖传的秘方，最初是用药捻子治疗淋巴结结核，后来发现对癌症也有效。一些肝癌患者反映用完此药后疼痛症状明显改善，宫颈癌患者反映用完此药后分泌物明显减少，直肠癌患者则反映便血减少了。

张亭栋向老中医请教此方治疗癌症的机制，老中医的理论是"以毒攻毒"，这让致力于研究中西医结合疗法的他无法接受，于是携团队回到哈尔滨做进一步研究。张亭栋团队首先对药方里的多种成分进行了详细研究。通过动物实验，他们发现氯化低汞（轻粉的主要成分）和蟾酥的治疗效果轻微，反而导致诸如肾功能损害和血压升高等不良反应。此外，他们惊奇地发现，如果只用砒霜，疗效未减，再进一步直接使用纯的亚砷酸（即三氧化二砷的水溶液），效果依然很好。于是最终认定药方中真正起作用的是三氧化二砷。经过充分的动物实验后，张亭栋等认为此药物可能对白血病有较好的治疗效果，而接下来的临床试验则为白血病的治疗领域带来了重大的革新。

当时张亭栋和同事们要把三氧化二砷这样一种有剧毒的药物应用于人体，病房里很多白血病患者不能接受。值得感谢的是病房里住院的解放军同志主动要求试药，这样关于三氧化二砷治疗白血病的临床试验才逐步开展起来。后来团队经过方剂改良，将药捻子改成了水针剂，名为"癌灵注射剂"。1973 年，张亭栋发表了第一篇应用以三氧化二砷为主要成分的"癌灵注射液"治疗 6 例白血病患者的临床观察研究，评价了患者用药前后临床表现及外周血细胞学的变化，6 例患者白细胞总数及幼稚粒细胞均有不同程度下降，取得了初步效果。之后数年连续的临床研究表明：该疗法对白血病细胞似有选择性的破坏作用，并且对白细胞数较少的病例也可使用，对骨髓全无抑制作用。三氧化二砷的这种特性，正是多年来医学和药学专家苦苦追寻的能够靶向特异性杀伤白血病细胞（早幼粒型）的药物——"魔弹"。

20世纪90年代中期，团队与上海血液研究所合作，从分子层面解释了三氧化二砷治疗急性早幼粒细胞白血病的分子机制。1996年8月1日，血液内科顶级期刊 *Blood* 刊登了陈竺、张亭栋等有关砷剂治疗急性早幼粒细胞白血病作用机制的封面文章。三氧化二砷成为治疗急性早幼粒细胞白血病标准疗法的主要药物，并写入国内外指南。2000年，用亚砷酸静脉注射液治疗急性早幼粒细胞白血病获得了 FDA 的许可，亚砷酸注射液也以商品名 Trisenox 在美国市场上销售。

砒霜抗白血病的研究打开了一扇新的大门，开阔了抗癌研究的思路和视野，激发了学者对其他含砷化合物抗癌作用的探索。目前，含砷化合物抗癌的神奇效果正逐渐拓展至其他实体瘤治疗中，相信它会带给我们更多的惊喜。

参考文献

[1] Rothschild BM. History of syphilis[J]. Clin Infect Dis, 2005, 40(10):1454–1463.

[2] Franzen C.Syphilis in composers and musicians–Mozart, Beethoven, Paganini, Schubert, Schumann, Smetana[J]. Eur J Clin Microbiol,2008,27(12):1151–1157.

[3] 齐蔓莉. 梅毒的起源和流行病学 [J]. 中国医学文摘（皮肤科学），2015, 32(4):334–337.

[4] 刘玉书. 我国梅毒流行及防治简史 [J]. 医学与哲学, 1989(10):50–53.

[5] 中国疾病预防控制中心性病控制中心，中华医学会皮肤性病学分会性病学组，中国医师协会皮肤科医师分会性病亚专业委员会. 梅毒、淋病、生殖器疱疹、生殖道沙眼衣原体感染诊疗指南 (2020)[J]. 中华皮肤科杂志, 2020,53(3):168–179.

能救人的毒气——芥子气与氮芥

芥子气——生化战中的"毒气之王"

犹记当时烽火里，九死一生如昨。

——《念奴娇·井冈山》

1943 年寒冬，正值第二次世界大战期间，意大利东南部亚得里亚海岸的海港城市巴里一派繁忙景象，整个港口布满了盟军满载军火的船只。此时，德军的轰炸机呼啸而过，突袭了巴里港口，打破了原本的宁静。大约 17 艘运输舰及货船沉入海底，成百上千的盟军士兵在海中挣扎，努力地逃离冰冷刺骨的大海，向岸边游去。他们在上岸后被送往附近的医院进行救治。离奇的事情发生了，伤员们陆续出现恶心、呕吐、双目刺痛和灼热感等中毒症状，83 人在接下来的几天内相继去世。

时任美国海军陆战队中校的斯图尔特·亚历山大（Stewart Alexander）奉命调查事故原因。空袭过后第五天，亚历山大走进伤员病房，看到伤员的皮肤呈现严重烧伤的特征，并且闻到了一种奇怪的味道，与自己2年前考察芥子气的毒性时间闻到的味道非常类似。因此，他推测很有可能是芥子气导致了悲剧的发生。随后，亚历山大对港口舰艇货物及伤员尸体样本等进行了仔细分析，推测芥子气致死的人都集中在约翰·哈维号舰附近。最终，英国官员也终于承认该军舰上载有上百吨的芥子气，灾难的元凶终于浮出水面。

芥子气，历史上最臭名昭著的化学武器之一，学名二氯二乙硫醚，一种糜烂性毒剂（又称起疱剂），因气味类似芥末而得名。芥子气容易挥发并极易扩散，可迅速对皮肤和黏膜产生极强的糜烂腐蚀作用，导致接触者皮肤水肿溃烂、呼吸道黏膜发炎坏死、眼结膜红肿甚至失明。同时，还能借助呼吸道或消化道扩散至全身，引起呕吐、腹泻、内出血及各种器官衰竭。由于芥子气可以经皮肤侵入人体，即便使用防毒面具，也不能完全隔绝，因此杀伤力巨大。

芥子气于1822年被比利时化学家德斯普雷兹（César-Mansuète Despretz）发现。1886年，德国化学家维克托·梅耶（Viktor Meyer）首次成功人工合成芥子气，美国化工巨头陶氏化学随即成为第一家生产芥子气的公司。在诺贝尔奖获得者德国化学家弗里茨·哈伯（Fritz Haber）的主导下，芥子气作为化学武器被应用于战场。1917 年，德军首次在比利时的伊普尔地区对英法联军使用芥子气，因骇人的杀伤力而震惊世界并迅速引起交战各方的效仿。

据统计，在第一次世界大战中，各国军队共使用了上万吨芥子气，直接导致数以百万计的军民伤亡。日军在第二次世界大战中使用芥子气，在我国犯下了罄竹难书的罪行。第二次世界大战期间，侵华日军曾在我国东北地区秘密驻有负责毒气研究和试验的 516 部队、731 部队，并在淞沪战场、徐州战场及衡阳保卫战等战役中使用过芥子气，造成中国军民伤亡惨重。

氮芥——从"杀人"到"救人"

祸兮福之所倚，福兮祸之所伏。

——《道德经》

1919 年，对在一战中因芥子气丧生的 75 名士兵进行尸检发现，其血液中的白细胞数量下降明显。由此，科学家猜测，既然芥子气能抑制白细胞的增殖分裂，那能不能抑制在体内增殖分裂更快的癌细胞呢？于是美国科学研究与发展办公室资助耶鲁大学进行相关生物化学研究。接受这个军方高度机密任务的是著名药理学家阿尔弗雷德·吉尔曼（Alfred Gilman）和路易斯·古德曼（Louis Goodman）。

古德曼和吉尔曼集中研究了一组被称为氮芥类的化合物。1935年，他们用氮代替芥子气中的硫合成了一系列物质，即氮芥类物质，包括HN1、HN2、HN3，这一系列物质与芥子气结构相似，但毒性比芥子气小很多。随后，他们确认了这些化合物会伤害或杀死活细胞，因而具有明显的细胞毒性，实验动物摄入氮芥类物质后会发生全身器官衰竭，最后死亡。然而令人惊喜的是，HN2（化学名是二氯甲基二乙胺）被发现可以治疗淋巴瘤，这种物质在临床上被称为"氮芥（mechlorethamine）"。他们与解剖学同事托马斯·多尔蒂（Thomas Doherty）一起为一只老鼠移植了淋巴肿瘤，在2次注射氮芥后，肿瘤开始软化并缩小，虽然肿瘤再次复发后抑制无效，老鼠在移植肿瘤后第84天死去，但远超预计的3周生存时间。

1942年12月，古德曼和吉尔曼开始对氮芥进行临床试验，一位48岁的淋巴瘤患者成了世界上静脉注射氮芥的第一人。这位晚期患者已经出现了全身多发性的淋巴结肿大，颈部的肿块使他几乎不能呼吸、咀嚼和吞咽，腋下的肿大淋巴结使他的胳膊无法放下，正常生活受到极大影响。吉尔曼决定按每千克体重注射 0.1 mg 氮芥，连续注射 10 天的方案对其进行治疗，并且持续监测患者的白细胞数值。治疗开始后 48 小时，患者的肿块就开始明显变软，几天后肿块明显变小，患者先是能够顺畅呼吸了，随后甚至可以进食了。然而，患者最终因白细胞过低而不得不停药，在停药后肿瘤细胞恢复繁殖，最终于治疗后 6 个月离开了人世。

同时期的"巴里灾难"推进了对氮芥化疗的研究。亚历山大详细记录了最初在爆炸中幸存的人中，有 1000 多人死于随后的并发症，他们血液里的白细胞几乎消失殆尽，淋巴细胞遭到了致命的破坏，骨髓也已耗尽，种种迹象表明，芥子气似乎对细胞分裂有着极强的抑制作用。不过该报告一经发出，就立即被美方列为机密文件。

亚历山大的绝密报告和耶鲁大学开展的临床试验引起了亚历山大的上司科尼利厄斯・罗兹（Cornelius P. Rhoads）的注意。罗兹同时也是美国纽约纪念医院的院长，长期从事癌症治疗研究，他相信氮芥在微小剂量下可以用来治疗癌症。1945 年，罗兹说服汽车大亨阿尔弗雷德・斯隆（Alfred P. Sloan）和查尔斯・凯特琳（Charles Franklin Kettering）投资设立斯隆 - 凯特琳癌症研究所，探究大规模合成氮芥的工艺，并开展一系列临床试验。随后，古德曼和吉尔曼整理多年的研究数据，并在《美国医学会杂志》（JAMA）上发表了划时代的论文。氮芥成为第一个获 FDA 批准的癌症化疗药物，用于治疗非霍奇金淋巴瘤。后来，美国临床肿瘤学会（ASCO）称发生在巴里的那场灾难为"化疗时代的开端"。

氮芥自此被广泛用于霍奇金病、非霍奇金病及其他恶性淋巴瘤等的治疗，但是其不良反应非常严重，如较强的局部刺激、恶心、呕吐、腹泻、食欲减退、骨髓抑制、脱发、耳鸣、听力丧失、眩晕、不孕不育等。后来，科学家受到氮芥的启发，陆续研制出了一系列具有抗癌活性的化合物，如环磷酰胺、氟尿嘧啶、蒽环类、铂类、紫杉烷类、喜树碱类等。如今，高效低毒的抗肿瘤药物如雨后春笋般被研发和应用于临床，极大地延长了肿瘤患者的生存期，提高了肿瘤患者的生活质量，而氮芥则慢慢退出了抗肿瘤舞台。

参考文献

[1] 庄雅云,周成合,王渝芳,等.氮芥类抗肿瘤药物研究进展 [J].中国药学杂志,2008(17):1281–1287.

[2] 冯林森,王羽丰.漫谈恶性肿瘤化疗的今昔与未来 [J].医学与哲学,2016,37(11):93–97.

泥土时代

瓦克斯曼的发现为药学界开启了一扇新的大门，医药研发人员到全球各地翻挖泥土，希望能从泥土中找到新的杀死细菌的微生物，开启了所谓的"抗生素研发的黄金时代"。

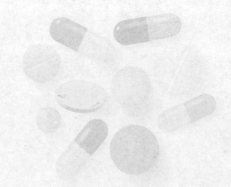

延长人类寿命 15 年——青霉素

实验室里的神奇发现

找到某种化学物质，它可以被没有危险地注射到血液中，从而达到摧毁那些感染细菌的目的。

——亚历山大·弗莱明

1928 年的夏天，一股不同寻常的寒流袭来，伦敦圣玛丽医院地下室的研究因此已经暂停了 3 周，而时年 47 岁的苏格兰科学家亚历山大·弗莱明（Alexander Fleming）刚被聘为该医院的细菌学教授。天气回暖，他兴冲冲地回到实验室准备下周工作时，被眼前的混乱场景惊呆了：一扇窗户大开着，一些培养皿居然没有洗干净。弗莱明一边在心里暗骂着并把实验室助理梅林·普莱斯（Merlin Price）叫了过来，一边关上窗户自己开始清洗这些肮脏的培养皿。

他之前用这些培养皿培养金黄色葡萄球菌，这是一种可以导致水疱、脓肿和肺炎的革兰氏阳性菌。洗着洗着，忽然有一个看上去非常与众不同的培养皿引起了他的注意：在这个培养皿中，霉菌周围并没有金黄色葡萄球菌生长，却出现了一个神奇的"光环"。刹那间，他意识到眼前的这种霉菌一定分泌了一种可以杀死细菌的化合物，这可能就是他梦寐以求的"自然杀菌剂"！

虽然有好运眷顾，但弗莱明敏锐的双眼和作为微生物学家的丰富经验才是他确定这个"光环"效应具有巨大意义的关键。他继续研究到底是什么抑制了细菌的生长，并把这种真菌称为点霉素（penicillium notatum），将其产生的抗生素化合物称为青霉素（最初命名为"霉汁"）。他和团队发现，在试管中即使是简单稀释过的青霉素制品也可以抑制细菌的生长并引起细菌死亡，而对白细胞无害。弗莱明的发现无疑是医学史上最伟大的发现之一，同时也充满了神奇的色彩，以至于后来很多科学家试图重现当时的场景。在诸多尝试的过程中，有科学家提出了另一种可能的解释：由于不寻常的寒流影响，接种在那个著名培养皿上的葡萄球菌并没有生长，但一个以前落在这个培养皿上相对罕见的青霉菌孢子反而开始生长。紧接着，天气回暖触发了葡萄球菌生长，而已经释放到真菌周围介质中的青霉素阻止了葡萄球菌的生长。这一理论基于如下事实：青霉素并不能杀死已经完全长好的葡萄球菌菌落，所以真菌孢子飘到培养皿上，并杀死已经长好的葡萄球菌看起来可能性就不大了。

尽管弗莱明在 1928 年已经开始进行青霉素的相关研究，但是人们对于细菌感染的治疗观念并没有随之改变。由于弗莱明不是医生或者化学家，他无法稳定或提纯青霉素制剂中的活性成分，也没有在动物或患者身上证实青霉素的作用。尽管弗莱明把青霉素样本送到欧洲和美国各地的实验室进行检测，但在第二次世界大战之前它还一直被锁在实验室里，弗莱明灰心丧气，于 1934 年停止了对青霉素的研究。

从实验室到战场

看上去就像奇迹一般。

——霍华德·弗洛里

第二次世界大战期间，伤员的伤口常出现严重感染，很多伤员因感染而丧生。在那时，人们害怕感染就像现在恐惧癌症一样。

1938 年，牛津大学邓恩爵士病理学院主任霍华德·弗洛里（Howard Florey）、恩斯特·鲍里斯·钱恩（Ernst Boris Chain）和诺曼·希特利（Norman Heatley）开始对大自然中的抗菌药物进行系统研究。为此，弗洛里和钱恩奔波在伦敦各大图书馆里查找相关资料。某天，他们看到了一本落满灰尘的《英国实验病理学杂志》，上面刊登了一位名叫弗莱明的科学家多年前所写的论文，作者提出了一种叫青霉素的抗菌物质。受此启发，他们成功地检验并纯化了青霉素，同时发现了溶菌酶（1922 年由弗莱明发现）的化学特性和作用方式。

1940 年 5 月 25 日，德国军队正向敦刻尔克进军，与此同时，这 3 位科学家带领的研究团队为了进一步验证青霉素的作用，正在开展一项关键的动物实验。他们对 8 只小鼠给予致死剂量的链球菌，随后分成 2 组，其中一组注射青霉素；另外一组不做任何处理。第二天早晨，大家惊奇地发现，4 只未接受任何处理的小鼠全部死亡，而接受了青霉素注射治疗的 4 只小鼠存活了下来。钱恩得知这一结果后高兴地跳起舞来，因为他们终于找了一种神奇药物，不仅能在试管和动物活体中杀灭细菌，并且不会对动物造成伤害，这完全颠覆了当时教科书推荐的消毒杀菌剂的地位，让"抗生"这一天方夜谭成为现实。很快，《柳叶刀》

杂志刊登了弗洛里和钱恩的论文，题为《作为化学疗法的青霉素》。这短短两页的论文引起了弗莱明的注意，1943年初，他访问了弗洛里和钱恩的实验室。他很好奇他们对青霉素做了什么。

　　这个牛津研究小组进一步用实验证明了青霉素对链球菌、葡萄球菌和多种其他病原体有活性作用。为了进一步验证青霉素在人体中的作用，他们很快就进入了人体试验阶段。1941年2月，一位名为阿尔伯特·亚历山大（Albert Alexander）的43岁警察由于被玫瑰丛擦伤出现了严重的菌血症，病情极其危重。他被葡萄球菌和链球菌混合感染，磺胺类药物（1935年从橙红色纺织品染色剂百浪多息中被发现）没有效果，他濒临死亡。得知这一消息，牛津研究小组为他使用了青霉素。治疗刚开始，患者的情况得到极大改善，小组成员异常兴奋，但青霉素的短缺很快就让他们伤透脑筋。虽然研究小组设计开发了许多培养纯化青霉的方法（如使用便盆和牛奶搅拌器），并费尽心力收集患者尿液中排出的青霉素，但最终还是没能获得足够的药物来维持治疗，亚历山大于接受治疗1个月后死亡。当年夏天，他们又用青霉素为4例患儿进行治疗，其中1例死亡，但死因与细菌感染并无绝对关系。相关临床试验发表于《柳叶刀》，但题名非常低调——《青霉素的进一步观察》。

尽管进一步试验仍在战争中秘密进行着，但如何获得足够数量的青霉素成为其应用于人类的主要障碍。

该团队最初使用的是一项鲜为人知的生产技术：收集医院的便盆并用它种植霉菌，让含有青霉素的液体从生长中的霉菌下方流出，并通过降落伞绸过滤到附近书架上的牛奶瓶中。但这样的临时技术无法生产出足够的青霉素以满足战争中受伤士兵的大批量治疗需求。战争使英国的制药公司资源短缺，弗洛里只能跨洋寻求美国的支持。希特利与美国伊利诺斯农业实验室的研究人员一起解决了青霉素的生产问题，他们发明了一种深度发酵技术，这项技术的生产效率比牛津科研小组高 10 倍。

得益于跨大西洋合作的迅速发展，一个最不可能的物种为青霉素的批量生产提供了帮助。1494 年，哥伦布在第二次旅途中将美洲香瓜带回。玛丽·亨特（也被称为"霉菌玛丽"）发现了这个令人惊讶的霉菌栖息地。1943 年，在用 X 射线照射霉菌的一系列实验中，产生了一种突变的青霉菌变种，使青霉素的产量进一步增加到了最初的 1000多倍。到 1945 年，每年生产的青霉素足以治疗多达 700 万名患者。

很快，多家制药公司开始生产青霉素，第一次大规模青霉素临床试验于 1943 年在北非战场上进行，之前可能需要截肢或是可能死于坏疽的士兵们在青霉素的帮助下康复了。科学家们意外发现，这种药物还可以用来治疗性病。青霉素被证实对梅毒、淋病，以及肺炎球菌、葡萄球菌和链球菌引起的感染有效，因此被称为治疗性病和战伤的万能药。到二战结束，已经没有人再怀疑青霉素是一种能够治疗许多致命性细菌感染的药物了。格哈德·多马克（Gerhard Johannes Paul Domagk）在迟来的 1947 年诺贝尔颁奖典礼上，把第二次世界大战中美国士兵死亡率较第一次世界大战时明显下降归功于磺胺类药物（由多马克最先发现）和青霉素。二战结束后，青霉素与原子弹、雷达并列成为第二次世界大战中的三大发明。

1945 年 10 月，弗莱明、弗洛里和钱恩共同获得了诺贝尔生理学或医学奖，获奖理由是"发现青霉素及其临床效用"。青霉素被称为 20 世纪下半叶的"神奇药物"，也被认为是现代医学最主要的成就之一，因为它开创了抗生素时代。

抗生素时代

上帝从泥土中创造了药物，明智的上帝不会憎恶它们。

——赛尔曼·A·瓦克斯曼

土壤微生物学家赛尔曼·A·瓦克斯曼（Selman Abraham Waksman）于 1941 年首次在文献中使用了抗生素（antibiotic， 希腊语中 anti- 意为对抗，biotos 意为生命的途径）一词。尽管青霉素开创了抗生素时代，但对于青霉素的研究并没有结束。1943 年，钱恩等首先提出青霉素中有 β - 内酰胺环；1945 年底，多萝西·玛丽·霍奇金（Dorothy Mary Hodgkin）用 X-单晶衍射的方法确定了青霉素的结构。1954 年科学家们研制成功苯氧甲基青霉素，在胃酸中稳定，可以口服，应用方便，克服了以往的天然青霉素只能注射的缺陷。1958 年，麻省理工学院的希汉（J. C. Sheehan）等用新型试剂使 β - 内酰胺在一定条件下闭环成功，从而完成了青霉素的全合成……

1945 年 9 月 2 日，第二次世界大战结束时，虽然美国和英国的制药公司已经出售了海量的青霉素，但在黑市中青霉素的瓶子仍被装满无效的化学物质以数百美元的高价出售。受到从青霉素中获得的经验和利润的刺激，科研人员寻找其他抗生素的热情高涨，他们详细检查地球上各个角落的土壤，希望能发现新的"神奇药物"。

短短一二十年，金霉素（1947 年）、氯霉素（1948 年）、土霉素（1950 年）、制霉菌素（1950 年）、红霉素（1952 年）、卡那霉素（1958 年）相继被发现。它们使人类可以治愈细菌感染性疾病，平均寿命大幅提高。仅以美国为例，从 1938 年到 1956 年，儿童疾病的死亡率下降了 90％以上，人口平均寿命增加了十年以上。人口学家把这段时期称为"死亡率转变的重大拐点"。青霉素和其他抗生素创造了"现代医学奇迹的奇迹"，同样，它们也改变了医生这个职业。以往医生们在细菌感染性疾病面前一筹莫展，那时的主要职责不是治愈，而是安慰，但抗生素改变了这一切。

在过去的 80 年中，青霉素在很大程度上让人类摆脱了死神的威胁，数以百万的生命从致命性的感染中被拯救出来。但是，近年来，抗生素耐药性问题逐渐成为威胁人类生存的最大危机之一。而抗生素的滥用，尤其是在农业和养殖业中的大规模使用加速了这一过程。如果任由耐药性问题继续发酵，人类很有可能进入后抗生素时代，在 100 年后再次对病菌感染无能为力。我们绝不希望看到群星闪耀的青霉素时代只是数万年来人类在微生物统治下奋起反抗的昙花一现，绝不希望看到弗莱明、弗洛里、钱恩、希特利和霍奇金等人用汗水和才智换来的成果付之东流。为此，2011 年，WHO 发起了为后代保护抗生素的运动，科学家们正致力于开发新的方法来对抗"超级病菌"，寻找新的"魔弹"，希望后抗生素时代永远不会到来。

科学史上的著名公案——链霉素发现之争

结核病——白色瘟疫

> 大骨枯槁,大肉陷下,胸中气满,喘息不便,内痛引肩项,
> 身热，脱肉破䐃。
>
> ——《黄帝内经·素问》

结核病是世界上最古老的疾病之一，作为慢性传染病，它一直严重危害着人类健康，并因其高患病率和高死亡率，被冠以"白色瘟疫"和"传染病头号杀手"的称号。音乐家肖邦，诗人雪莱、济慈，作家勃郎特三姐妹、勃朗宁、契诃夫、卡夫卡、梭罗和鲁迅等历史上众多名人，都死于结核病。

考古发现，早在公元前几千年的德国海德堡石器时代的人胸椎中和埃及出土的木乃伊脊椎中，就存在结核病变。

古希腊和古罗马时代出现对肺结核的治疗记载。在我国湖南长沙马王堆汉墓出土的女尸左肺上，考古人员证实了有结核病的钙化灶。可见在世界范围内，结核病对人类健康有着极其深远的影响。

结核病，也叫痨病（"痨"具有"消耗"之意），是由细长、微弯的结核杆菌引起的全身性传染性疾病。除了毛发以外，人体几乎所有组织都可以感染结核病，其中居首位的就是人与人之间通过呼吸道传播的肺结核。

我国古代有"十痨九死"之说。早在公元前8世纪，《黄帝内经·素问》中就有类似结核病症状的记载。《华氏中藏经》中有"传尸"专篇，以表示人们在探视患者及吊唁的过程中有可能被传染，足以反映结核病在古时是具有极强传染性的"绝症"。我们常在古装影视剧中看到病入膏肓的角色往往形体消瘦、呼吸急促，用手帕捂住口鼻，咳嗽不止，痰带血丝，甚至咯血，最终在痛苦中凄惨地死去，这就是"肺痨"的典型症状。元代葛可久著的《十药神书》中记载了治疗肺痨的内容，标志着中医药防治结核病初步形成了理论体系。

中世纪，死亡率极高的结核病席卷了欧洲大陆和不列颠群岛，人们相信通过"国王的触摸"可以治愈淋巴结核，还试图通过"放血疗法"和"饥饿疗法"治疗结核，但都无济于事。随后人们意识到了其传播性，陆续建立了专门的结核病医院和疗养院，通过改善居住环境、保障患者休息和提倡运动等措施来照料和治疗结核病患者，但这些措施都收效甚微。

历史的转折发生在 1882 年，德国科学家罗伯特·科赫（Robert Koch）发现结核病死者的器官布满了灰黄色的结核灶，随后开展了一系列动物实验，发现结核病会在动物之间传播，但没有找到致病菌。反复的实验令他意识到致病菌可能不是肉眼可见的，于是通过亚甲蓝染色肺结核组织后，发现了一种弯曲的细棒状微生物，推测这可能是导致肺结核的病原体。通过进一步的验证实验，最终在柏林生理学会上，科赫宣布分离出了结核病的罪魁祸首——结核分枝杆菌，并证明了结核病可通过飞沫传播，提出了用结核菌素治疗结核病的理论。这一系列具有里程碑意义的发现，让他获得了 1905 年的诺贝尔生理学或医学奖。

然而，在科赫博士发现结核分枝杆菌后的十几年间，肆虐人类的结核病仍未得到有效控制，科学家需要找到可以杀灭结核分枝杆菌的药物，从而战胜结核病。随着链霉素于 1943 年问世，人类与结核病的斗争步入了新纪元。

链霉素的发现与合成——来自大地的馈赠

> 巧妙地、系统地和成功地研究土壤微生物，成就了链霉素的发现。
>
> ——1952年诺贝尔生理学或医学奖颁奖词

链霉素，来自大地的馈赠，是继青霉素后的又一伟大发现。这一发现，离不开瓦克斯曼教授以及诸多科学家的共同智慧；这一发现，不仅治愈了困扰人类数千年的结核病、延长了人类的平均寿命，更带动了20世纪抗生素研究和制药工业的进步。

瓦克斯曼从小就对土壤有着浓厚的兴趣，在美国罗格斯大学攻读研究生时，他就和团队共同发现了灰链霉素。随后，他受到短杆菌素和青霉素的启发，开始专注于从土壤中筛选可以杀灭结核杆菌的抗菌物质。虽然这项工作非常烦琐，且枯燥乏味，但瓦克斯曼教授潜心钻研，在8000余种备选抗生素中发现了众多强效抗菌物质，制订了发现抗生素的系统方法，被称为"抗生素之父"。

1942年，放线菌素和链丝菌素被分离出来，但由于对人体的毒性太大，因此很遗憾没有在临床上被广泛应用。

就在此时，沙茨（Albert Schatz）来到瓦克斯曼教授的实验室攻读博士学位，参与了相关研究工作。由于结核分枝杆菌的传染性极强，沙茨将实验室搬到了地下，并在当年10月，成功从灰链霉素中分离出了链霉素。

这一发现轰动了整个学术界，链霉素在次年被送到梅奥医学中心开展动物实验和人体试验。令人欣喜的是，链霉素对结核分枝杆菌具有强大的抑制作用，几乎没有动物毒性，且对身体其他部位的结核感染也有治疗效果。这一重大发现，无疑为当时众多结核病患者带来了福音，瓦克斯曼教授也因此被授予诺贝尔生理学或医学奖。

链霉素的成功发现，启发了科学家们对这类药物开展进一步的研究。其实，链霉素是第一种被发现的氨基糖苷类抗生素，其作用机制主要是抑制细菌蛋白质的合成，从而使细菌不能正常生长代谢，最终死亡。默克公司在1946年建立了第一家链霉素制备工厂，通过对链霉菌进行发酵得到链霉素，然后通过过滤、活性炭吸附、沉淀得到粗品，最后经过提纯粗品、升华和磨碎等工序，得到成品。链霉素的大规模生产仅在3年内就得以实现，成为世界新药研究与开发历史上的一大奇迹。

随后，链霉素作为杀菌剂，还被尝试用于农业中防治革兰氏阴性菌导致的植物病害，提升农作物的产量，从另一个层面为人类贡献了力量。

链霉素挽救了数以万计的民众，瓦克斯曼教授也成为药物史上的英雄、土壤微生物学界的绝对权威。然而，链霉素所引发的学术利益和商业利益链，远比链霉素被发现本身要复杂得多，甚至到了要对簿公堂的地步，其中最著名的莫过于瓦克斯曼教授与沙茨博士的师徒之争了。

起初，瓦克斯曼教授与沙茨博士的关系非常融洽，共同申请到了"链霉素及其制备工艺"的专利，并以1美元签字放弃了专利使用权，剩余的专利使用费用均捐献给了母校罗格斯大学，随后罗格斯大学又转让给了默克公司和所有符合生产条件的制药企业。如此无私奉献的科学家，在当时受到了社会媒体的广泛关注，瓦克斯曼教授常被邀请进行各类演讲和报告。

虽然沙茨博士逐渐感觉到瓦克斯曼教授试图将发现链霉素的功劳独揽其身，罗格斯大学的校园内也建立起了以瓦克斯曼命名的微生物学院，但这些他都不以为意。但在他得知瓦克斯曼教授在将专利使用费转入罗格斯大学前就获得了35万元的专利使用费时，他再也按捺不住内心的愤怒，将导师瓦克斯曼教授告上了法庭。随后，为了避免法庭的审问和声望受损，瓦克斯曼教授与沙茨博士达成了庭外和解，分给沙茨博士3%的专利收入，并保证其享有

10% 的专利使用费，且附以声明："沙茨博士在法律和科学上都是链霉素的共同发明人"。

然而，诺贝尔奖委员会并没有承认该和解结果，最终将 1952 年的诺贝尔生理学或医学奖单独授予了瓦克斯曼教授。沙茨博士的申诉并未改变诺贝尔奖的评选结果，只是颁奖词中，由"奖励链霉素的发明者"改为了"奖励其多年在土壤微生物学领域做出的贡献，为链霉素的发现提供了理论和实践基础"。诚然，倘若没有瓦克斯曼教授 20 余年在土壤微生物领域的系统研究、上万种微生物的筛选基础和成熟的方法，刚入学不久的沙茨博士也许不会在 3 个月内快速地发现链霉素；但从另一个角度来看，倘若没有沙茨博士吃苦耐劳、夜以继日地开展科学严谨的筛选试验，链霉素可能就不会被顺利地分离出来。

直到 21 世纪，师徒之间的链霉素知识产权相关话题仍在持续。1993 年，罗格斯大学授予沙茨博士最高荣誉奖以表彰其与瓦克斯曼教授一起对发现链霉素做出的重大贡献。纽约时报则将师徒二人都列为链霉素的发现者。2007 年《科学家》杂志刊文，纪念瓦克斯曼教授和沙茨博士共同发现链霉素。

总之，链霉素是人类最伟大的发现之一，挽救了不计其数的宝贵生命，这离不开众多微生物学家、病理学家、临床医师、化学家、制药学家等做出的重要贡献，也离不开制药企业将药物转化成药品的努力，描绘了人类与细菌斗争的灿烂篇章。至于链霉素相关的名人轶事、利益纠葛、孰是孰非，就留给世人评判吧。

人类的抗结核之战——路漫漫其修远

生命至上，全民行动，共享健康，终结结核。
——第 27 个世界防治结核病日宣传主题

近年来，在世界卫生组织的积极推动和国际社会共同努力下，全球结核病防治取得了显著成果，但结核病依然是严重危害公众健康的全球性公共卫生问题，主要集中在亚洲和非洲等欠发达地区。受新冠肺炎疫情影响，结核病防治任务更加艰巨。另外，由于艾滋病的流行，结核病的死亡率仍居高位。我国在"十四五"期间，将全面加强耐药结核病发现、治疗和管理等工作，提升结核病的防治水平，降低患者负担，为终结结核病流行、推进健康中国建设做出积极贡献。

随着科学研究和药物研发的不断深入，链霉素在目前的抗结核治疗方案中已退居二线。治疗活动性结核病的一线药物主要包括异烟肼、利福平、吡嗪酰胺和乙胺丁醇。若患者对一线药物存在耐药性、禁忌证或不耐受，可替换为 1 种或多种二线药物，包括氟喹诺酮类抗生素（如左氧氟沙星、莫西沙星）、注射用氨基糖苷类（如阿米卡星、卡那霉素、链霉素）、卷曲霉素、乙硫异烟胺、环丝氨酸、利奈唑胺和氯法齐明等。多种抗结核药联用时，药物不良反应的发生概率会增加，常见不良反应包括胃肠道不适、肝毒性、皮肤反应、全身过敏和神经毒性等，若出现相关症状，患者应及时就诊，在医师和药师的帮助下，调整用药方案。

除了抗结核药物，对于防治结核病，接种疫苗是行之有效的措施，目前唯一获准用于预防结核病的疫苗是卡介苗。1921 年，法国微生物学家卡尔梅特（Albert Calmette）和介朗（Camille Guérin）将从牛乳中分离得到的牛型结核杆菌接种在了培养基上，每隔 2~3 周传代 1 次，菌株的毒力逐渐降低，历经十余年的数百次更换培养基后，牛型结核杆菌毒力降低的同时，菌种的抗原性（即抗原与抗体或致敏的淋巴细胞特异性结合的能力）并没有随之降低，实验动物在接种后都获得了免疫力，因此他们为结核病的预防提供了宝贵的菌株。为了纪念两位科学家的贡献，该疫苗被命名为卡介苗。目前，全球超过 90% 的儿童接种了卡介苗，作为"出生后第一针"，卡介苗为全球新生儿与婴儿避免罹患严重结核病提供了强有力的武器。尽管卡介苗预防结核的保护效力在不同个体上差异较大，但学界认为卡介苗可以为粟粒性肺结核和结核性脑膜炎提供足够的保护力，在预防严重型结核病（如结核性脑膜炎）方面具有重要意义。

世界范围内，结核病耐药和潜伏感染的问题依旧严峻，世界卫生组织制定的"人类在 2035 年消灭结核病的目标"任重道远。根据世界卫生组织 2008 年的数据，全球结核病总耐药率约为 20%，多耐药率约为 5.3%，预估全球有 50 万例以上的耐药病例。我国是耐药结核的高负担国家，预计每年约有新发多耐药结核患者 12 万例，约占全球每年新发总数的 24%，位列全球第二。耐药结核病的诊断较为复杂，往往需要多药联合治疗，且治疗难度大、疗程长、费用高，给个人、家庭和社会均造成了巨大的经济负担。

因此，我们需要积极认识并重视结核病的防治。人们吸入含有结核病原体的飞沫，便可能感染。感染结核杆菌后，可能不会立即发病，免疫系统将尝试杀灭病原体，若无法完全杀灭，会成为"潜伏性结核"，在后续发病时则为"活动性结核"。活动性结核的症状包括长时间持续咳嗽、发热、夜间盗汗及无明显诱因的体重减轻。若怀疑结核感染，可到附近医院就诊，皮肤试验和血液检查是较为准确的辅助诊断方法。若检查结果阳性，患者的治疗方案应个体化，潜伏性结核患者需持续用药 3 个月及以上，而活动性结核患者则应每日使用 4 种不同的药物，至少持续 2 个月以上，随后可根据控制情况减少联合用药的数量。结核病的预后取决于患者的身体情况、疾病进展程度及是否规范治疗等因素。总之，遵从医嘱规律服用抗结核药物，是控制结核病的重要手段。

参考文献

[1] 祝秉东, 王洪海. 结核疫苗研究的历史与现状 [J]. 中华结核和呼吸杂志,2007,30(5):378–382.

[2] 张青, 王于方, 付炎, 等. 天然药物化学史话：链霉素 [J]. 中草药,2018,49(4):761–766.

[3] 曹明慧, 刘作义. 结核疫苗研究现状 [J]. 儿科药学杂志,2013,19(2):56–59.

[4] Jie Jack Li. 药物考：发明之道 [M]. 邓卫平, 游书力, 译. 上海：华东理工大学出版社,2007.

危机已至——抗生素不合理使用与超级细菌

细菌耐药——抗生素广泛应用带来的新问题

今天不采取行动，明天将无药可用。

——2011 年世界卫生日主题

细菌感染一直威胁着人类健康，感染性疾病既是最常见的疾病，也是临床上常见的死亡原因。抗生素在临床控制感染性疾病方面起到了重要作用，挽救了数以亿计的生命，为促进人类健康、提高全球人均寿命做出了巨大贡献。但感染性疾病并未随着抗生素的不断发现和广泛使用而减轻和消失。相反，随着抗生素的大量使用，细菌耐药问题逐渐暴露出来，使细菌感染变得越来越难以对付。

青霉素的应用与耐药

青霉素可以通过抑制细菌细胞壁的合成而发挥抗菌作用，是从青霉菌培养液中提制的第一种用于治疗人类疾病的抗生素。自其 1941 年应用于临床，最初非常稀缺和昂贵，仅为二战中的盟军服务。1944 年 10 月，美国援助的青霉素运抵我国，这是首批由中国政府直接控制使用的青霉素，也是主要供给军队使用。战争结束后，青霉素得到广泛使用，用于治疗肺炎、猩红热、白喉、脑膜炎、梅毒等多种感染性疾病，表现出了神奇的疗效，患者病死率明显降低。此后，一系列抗生素的不断涌现与应用，标志着人类对传染病的控制进入了一个新的阶段。

但自从青霉素应用于临床治疗后，耐药细菌便接踵而至，先后出现了对青霉素严重耐药的金黄色葡萄球菌、肺炎链球菌、淋球菌等。在青霉素开始使用的第二年，也就是 1942 年，就开始有关于对青霉素耐药的金黄色葡萄球菌的报告。1944 年，学者从耐青霉素金黄色葡萄球菌中提取出了青霉素酶。1946 年，耐青霉素金黄色葡萄球菌分离株已经达到 14%，一年后升至 38%。目前，我国金黄色葡萄球菌的耐青霉素比例已经高达 90%。为了对付耐药性细菌，耐青霉素酶的青霉素——甲氧西林于 1960 年应运而生并开始临床应用，但 1961 年即出现了耐甲氧西林金黄色葡萄球菌（methicillin-resistant staphylococcus aureus，MRSA）。研究发现，该菌除了对绝大多数 β - 内酰胺类抗生素（青霉素类与头孢类抗生素均属于此类）耐药，还对大环内酯类、氨基糖苷类、氟喹诺酮类等抗生素多数耐药。20 世纪 80 年代后，医院内 MRSA 感染逐年增多，该菌成为医院感染的主要病原菌之一。万古霉素是治疗 MRSA 感染的金标准，但在日本等国家和地区，已发现有万古霉素不敏感菌。

肺炎链球菌是社区获得性肺炎的主要致病菌，青霉素上市后一度作为治疗肺炎链球菌感染的首选药物。1965 年，美国首先报道了耐青霉素肺炎链球菌。此后，肺炎链球菌的耐药性逐渐上升。同样，青霉素曾被公认为是治疗淋病的一线用药，但随着产青霉素酶的淋球菌的大量出现并广泛传播，世界卫生组织已不再推荐其作为治疗淋病的首选药物。

细菌进化与耐药

细菌在地球上已经存在约 35 亿年之久，远超人类历史。自然界中的细菌数量极其庞大，如仅在普通单个成人体内就有约 40 万亿个细菌，且其具有顽强的生命力，可以在对于其他生命来说极其恶劣的环境中生存，如在接近沸点的地热喷泉内发现的极耐热细菌。细菌通过各种进化适应生存环境，耐药性的形成其实就是细菌适应生存和不断发展的结果，某些细菌对一些抗生素天生就不敏感，即天然耐药性；还有一部分细菌的耐药性是在环境、药物等选择压力下，通过基因突变或转移而产生的，即获得耐药性。细菌的耐药性是细菌对抗生素的一种自然生物反应，也是病原微生物与抗生素之间的永恒矛盾。

细菌在接触抗生素的过程中，为避免自身受到伤害，形成了多种防卫机制，形成的耐药菌得以存活和繁殖。通常情况下，耐药性只发生在少数细菌中，难以与占绝对优势的敏感菌竞争，故其危害性不大。但使用抗生素治疗时，敏感菌因抗生素的选择性作用而被大量杀灭，耐药菌大量繁殖成为优势菌，进而发生耐药菌感染。细菌获得耐药性后，其侵袭力（致病菌突破宿主皮肤、黏膜生理屏障，进入机体并在体内定植、繁殖和扩散的能力）、毒力（细菌的致病能力）无变化，不会产生新的感染类型，但由于常用抗生素对其无效，可能会显著延长病程和治疗实践，增加治疗成本，甚至使感染者的病死率升高。

细菌的耐药机制非常复杂，一种耐药菌可同时具有多种耐药机制。主要的耐药机制如下图所示。

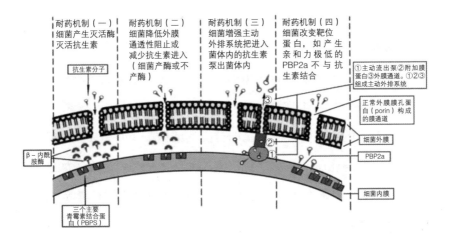

◎细菌的主要耐药机制

产生灭活酶：细菌产生一种或多种酶，通过水解或修饰作用破坏抗生素的结构，使之失去抗菌活性，包括 β-内酰胺酶、氨基糖苷类钝化酶、氯霉素乙酰转移酶等。β-内酰胺酶破坏青霉素类或头孢类抗生素的结构而使其失活，是某些细菌耐药的主要方式。为了克服这种耐药性，除了研制具有耐酶性能的新抗生素外，自 1969 年开始人们就在不断寻找 β-内酰胺酶抑制剂（如克拉维酸、舒巴坦、他唑巴坦等）。β-内酰胺酶抑制剂能够抑制 β-内酰胺酶与青霉素类、头孢类抗生素的结合，恢复耐药细菌对抗生素的敏感性。β-内酰胺类抗生素 / β-内酰胺酶抑制剂的复方制剂可有效治疗包括耐药菌在内的严重感染，目前常见的药物有阿莫西林／克拉维酸、替卡西林／克拉维酸、氨苄西林／舒巴坦、头孢哌酮／舒巴坦、哌拉西林／他唑巴坦等。氨基糖苷类抗生素钝化酶指细菌在接触到氨基糖苷类抗生素（如链霉素、卡那霉素、妥布霉素、阿米卡星、庆大霉素等）后产生的钝化酶，使氨基糖苷类的结构改变而失去抗菌活性。细菌还可产生灭活氯霉素、大环内酯类抗生素（如红霉素、乙酰螺旋霉素、阿奇霉素、罗红霉素、克拉霉素等）、林可霉素的酶。

改变细菌外膜通透性：细菌接触抗生素后，可以降低膜通透性而产生获得性耐药。正常情况下细菌外膜允许抗生素等药物分子进入菌体，多次接触抗生素后，菌株发生突变，组成非特异性跨膜通道的蛋白发生变化，导致抗生素进入菌体内减少。

影响主动外排系统：某些细菌能将进入菌体的抗生素泵出体外，这种泵因需能量，故称主动外排系统。该系统可外排多种药物，造成多重耐药。

抗生素作用靶位改变：由于细菌改变抗生素的结合部位，降低了与抗生素的亲和力，使抗生素不能与其结合，导致抗菌治疗的失败，肺炎链球菌对青霉素的高度耐药就是通过此机制产生的。MRSA可增加靶蛋白数量，即使抗生素存在时仍有足够量的靶蛋白可以维持细菌的正常功能和形态，导致细菌继续生长、繁殖，从而对抗生素产生耐药。肠球菌对 β - 内酰胺类的耐药性是既产生 β - 内酰胺酶又增加青霉素结合蛋白的量，同时降低抗生素的亲和力，形成多重耐药机制。

超级细菌的由来

超级细菌不是指某一种细菌，而是对多重耐药性细菌的总称，指对现有绝大多数抗生素耐药的细菌，如前面提到的 MRSA。超级细菌实际上是由一般的致病细菌演化而成的，抗生素的使用使得处于平衡状态的抗生素和细菌抗药性之间的矛盾加剧，具有耐药能力的细菌通过不断进化与变异，获得针对不同抗生素耐药的能力，这种能力在矛盾斗争中被不断强化，细菌逐步从单一耐药到多重耐药甚至泛耐药，最终成为超级细菌。

越来越多的超级细菌成为引起临床感染的严重病原菌，人们可能再次面临无药可用的境地。世界卫生组织 2014 年发布的《抗菌素耐药：全球监测报告》显示：美国每年因感染超级细菌而死亡的人数高达 6.3 万人，远超过因艾滋病而死亡的人数。若超级细菌在全球范围的扩散得不到有效遏制，由此造成的死亡人数每年可能增加 1000 万人。

避免抗生素不合理使用——从无声无息的灾难中走出

用药如用兵，命医犹命将。

——《题张医谕活庵》

抗生素在人群中的不合理使用

抗生素被许多人当成包治百病的"万能药"。由于抗生素的不合理使用，无意中培养出了许多超级细菌。即使谨慎使用抗生素，细菌也会产生耐药性，而不合理使用抗生素则加快了细菌耐药的进程。以往，人们通过开发新的抗生素来解决耐药问题，但现在开发新抗生素的速度已经远远赶不上细菌耐药的脚步。因此，通过控制抗生素使用减缓耐药细菌的产生与蔓延就变得非常必要。

抗生素的不合理使用，是指在无指征或者是指征不明的情况下，随意地使用抗生素，同时选择价格较贵、较新的抗生素，而忽视治疗效果好但是价格低廉的抗生素等。不合理使用的发生与抗生素的自身特点有关。多数常见的抗生素安全性较高，不会因为自行服用产生强烈的不良反应。同时，细菌耐药性有很强的隐蔽性，即使体内已产生耐药性，人们也很难感受到。

　　不合理使用抗生素除了会引起如第一代头孢菌素的肾毒性等不良反应外，还可能引起二重感染。二重感染指广谱抗生素长期使用，使敏感菌受到抑制，不敏感菌趁机在体内繁殖生长，引发感染性疾病。大家都知道，人和动物在正常情况下，体表的皮肤、消化系统和泌尿生殖系统都聚集着各样的菌群，这些菌群是有益的也是身体必需的，其中也含有少许的病原菌体。由于有益菌群占有绝对优势，在一定程度上就可以多方面压制病原菌体的生长繁衍，所以并不会出现病发情况。但是，如果有益菌群出现变化，病原菌群就会快速大量出现，人体就会发病。

药品分类管理与抗生素合理使用

　　在公众治疗疾病的过程中，抗生素的应用率居各类药物之首。患者自行购买与使用是抗生素不合理使用的一大原因。许多患者由于没有专业的医药学知识，在挑选抗生素时往往不能对症下药。很多人在罹患病毒性感冒时使用治疗细菌性感染的青霉素类或头孢类抗生素；还有部分患者不按照医嘱使用抗生素，不足疗程用药或超时超量用药。

　　2003 年 10 月 24 日，我国国家药品监督管理部门下发了《关于加强零售药店抗菌药物销售监管促进合理用药的通知》，规定自 2004 年 7 月 1 日起，未列入《非处方药药品目录》的各种抗生素均为处方药，在全国范围内所有零售药店必须凭医师处方才能销售。这种制度加强了抗生素的使用管理，在一定程度上减少了抗生素的不合理使用，对保障人民群众用药安全有重要作用。

　　药品分类管理是根据药品安全有效、使用方便的原则，依其品种、规格、适应证、剂量及给药途径的不同，将药品分别按处方药和非处方药进行管理。处方药是指凭执业医师或执业助理医师处方方可购买、调配和使用的药品。处方药的安全性和稳定性、使用方便程度都不及非处方药，应当在流通、经营、使用中严格管理。非处方药是指由国务院药品监督管理部门公布的，不需要凭执业医师或执业助理医师处方，消费者可以自行判断、购买和使用的药品。根据药品的安全性，非处方药又被分为甲、乙两类，就用药安全性而言，乙类非处方药相对于甲类非处方药更安全。

细菌疫苗、噬菌体——新的希望

　　医也者，顺天之时，测气之偏，适人之情，体物之理。

——《温病条辨》

细菌耐药和超级细菌的出现将使我们步入"后抗生素时代"。面对日益严重的耐药性细菌感染疾病，寻找新的治疗策略已成为目前亟须解决的难题。

细菌疫苗

疫苗的概念在 18 世纪末爱德华·詹纳（Edward Jenner）发现事先接种牛痘能够阻止天花发生之后被首先提出。19 世纪末，路易斯·巴斯德（Louis Pasteur）一系列划时代的研究结果标志着细菌疫苗的问世，奠定了疫苗学的基础。目前用于人群的细菌疫苗有卡介苗、百日咳疫苗、脑膜炎球菌疫苗、伤寒疫苗、破伤风疫苗、霍乱弧菌疫苗、痢疾疫苗等。

面对超级细菌日益严重的流行趋势，超级细菌疫苗的研发与应用可能是解决该难题的一个方向。肺炎链球菌结合疫苗（pneumococcal conjugate vaccine，PCV）的研发与使用证明了细菌疫苗可以降低耐药细菌的感染率及细菌的耐药率。2000 年，七价肺炎疫苗（PCV7）上市，可有效预防 7 种血清型的肺炎链球菌感染。随着疫苗的推广使用，疫苗血清型以外菌株所致的感染增加，并且耐药性增强。2010 年，新一代十三价肺炎疫苗（PCV13）上市，可以预防 13 种血清型肺炎链球菌，显著降低了耐药肺炎链球菌的感染。肺炎链球菌疫苗的应用成为控制耐药细菌感染的一个成功范例。

正如前面提到的，细菌耐药机制复杂，而超级细菌疫苗的作用不受现有细菌对抗生素耐药机制的影响。同时，超级细菌疫苗的使用可以进一步减少抗生素的使用，进而降低抗生素的选择压力，延缓耐药细菌的出现和传播。与其他疫苗一样，细菌疫苗具有非常强的特异性，仅针对特定的病原菌，不会对正常菌群产生影响，避免二重感染。因此，超级细菌疫苗研发已被世界卫生组织、各国政府及医药企业列入重点计划。

现已有多个超级细菌疫苗进入临床研究阶段，但距离真正进入临床应用还有很长的路要走。传统疫苗接种对象多是健康人群，而超级细菌疫苗将主要面向围手术期及住院患者、老年人等高危人群，这些人群可能存在免疫力低下的问题，如何在使用疫苗后产生足够的免疫应答是个难题。同时，超级细菌疫苗接种后，人们期待其尽早产生保护效果，通常认为是 7~10 天，这个时间窗比传统疫苗短很多。传统疫苗针对的病原体通常只感染某一组织或器官，只引起一种疾病，而超级细菌通常可感染多个组织或器官，引发不同疾病，其致病机制及起保护作用的抗原可能会有所不同。因此，超级细菌疫苗研究与应用具有更大的挑战性，需要突破传统疫苗的研发技术与策略。

近年来，基因组学、蛋白组学、系统生物学等技术不断进步，学者对超级细菌感染致病机制的认识也在不断深入，推动着疫苗研究的快速发展。社会各方力量仍在持续努力，一旦面世，将为减少和控制耐药细菌的感染与蔓延提供科学有效的新手段。

噬菌体

噬菌体是寄生在细菌、放线菌、真菌等微生物体内的病毒，其分布广泛，通常有细菌存在的地方就可以找到噬菌体。噬菌体寄生在特异的宿主菌中，并且只有在活菌内才能增殖。

自然界中物种间的相互制衡是保证生物多样性的关键之一。噬菌体作为一种能杀死细菌的病毒，在其发现之初就被用来尝试治疗细菌感染。1915 年，英国细菌学家弗德里克·特沃特（Frederick W. Twort）在实验中观察到某种可以将葡萄球菌杀死的物质，推测其可能是病毒或者其他生物。其后，法国微生物学家费利克斯·德赫雷尔（Félix d'Hérelle）也观察到这种物质，并进行了大量研究，同时首次将噬菌体成功用于细菌性痢疾患者的治疗。费利克斯·德赫雷尔因在噬菌体研究方面的贡献多次获得诺贝尔奖提名，但最终均未获奖。与此同时，各地的研究者尝试将噬菌体制剂用于皮肤葡萄球菌化脓性感染、霍乱等疾病的治疗，效果显著。20 世纪 30 年代，美国制药企业开始销售噬菌体制剂。

抗美援朝时期，由于抗生素极度匮乏，我国战地医院也曾利用噬菌体治疗战伤。1958 年，我国第一位细菌学博士余贺教授利用噬菌体成功治疗了 1 例被钢水严重烧伤的铜绿假单胞菌感染患者，这个案例成为微生物学界的一段佳话，并被拍成电影《春满人间》于 1959 年公映。20 世纪 40 年代以后，随着抗生素的开发和使用，噬菌体疗法日渐淡出临床常规治疗，但在东欧等地区继续使用了几十年。现在，面对因过度使用抗生素导致细菌耐药性增加和超级细菌不断出现的问题，噬菌体由于具有特殊的生物活性和强大的抗菌功能，又一次回到人们的视野，人们对噬菌体治疗的研究进入了一个新的阶段——寻找各种病原菌的噬菌体。

噬菌体是微生物食物链中的一个环节，使用噬菌体作为抗菌剂，符合自然规律。噬菌体对细菌具有天然的裂解能力和与生俱来的适应优势，不受细菌耐药性和生存环境的影响。噬菌体特异性强，一种噬菌体只侵染相应的细菌，不会影响人体的正常菌群，并在目标细菌感染部位裂解该细菌，不会扩散，随着宿主菌的裂解而死亡，不会继续单独留存在体内。噬菌体在宿主菌体内繁殖速度快，每个子代噬菌体与亲代噬菌体具有相同的侵染、复制能力。这样，少量噬菌体通过多代增殖就可达到杀灭大量细菌的效果。

但使用噬菌体治疗细菌感染也存在一些劣势。噬菌体对宿主细菌识别和感染的高度特异性决定了其抗菌谱很窄，针对不同的细菌需要使用不同的噬菌体。为了解决这个问题，人们将多种噬菌体组合在一起，形成"鸡尾酒制剂"以拓宽杀菌谱。此外，噬菌体死亡后的蛋白质成分会残留在人体的细菌感染部位，可能会激发机体的免疫应答，造成过敏反应。噬菌体是一种病毒，反复使用噬菌体治疗后，机体可能会产生针对噬菌体的免疫反应，可能会将噬菌体清除或影响其对细菌的作用。噬菌体的基因会在宿主菌中表达，如果噬菌体基因组上存在毒素基因，产生的毒素可能对人体产生危害。噬菌体只有达到一定浓度时才开始增殖，进而发挥作用，把握噬菌体的最佳接种时间和接种方式与剂量将成为实施噬菌体治疗技术的难点。

2006 年，FDA 批准了用于控制食品中李斯特菌的噬菌体鸡尾酒制剂。在治疗人类疾病方面，噬菌体还未获得大部分国家的授权和许可。在后抗生素时代，噬菌体疗法有望成为治疗耐药细菌感染的重要选择，为人类抗细菌感染提供一种新的手段，但是受人类认知水平、科技发展、药品监管理念、伦理学和生物安全等因素制约，噬菌体疗法依然面临着诸多挑战。

微生物世界的不断探索

　　细菌耐药与超级细菌的出现给人类生存带来了新的威胁，人们持续推动新药与新治疗策略的研发，包括改造已有抗生素、从极端环境微生物和海洋微生物中筛选新的抗生素生产菌、探索从动物体内提取抗菌物质等。

　　细菌耐药性的演化机制和调控机理也成为研究热点。研究发现，微生物耐药性机制受到群体感应（quorum sensing，QS）系统的调控，这一发现为克服微生物耐药性提供了新的希望。群体感应系统是在微生物界广泛存在的细胞与细胞间的通信系统。群体感应现象在细菌中首先被发现，细菌细胞间可通过互相通信联系以协调基因的表达，从而以群体的形式对不断变化的环境条件做出反应。不同的细菌可能产生不同的群体感应信号。

　　群体感应系统通过调控生物被膜的形成和直接参与药物外排泵的调控，在细菌耐药性机制的形成中发挥了重要作用。基于群体感应现象，学者提出了新型防治策略——群体感应淬灭（quorum quenching，QQ），指通过干扰微生物细胞间的群体感应系统，阻止群体感应依赖型基因表达以达到防治病原菌感染的目的。与目前常用的抗生素不同，群体淬灭通常不影响微生物的正常生长，只是调控病原菌致病因子的表达，使病原菌不能侵染寄主或降低致病力，且不易使病原菌产生耐药性，这一理论为克服和解决微生物耐药性问题提供了新的可能。

参考文献

[1] 刘丹华, 张晓伟, 张翀. 抗生素滥用与超级细菌 [J]. 国外医药（抗生素分册）, 2019, 40(1):1–4.

[2] 梁美英, 吴宝捷, 房丽丽. 细菌耐药的哲学思考 [J]. 医学与哲学, 2018,39(9):32–34.

[3] 田而慷, 王玥, 吴卓轩, 等. 噬菌体疗法：回顾与展望 [J]. 四川大学学报（医学版）,2021, 52(2): 170–175.

[4] 邹全明, 石云. 超级细菌疫苗研究进展 [J]. 第三军医大学学报, 2016, 38(7):663–668.

[5] 邹全明, 石云. 超级细菌疫苗研究的挑战与策略 [J]. 第三军医大学学报, 2019,41(19):1823–1825.

[6] 邹秀月, 蔡德周. 噬菌体治疗细菌性疾病的研究进展及发展方向 [J]. 中国感染控制杂志, 2019, 18(9):888–892.

[7] 陈昱帆, 刘诗胤, 梁志彬, 等. 群体感应与微生物耐药性 [J]. 遗传, 2016, 38(10):881–893.

他山之石，可以攻玉——中医思路

西方细菌学传入中国

科学是没有国界的，因为它是属于全人类的财富，是照亮世界的火把。

—— 路易·巴斯德

19 世纪中叶，细菌学说开始由西方传入中国，并以多种形式在国内逐渐发展应用开来。其中该学说在鼠疫的治疗上起到了至关重要的作用。

1840—1949 年间，我国鼠疫频繁暴发，香港和东北地区尤为严重。1894 年，香港因鼠疫暴发紧急求助，日本的北里柴三郎和法国的亚历山大·耶尔森（Alexandre Yersin）相继来到香港开展鼠疫相关研究。最终两人分别从死者体内和患者血液中成功分离出鼠疫杆菌，确定了鼠疫的病原菌。这是西方细菌学说在中国首次成功实践，为细菌学说在中国的发展奠定了坚实的基础。

香港鼠疫平复不久，1910 年，满洲里也陷入了鼠疫的旋涡，随后疫情迅速席卷整个东北。疫情紧急，时任天津陆军军医学堂副监督伍连德受命奔赴东北主持防疫工作。毕业于剑桥大学医学专业的伍博士具备丰富的医学知识，曾进修于欧洲多所医学院及研究所。到达疫区之后，为查清疫病传染源，伍博士第一时间采集了不幸感染疫病身亡的患者的血清，发现死者体内有大量的鼠疫杆菌。查清传染源之后，他当机立断，马上采取严格控制传染源、切断传播途径及提高人体免疫力的方法进行防控。经过不懈努力，最终成功控制了疫情的发展。此次抗疫过程中，伍博士正确应用了传染病预防控制的三要素，成为成功应用该学说指导实践的良好示范。除此之外，东北鼠疫暴发期间，有多篇文章针对鼠疫和细菌学进行了探讨，其中《盛京时报》刊载的《防疫谈》首次呼吁人们注重公众卫生从而阻止疫情的发生，这表明国人逐渐意识到了细菌和疾病的关系。

在疫情中正确应用细菌学知识逐渐提高了细菌学在医学界的地位，此后，国内的医学教育开始重视细菌学的教学。1900 年，庚子事变爆发，晚清政府陷入了内忧外患的处境，为了拯救岌岌可危的政权，清政府开展了一系列改革，史称"清末新政"。其中教育方面，废除了科举制，大量兴办学堂，并鼓励留学。这一举动大大推进了西医在国内的发展。医学教育方面，涌现了一批先进的医学院校，这些医学院校均开设了细菌学、显微镜学或与之相关的课程。这些举动使得国外的细菌学说以更加系统、更加广泛的方式传入国内，为以后抗疫的举措打下了坚实的基础。

仅在国内学习远远不够，新政期间清政府还鼓励国人走向世界，学习国外的医学知识。众多留学生远赴欧美或日本，学习期间，他们不断通过创办刊物、翻译书籍、书写文章等方式向国内输入细菌学及相关知识。

中医对细菌理论的吸收、排拒和汇通

治一种科学，必兼具他种科学之常识而后可。西人治学如此，中人治学亦如此。

—— 恽铁樵

在传统中医基础理论中，"外感热病"指外感六淫（风、寒、暑、湿、燥、火）或温热疫毒之气导致的急性发热性疾病，在现代医学中主要为急性传染性疾病。从《内经》《伤寒论》再到《温病条辨》，古代医家对外感热病的认识不断深入。

但是，古人无法得知细菌的存在，故而将疾病的起因归结于各种看不到的"气"。20世纪之后，细菌学传入中国，并慢慢成为卫生工作的基本指导理论，"一病一菌"之说迅速席卷全国。相较于模糊的热病学说，细菌学明确指出导致疾病的具体病菌，并针对该病菌提出特定的治疗方法，易于被广大民众所接受。细菌学的广泛流行使中医遭受了巨大的冲击，不知菌成为中医"落后"的象征。

初遇细菌学，中医大体上持接受态度，不少中医师开始强调细菌的害处。除此之外，各个中医学校陆续增设细菌学课程。中医古书记载，环境中不洁、腐烂、污秽的气体会导致瘟疫的发生，这样的认知基础使得细菌学说更易于被接受。

虽然肯定了细菌的存在及其对人体的危害，但中医并不认为细菌是疾病的主因。中医认为，"气"乃天地万物的本原，是构成自然界所有物质的基础。人类作为天地间的一员，必然也是由气构成的，气化孕育了人体生长所需的精微物质。人体是一个平衡的系统，体内各种气维持和平则得以养生，气有消长失衡则导致疾病。《医学传心录》中认为"百病皆生于六气""六气者，风、热、湿、火、燥、寒也"，说明外界环境的变化会导致人体气机失衡，从而导致疾病的发生。再如《黄帝内经》中强调，疾病诊断应"上合于天，下合于地，中合于人事"，强调了社会环境对人的身体健康也有重要影响。可以说，人与自然环境、社会环境是一体的。

在治疗原则上，中医坚持辨证论治，辨证不是着眼于"病"的异同，而是将重点放在"证"上，不同的疾病可能会有相同的"证"，而同一种疾病在不同发展阶段也有可能表现出不同的"证"。因此，"同病异治"和"异病同治"是中医临床治疗的两大原则，这与西医专注于疾病本身的治疗原则有极大的区别。近代中医抗疫史中，众多中医师坚持辨证论治的原则，在抗疫工作中为后人留下了极为宝贵的学习经验。如在鼠疫的治疗中，罗芝园总结前人的经验，判断出鼠疫为"热毒迫血成瘀所致"，最终选取了经典祛瘀方剂解毒活血汤用于鼠疫的临床治疗，并根据患者的具体症候进行方剂的药味加减。此方在当时临床疗效颇高，成为治疗鼠疫的知名方剂。在罗芝园的治法的基础上，医家余伯陶进一步提出，要考虑气候、地理位置及不同体质对治疗方法的影响。梁达樵则认为秽浊巫毒之气导致了鼠疫的发生，所以除了活血化瘀，还应增加芳香辟秽之法，梁氏这一疗法取得了很好的成效。可见众多医家对鼠疫的治疗提出了不同的见解，对鼠疫的控制起到了不可替代的作用。除了抗击鼠疫，中医在霍乱、白喉等疾病的治疗中均做出了巨大贡献[1]。

有别于中医的整体观念，细菌学着眼于细菌本身，忽略了人体经脉气血等内因的影响。并且细菌种类多样，变化多端，其变化速度远超人们诊断的速度，仅从杀菌角度治疗疾病并不可取。因此，中医坚持以"气论"来解释疾病的成因，并在临床治疗时严格遵守辨证论治的原则来治疗疾病。

然而，回顾 20 世纪的中国，细菌学慢慢占据了卫生工作的理论指导核心，传统中医的"气论"及"热病学"因晦涩难懂而不受重视。正如恽铁樵所说，"中医学之说，不能使普通人了解"[2]"专议五行六气，总难得现时代知识阶级之同情已"[3]。也就是说，只有通俗易懂，民众才易于接受，中医才能进一步发展。这时，敏锐的医家意识到，细菌学是中医改进的一个绝好切入点，因此，他们开始尝试从细菌的角度对中医疗法进行全新阐述。

部分医家认为"气"可生"菌"，细菌是自然界中的生物，因此它的生长也是依赖于自然界中气的化生，细菌只是疾病的"辅因"。因此，消除滋生细菌的"毒气"就可以有效消灭细菌，如寒和热，外毒一除，那么细菌就不足为惧了。还有医家指出，传统中医八法中的汗、吐、下之法可以排出体内的毒素，消除外界毒气对身体的影响，从而达到杀菌的目的。还有医家注意到防御细菌的根本之法是提高患者自身的抗菌能力，西医解释为提高免疫力。早在 1910 年，何锡琛就在《中医曰邪气　西医曰微生物》中论及中医药可以增强人体气血以加强抵抗力。名中医恽铁樵指出，正因人体之正气不足，才难以拒邪以外，从而导致疾病，而人之五志、饮食及男女性事与人体正气息息相关，因此调节这些方面才能增强人体正气。

　　细菌学的传入除了对中医治疗思维产生了一定的影响外，也促进了我国防疫观念的转变。以东北鼠疫为例，疫情暴发之前，中医防疫主要采取洁净居所、掩埋死鼠及药物预防等传统办法。疫情暴发之后，清政府效仿西方的预防之法，采取严格的隔离措施，包括隔离患者及与患者同住之人、交通阻断、港口检疫等。事实证明，这样的隔离措施能有效阻止细菌的传播。而家庭卫生中除日常清洁住所以外，还应全面消毒、注意饮食洁净等。

　　纵观民国之后的中医学史，中医始终坚持以外感热病和气论学说与细菌学进行对话，既坚守自身理论核心又吸收了细菌学的长处，最终融会贯通形成了更为先进的中医思维，这是中医学史上具有重要意义的一次变革。

新型"抗生素"——中药及其复方

> 医之用药犹将之用兵。兵有法，良将不拘于法；药有方，
> 良医不拘于方。非曰尽废其旧也。
>
> ——《东垣试效方》

中医悠久的历史中，中药在杀菌和疾病预防方面发挥了巨大的作用。不同于成分单一的化学药物，单味中药及其复方中含有多种有效成分，这些成分可分别作用于不同靶点，协同发挥治疗作用，因此，中药不易产生耐药性。此外，中药资源丰富，毒性低，不良反应小，具有开发成为新型抗菌药物的巨大潜力。

基于这样的认知，20 世纪 50 年代，我国医药工作者陆续开展了中药抗菌作用的研究。研究发现，许多单味中药及中药复方均有良好的抗菌活性。单味中药里含有多种化学成分，这些不同的成分之间具有一定的相互关系，一般较单一有效成分表现出更强的杀菌活性。其中，清热类中药大多有较好的抗菌作用，如黄连对革兰氏阳性菌、革兰氏阴性菌及真菌均有抗菌作用，抗菌谱广，因此具有"中药抗生素"的美称 [4]。除黄连外，"三黄"中的黄芩、黄

柏同样具有明显的抗金黄色葡萄球菌的作用。除清热药外，补虚药、泻下药及理血药等不同类型的中药也具有不同程度的抗菌作用。临床实践中，中药绝大部分以复方配伍的形式应用，通过君臣佐使配伍可进一步加强药物的功效。对复方的抗菌作用研究发现，扶正透邪、解毒化瘀方能有效抑制多重耐药铜绿假单胞菌，宫炎净对金黄色葡萄球菌及大肠杆菌有良好的抗菌作用，清营汤能有效抑制金黄色葡萄球菌等。以上研究说明，中药及其复方在治疗细菌性疾病方面具有广阔的应用前景。

明确了中药具有一定的抗菌活性后，科学家们开始探索中药的抗耐药机制。研究发现，部分中药可通过影响细菌生物被膜的形成从而杀灭细菌，如黄芩中的黄芩苷及金银花中的绿原酸均能抑制细菌的生物膜形成。单味中药及复方均可降低细菌体内酶的活性，如单味黄柏、黄连解毒汤及普济消毒饮等，均可抑制细菌 β - 内酰胺酶的活性，因此，此类中药可增强抗生素的抑菌效果。除此之外，许多中药还可通过消除耐药质粒 R、抑制耐药基因的表达、抑制耐药菌外排泵等机制起到抗耐药菌的作用 [5]。

除了能直接作用于细菌，中药还可通过增强人体免疫力达到杀菌的效果。中医学认为，疾病的发生是"正不胜邪"的结果，抵抗疾病主要有"扶正"和"祛邪"两个方法。

其中"扶正"就是增强人体的正气，可以理解为现代医学中的提高免疫力，可见中医药在增强人体免疫力方面具有悠久的历史。近年来，众多研究结果证明许多中药具有良好的免疫调节作用。当机体遭受细菌入侵时，此类中药可以加强人体免疫，调动机体的免疫积极性，从而抑制细菌的活性，起到抗菌作用。

中药化学成分多样，其多靶点的作用机制不易产生耐药性，因此逐渐成为新型抗生素的研究热点。目前中药抗菌研究已经取得了一定的进展，但是仍有很多问题亟待解决。如中药成分复杂，部分中药的抗菌有效成分尚未明确，其作用机制也有待进一步研究；大部分中药的抗菌作用并未进行体内效用的评价。但是我们坚信，随着科学技术的进步，中药抗菌作用的研究将会取得新的进展。

回顾人类和细菌的抗争历史，西方医学和中国传统医学都发挥了重要作用。而中医学因自身特殊的整体观念及辨证论治的理论体系，在细菌性疾病的治疗上有着举足轻重的作用。

正如国医大师邓铁涛先生所说，"我们应正确估价近代中医学术水平及其对人民的贡献""很多例子可以说明，不是有了抗菌素，对抗传染性及感染性疾病，就不要中医药了"。因此，我们应坚守中医的基本治疗原则，树立中医文化自信。但是并不意味着故步自封，在多学科发展的时代，吸收他人之长，方能强大自身。不去学习其他学科，特别是现代医学的优秀理念方法，中医很难取得重大突破。除此之外，只有打破"唯经是尊"的传统，鼓励新理念、新方法的产生，中医才能有所突破，更好地服务于人类健康事业。

参考文献

[1] 吴文清. 近代中医防治重大疫病史 [D]. 北京 : 中国中医研究院 ,2005.

[2] 曹瑛，臧守虎. 恽铁樵医著大成 [M]. 北京 : 中国中医药出版社 ,2019.

[3] 张庆莲，黄娟，邵单炫，等. 黄连抗菌作用研究进展 [J]. 中医药信息 ,2019,36(5):125-127.

[4] 冯玉琦，李源睿，沈立新，等. 中药抗细菌感染相关研究进展 [J]. 中华中医药杂志 ,2022,37(1):309-312.

[5] 李萌，李园白，刘方舟，等. 中药及其有效成分逆转耐药性机制研究探析 [J]. 世界科学技术 – 中医现代化 ,2019,21(1):44-48.

基因药物时代

　　我们正在做的是真正进入一个医药新时代。因为我们都是不同的个体，每个人对药物的反应各不相同。尽管基因治疗路途坎坷，但随着各项技术的不断完善，相信基因治疗彻底治愈常见疾病终究不会是技术问题，只是时间问题罢了。

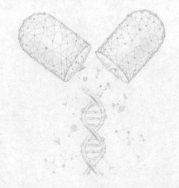

激素传奇——糖尿病与胰岛素

糖尿病——全球四大慢性病之一

> 此肥美之所发也，此人必数食甘美而多肥也，肥者令
> 人内热，甘者令人中满，故其气上溢，转为消渴。
>
> ——《黄帝内经·素问》

糖尿病是全球四大慢性病之一，据国际糖尿病联盟（IDF）发布的数据，2021 年全球成人糖尿病患者约 5.37 亿（每 10 余人中就有 1 例糖尿病患者），670 万成人因糖尿病或其并发症死亡，其中约 1/3 患者死亡年龄不到 60 岁 [1]，而我国糖尿病患者人数居全球第一，患病率高达 11%。糖尿病严重影响着人们的健康，关于糖尿病的发现历史悠久，翻开它的历史篇章，要从它的另一个名字——消渴病说起。

　　"消渴"一词最早出现在成书于两千多年前的《黄帝内经》中，书中形象地记录了消渴病的病因是由于饮食精美且过多、过甜导致肥胖，进而导致气满而外溢，出现烦渴。东汉张仲景的《金匮要略》中专门有"消渴篇"记录消渴病的辨证施治，如消渴病多饮多尿，容易导致肾虚症状，"男子消渴，小便反多，以饮一斗，小便一斗，肾气丸主之"。

　　不仅古代医学典籍记载了"消渴病"的病因、症状，古代名人传记和诗词歌赋中也有对消渴病的描述。如被称为史载糖尿病第一人的司马相如，"相如口吃而善著书，常有消渴疾"。杜甫曾在诗词中描述自己患有消渴病和当时口渴的症状，"我虽消渴甚，敢忘帝力勤""闭目逾十旬，大江不止渴"。

　　虽然古代各国对"消渴病"有不同的记载，但是名称并不统一，"diabetes"一词最早由希腊医生阿莱泰乌斯（Aretaeus）使用，意为消耗或虹吸。直到 1675 年，英国人托马斯·威利斯（Thomas Willis）发现了糖尿病患者的尿"甜如蜜"，在"diabetes"一字的后面加了一个形容词"mellitus"，此病即名"diabetes mellitus"，即现在说的"糖尿病"，沿用至今 [2]。

　　虽然人类很早就发现并认识了这种疾病，对其病因和症状也有简单的描述，但早期对疾病的病理生理、解剖等认识有限，治疗手段也较为单一，多是通过饮食和运动来控制疾病的进展。著名的饥饿疗法是当时治疗糖尿病的有效方法之一，虽在某种程度上延缓了疾病的进展，但也有部分患者最终死于营养不良。糖尿病依然是"不治之症"，尤其是现在所说的 1 型糖尿病，胰岛素绝对缺乏导致血糖升高，病情进展迅速，患者多因出现酮症酸中毒而死亡。

胰岛素的发现

学习知识要善于思考、思考、再思考。我就是靠这个方法成为科学家的。

——爱因斯坦

自古以来，人类的发展史也是与疾病的斗争史，在与糖尿病的斗争中，胰岛素的发现，堪称医学史上的里程碑事件，改变了全球数百万糖尿病患者的生活，挽救了几代人的生命。

1889 年，奥斯卡·明科夫斯基（Oskar Minkowski）和约瑟夫·冯·梅林（Joseph von Mering）两位德国研究者发现，将狗的胰腺移除，狗的血糖会升高导致糖尿病。由此证明胰腺在血糖调控中发挥重要作用。相关论文发表在医学杂志上，引起了医学界的广泛关注。科学家们开始致力于在胰腺中找到某种物质以调节人体的这种代谢关系，但经历近 30 年一直没有收获。

直至 1921 年，终于取得了突破性进展，即胰岛素之父——班廷（Banting）成功提取了胰岛素。成功绝非偶然。1920 年 10 月 31 日，加拿大多伦多外科医生班廷开始了一项实验，他结扎狗的胰腺导管，使腺泡发生萎缩，保留胰岛，再分离胰岛的成分，尝试通过这个办法来观察糖尿病的病情变化。对于实验中涉及的理论技术问题，班廷向多伦多大学生理研究室的约翰·麦克劳德（John Macleod）教授请教，贝斯特（Best）是麦克劳德教授的助理，他协助班廷继续完成此项工作，医学史上从此翻开了重要的一页。班廷和贝斯特将狗的胰腺导管结扎，使胰腺腺泡萎缩，从萎缩的胰腺中提取冷却提取物，再给患有糖尿病的狗注射提取的物质，发现狗的血糖的确可以明显下降。班廷和贝斯特在 1921 年 12 月的美国生理学会年会上公布了这一结果，但提取物注射可能引起体温改变和其他不良反应，生物化学家詹姆斯·伯特伦·科利普（James Bertram Collip）改进了提取方法，提取物的纯化大大减少了不良反应。

1922 年 1 月，班廷和贝斯特将胰腺的提取物注射给糖尿病患者伦纳德·汤普森（Leonard Thompson）。汤普森当时只有 14 岁，第一次注射后他的症状改善并不明显，但在几天后经过再次注射，他的血糖下降到了正常水平。虽然 27 岁时他因肺炎去世，但是他的血糖多年来得到了很好的控制。后来他们将此提取物命名为胰岛素（insulin）。

1922 年 5 月 3 日，班廷和贝斯特在美国华盛顿召开的全美医师协会上公开报道了他们的研究成果，得到大家的认同，被认为是现代医学史上最伟大的成就。班廷和麦克劳德教授也因此而获得 1923 年诺贝尔生理学或医学奖。班廷宣布他和贝斯特共同分享奖金，麦克劳德教授也宣布和科利普教授分享荣誉。为纪念班廷于 1921 年发现胰岛素，他的生日，11 月 14 日成为联合国糖尿病日。

有了胰岛素可以降低血糖的成功病例后，人类开启了对胰岛素的研发和应用之路，从猪或是牛的胰腺中提取纯化大量的胰岛素，正式应用于临床治疗糖尿病，打破了糖尿病长期无药可救的局面。

1936 年，长效胰岛素鱼精蛋白锌（protamine zinc insulin，PZI）诞生，之所以称之为长效胰岛素，是因为它能够显著延长胰岛素的作用时间，可用于基础血糖的控制。与短效胰岛素组成的治疗方案，可以控制全天的血糖。

胰岛素可以治疗糖尿病的功能明确后，科学家们开展了胰岛素分子结构相关研究。1955 年，英国生物化学家桑格（Sanger）成功完成牛胰岛素一级结构的测定，为胰岛素的实验室合成奠定了基础，他因此而获得 1958 年诺贝尔化学奖。胰岛素有三级空间结构。1973 年，北京大学生物系和中国科学院生物研究所的科学家完成了猪胰岛素晶体三维结构的测定。我国科学家对胰岛素三级结构的测定为研究胰岛素的高级结构与功能关系奠定了坚实的基础[3]。

1958 年 8 月，中国科学院上海生物化学研究所的科研人员提出研究"人工合成牛胰岛素"。这一想法在当时被认为是不可能实现的。科学家们在设计实验方案时，预计需要 20 年才能完成。但在我国科学家不懈的追求和努力下，比预期时间提前了十余年，于 1965 年 9 月 17 日成功合成了结晶牛胰岛素，这是世界上第一次人工合成牛胰岛素。该研究项目于 1982 年获得了国家自然科学奖一等奖。我国科学家的这一重大科学突破，为胰岛素的发展做出了突出贡献。

1960 年，尼科尔（Nicol）和史密斯（Smith）从人尸体的胰脏中获得少量人胰岛素，经化学分析，首次得到人胰岛素的氨基酸序列，发现人胰岛素与动物胰岛素存在氨基酸序列的差异。

由于动物胰岛素与人体自身分泌的胰岛素分子结构不完全一致，导致其免疫原性较高，易诱发胰岛素抗体，从而导致一部分患者出现注射部位脂肪萎缩、硬节，降糖效果个体差异大、不稳定，易发生低血糖等问题。同时，天然胰岛素只能从猪或牛的胰腺中提取，原料的供应有限，不能满足临床需求。所以，人们迫切需要研究更优质的胰岛素来满足临床需要。

胰岛素发展的第一次飞跃

> 科学也需要创造，需要幻想，有幻想才能打破传统的束缚，才能发展科学。

> ——郭沫若

20 世纪 80 年代，胰岛素研究进入第二个时代，随着重组 DNA 技术的诞生和基因工程时代的到来，科研人员开始利用 DNA 技术获得生物合成人胰岛素，其氨基酸组成和人体胰岛素氨基酸的组成和排序完全相同。DNA 重组技术的发明人之一——赫伯特·伯耶（Herbert Boyer）对重组人胰岛素的成功研发做出了突出贡献。1978 年，伯耶所带领的科研团队，将化学合成的人胰岛素 A 链和 B 链基因分别与 β–半乳糖苷酶基因连接插入大肠杆菌的质粒并在大肠杆菌中进行表达，最终成功克隆出胰岛素的两条链。之后重组人胰岛素制备技术不断完善，直到 1982 年，经过 4 年的不懈努力后，世界上第一个基因工程技术生产的人胰岛素在美国获批上市 [5]。之后有公司研发出了利用酵母菌生产重组人胰岛素的工艺。从此人类开始了应用重组人胰岛素治疗糖尿病和不断改进重组人胰岛素的时代。

虽然重组人胰岛素与人自身分泌的胰岛素序列完全相同，但是胰岛素的复杂性还体现在其生理分泌模式上。人体的血糖像体温一样，需要维持在正常范围内。进餐会使血糖升高，需要餐时胰岛素的分泌来降低餐后的血糖升高。同时，需要基础胰岛素的分泌以维持空腹血糖在 3.9~6.1 mmol/L，餐后两小时血糖在 4.4~7.8 mmol/L。所以科学家们又根据胰岛素的生理分泌模式，研制出了不同作用时间的重组人胰岛素。根据作用时间的长短可分为短效胰岛素、中效胰岛素、长效胰岛素制剂和预混胰岛素制剂。

重组人胰岛素与动物胰岛素相比有很多优点，但依然有不足：不能更好地模拟生理性胰岛素分泌，短效及预混人胰岛素需餐前 30 分钟注射，患者依从性差；进餐时间的改变影响血糖控制，低血糖风险升高；皮下注射后吸收和起效慢，不能很好控制餐后血糖。于是在 20 世纪 90 年代有糖尿病专家提出，我们需要更完美的胰岛素。

胰岛素发展的第二次飞跃

> 在科学上，每一条道路都应该走一走。发现一条走不
> 通的道路，就是对于科学的一大贡献。
>
> ——爱因斯坦

胰岛素类似物的问世是胰岛素研发史上的又一里程碑。重组人胰岛素为进一步利用基因重组技术研发胰岛素类似物奠定了基础。胰岛素类似物通过改变人胰岛素的氨基酸种类或对结构进行局部修饰，进而改变其起效时间、峰值、持续时间等药物代谢动力学和药效学参数（注射后血糖的时间依赖性变化），使其更符合人体胰岛素的生理分泌模式。

当胰岛素被注射到皮下组织时，它不会立即进入血液。进入血液循环的时间取决于所用胰岛素的分子特性。胰岛素以锌离子稳定的六聚体形式储存在胰腺 β 细胞内，当从 β 细胞分泌时，锌 – 胰岛素六聚体在血流中被稀释，导致锌释放，从而导致六聚体分解为单体 – 胰岛素的活性状态，只有单体形式的胰岛素才能发挥降糖的活性。所以，胰岛素的起效时间和持续时间取决于其六聚体转化为单聚体的时间[7]。于是，科学家们开始在人胰岛素的基础上，对胰岛

素的 A 链或 B 链进行结构改造，以获得作用时间和持续时间不同的胰岛素。

速效胰岛素类似物：1996 年，首个胰岛素类似物赖脯胰岛素获批，是将人胰岛素 B 链上第 28 位脯氨酸与 B 链上第 29 位赖氨酸相互对换而成。1999 年，门冬胰岛素获批，是人胰岛素 B 链上第 28 位脯氨酸被门冬氨酸代替而成。谷赖胰岛素于 2004 年获批，是人胰岛素 B 链上第 3 位门冬氨酸被赖氨酸代替、第 29 位赖氨酸被谷氨酸代替。同时，它们的溶液配方中加入了锌离子，使其注射后更易形成稳定的六聚体，减慢其解离单体的时间，延长作用时间 [7]。

长效胰岛素类似物：速效胰岛素类似物的应用可以控制餐后血糖，但是作用时间短，控制不了全天的基础血糖，所以科学家们不断探索研究，终于在 2000 年成功研发了甘精胰岛素。甘精胰岛素是将人胰岛素的 A 链上第 21 位门冬氨酸替换为甘氨酸，并在 B 链羧基末端增加 2 个精氨酸，可溶于酸性溶液中，皮下注射后形成结晶，并在生理 pH 值环境下形成一个皮下储库，可持续缓慢地释放和吸收，作用时间可达 24 小时。甘精胰岛素可以平稳持久地控制全天的基础血糖，是目前临床常用的长效胰岛素类似物之一 [8]。

超长效基础胰岛素类似物：德谷胰岛素是当前最新一

代基础胰岛素类似物。它是在人胰岛素分子上去掉 B 链第30 位苏氨酸，然后通过 1 个谷氨酸连接子，将 1 个 16 碳脂肪二酸侧链连接在 B29 位赖氨酸上。这样独特的药物设计使其作用时间大大延长，半衰期可达甘精胰岛素的 2 倍；注射 2~3 天即可到达临床稳态并持续发挥平稳的药效，降糖效果更稳定。

　　新型胰岛素类似物的研发仍在继续，如德谷门冬双胰岛素，含 70% 的德谷胰岛素和 30% 的门冬胰岛素，两种胰岛素成分独立存在，各自发挥作用，德谷胰岛素控制基础血糖，门冬胰岛素控制餐时血糖，从而减少给药频次，提高患者依从性。还有将胰岛素与胰高血糖素样肽 -1 受体激动剂按固定比例组成的复方制剂，已获得美国 FDA 批准，目前已经有 2 种该类制剂在美国上市 [9]。

　　胰岛素类似物与重组人胰岛素相比的优点是在模拟生理性胰岛素分泌和减少低血糖发生的危险性方面更优。如速效胰岛素类似物起效更快、达峰更快、作用持续时间更短，更适合作为餐时胰岛素。此外，注射时间灵活，如重组人胰岛素（短效）需要餐前 15~30 分钟皮下注射，精蛋白锌重组人胰岛素（中效）需要早晚餐前 1 小时注射，而胰岛素类似物（短效）餐前 0~15 分钟注射即可，大大提高了患者的依从性，降低了低血糖的发生率。

胰岛素控糖之路

道阻且长，行则将至，行而不辍，未来可期。

——《荀子·修身》

中国是世界上糖尿病患病率最高的国家。2020 年发表在《英国医学杂志》（BMJ）上的中国糖尿病患病率全国流行病学调查结果显示，中国成人总糖尿病、自报糖尿病、新诊断糖尿病和糖尿病前期的患病率分别为 12.8%、6.0%、6.8% 和 35.2%。虽然胰岛素研究不断取得突破创新，新型降糖药物不断涌现，但是至今我们仍无法攻克糖尿病。我国糖尿病患病率持续上升，甚至没有出现平台期和拐点。不仅如此，我国糖尿病知晓率、治疗率和控制率仍处于低水平，达标率不足 50%。2021 年，我国居民因心脑血管疾病、癌症、慢性呼吸系统疾病和糖尿病这四类重大慢性病过早死亡率为 15.3%。尤其是目前全球新型冠状病毒感染蔓延的情况下，有研究表明，糖尿病患者感染新冠后，其死亡率高于同等条件下非糖尿病患者，合并糖尿病的人群更容易出现多器官障碍、继发感染，愈后较差。所以我们依然需要寻找更有效的药物去战胜糖尿病。

胰岛素作为人体唯一的降血糖激素，它的发现彻底改变了糖尿病无药可救的局面。尤其是1型糖尿病，患者胰岛素绝对缺乏，更是离不开胰岛素的治疗。目前国内外权威指南也一致强调，对于血糖控制不佳的糖尿病患者应尽早开始胰岛素治疗。胰岛素治疗糖尿病可谓功不可没，但是临床在应用胰岛素治疗时，依然会面临很多挑战，比如担心低血糖、患者的体重增加、依从性差等问题。面对肆无忌惮、疯狂增长的糖尿病，科学家们对胰岛素的研发一路创新，追求理想胰岛素的梦想从未停止。

在胰岛素的创新研发路上，科学家们对非注射性胰岛素的追求也从未停止。目前，各国应用的胰岛素都是皮下注射或是静脉给药的，因为胰岛素是一种蛋白质，口服进入胃肠道后，会被胃肠道中的消化酶分解，从而失去活性，达不到降糖效果。可在过去的100年里，科学家们一直在寻找一种工艺能改善这种情况。对于口服胰岛素的研发始于1922年，但至今没有产品上市。2021年，中国的生物科技公司突破了技术难关，成功研发了口服胰岛素胶囊，目前已经在国内外进入Ⅲ期临床试验，期待口服胰岛素尽快上市，造福全球糖尿病患者。除了口服给药途径外，在舌下、鼻腔、经肺吸入、皮肤等给药途径方面，科学家们都进行了探索，创新的路上困难重重，但科学家们依然没有放弃，未来还会有更多的胰岛素类似物创新药上市，如胰岛素的周制剂，利用特殊的包裹技术，使胰岛素包裹物在皮下缓慢水解，实现一周给药一次；超速效胰岛素，比速效胰岛素起效时间更快，可以在餐前或是餐中给药；还有胰岛素透皮贴片等。我们坚信，在不久的将来，一定会研制出作用时间更长、起效更快速、多种剂型和吸收方式的胰岛素，以更好地满足临床需求。

参考文献

[1] Magliano DJ, Boyko EJ.IDF Diabetes Atlas[J]. 10th edition.Brussels: International Diabetes Federation, 2021.

[2] 谷晓阳, 甄橙. 从多尿到糖尿：糖尿病命名的历史 [J]. 生物学通报,2015, 50(12):55–58.

[3] 李延香, 牛传玉. 胰岛素的发现与认识的历程 [J]. 生物学通报,2013, 48(7):57–62.

[4] Pickup JC, Williams G. Textbook of Diabetes[M]. 3rd ed. Oxford: Blackwell Scientific Publications, 2003.

[5] 李晏锋, 甄橙, 纪立农. 重组人胰岛素的奠基人：赫伯特·伯耶 [J]. 中国糖尿病杂志,2019,27(5):321–325

[6] Hirsch IB, Juneja R, Beals JM, et al. The evolution of insulin and how it informs therapy and treatment choices[J]. Endocr Rev, 2020, 41(5):733–755.

[7] Freeman JS. Insulin analog therapy: improving the match with physio-logic insulin secretion[J]. J Am Osteopath Assoc, 2009, 109(1):26–36.

[8] 郭立新. 基础胰岛素的历史变迁：更长、更稳、更安全 [J]. 药品评价,2018,15(11):12–14.

[9] 戈梦佳, 刘婉婷, 孙忠实. 胰岛素百年发展历程 [J]. 中国医院用药评价与分析,2021,21(9):1148–1152.

流行病学研究的颠覆——原发性高血压

Framingham 研究

聪以知远，明以察微。

——《史记·五帝本纪》

虽然在真正意义上的血压计被发明后，人类能相对准确地测量收缩压和舒张压的数值，但是在 20 世纪中上叶，人类并不知道血压的正常值及高血压的危害。在当时，有很多人认为，为了代偿老年人常见的血管硬化与狭窄，血压高一点是很正常的。在那时，200 mmHg 左右的血压也被认为是正常血压。而且高血压早期一般没有太多不适症状，这更麻痹了人们对它的认知。

1945 年 4 月，美国总统富兰克林·罗斯福去世，死因为脑卒中，正值二战最后关头，美国却失去了伟大的领导者。

当时的人们并不知道罗斯福是因为什么而发生脑卒中，进而溘然长逝的。现在，我们已经知道，心脑血管病是高血压的常见并发症，然而，当时的人们并没有意识到这一点。根据历史记载，1945 年 2 月召开雅尔塔会议时，罗斯福总统的血压已经达到了 260/150 mmHg。

实际上，在 20 世纪 40 年代，心血管病已成为美国人的主要死因（占所有死因的一半）。1948 年，在美国国立卫生研究院的游说下，美国总统杜鲁门正式批准，由政府出面提供赞助，集中美国卫生系统的精英力量，开展一项大型的心血管病队列研究，以彻底弄清心血管病的发病机制和危险因素，这就是著名的 Framingham 研究。这项研究的成果，颠覆了流行病学。

什么是流行病学呢？流行病学（epidemiology）是研究特定人群中疾病、健康状况的分布及其决定因素，并研究防治疾病及促进健康的策略和措施的科学，是预防医学的基础。早年，流行病学主要指传染病流行病学，后来，开始应用于非传染性疾病的研究中，尤其是各类慢性非传染性疾病，如高血压、糖尿病等。

Framingham 研究开始于 1948 年，是一项队列研究，也就是说，研究者仅对研究对象进行观察，但并不施加干预。Framingham 研究的假设为：人类心血管病的发生发展，是由多个因素的共同作用所致，而并非单个因素的结果。基于该研究假设，研究选择在具有人群稳定性、代表性、样本足够大的美国波士顿以西的 Framingham 小镇进行。该研究的目的为：①了解心血管病的发病率、患病率和自然病程；②探索心血管病的规范诊断标准。此次研究共招募男女志愿者 5209 名。自 1948 年，参与者每 2 年回到研究组，持续接受详细的医学随访、体格检查和实验室检查。

Framingham 原代队列研究的人群为 Framingham 镇 2.8 万人口中的约 1/5 无心血管病症状、体征的居民，共 5209 人，其中女性占 55%，平均年龄 44 岁。Framingham 研究设计者高瞻远瞩，通过几十年的研究，他们证实女性心血管病的发生、发展有异于男性之处。原代队列研究中纳入家庭为单位的成员，明确了心血管病的家族聚集性。子代（第 1 代队列子女及配偶）队列研究旨在探索横跨 2 代人的心血管病危险因素，包括家族性及遗传性危险因素。孙代（第 3 代）队列研究则是为了研究原代、子代人群心血管病的家族谱系对环境危险因素的影响与互动，同时还探讨了心血管病本身及其危险因素的发生率。

Framingham 研究合计纳入 1.5 万余名研究对象，至 2017 年，共纳入 6477 对父子、1267 对祖孙、5530 位胞亲，极大地丰富了心血管病遗传库。原代队列研究已于 2014 年完成最后一次随访，即第 32 轮随访后正式结束。当时尚有 40 位研究对象在世，平均年龄 96 岁。子代人群完成了 9 次随访，最近一次随访时平均年龄 71 岁。孙代队列于 2019

Framingham 研究中不同阶段与高血压相关的重大发现与成果

阶段	重大发现与成果
第 1 阶段（1948—1977 年）	
1957 年	首次报道高血压及高脂血症增加冠心病危险
1970 年	完成卒中的流行病学评估，明确高血压是卒中的危险因素
1972 年	明确高血压是心力衰竭的危险因素
1976 年	报道女性绝经后高血压风险增加
第 2 阶段（1978—2008 年）	
1983 年	明确肥胖是高血压的危险因素
1993 年	明确临界收缩期高血压的自然病程
1994 年	明确高血压为房颤的危险因素
1996 年	报道高血压发展至慢性心力衰竭的自然历程
2001 年	报道正常血压者罹患高血压的自然病程，以及正常血压高值人群的心血管病风险
2002 年	明确中年男性和女性高血压发病的风险
2004 年	明确血清醛固酮水平可预测非高血压患者高血压患病的风险
第 3 阶段（2009 年至今）	
2012 年	明确主动脉僵硬与血压升高及高血压发病的关系

年完成第 3 次随访。

Framingham 研究不仅是引领心血管病学发展的先锋，也是迄今历时最长、样本量最大、资料最丰富、研究最深入、成果最辉煌的心血管病研究。Framingham 研究开创了疾病研究的新模式，开创了以人群为研究对象并按时终生随访的队列模式，探索了疾病潜在的多种危险因素及预后，为现代临床研究广泛使用。研究提出了心血管病的多因素致病假设，以社区人群为研究对象，确保了结论的广泛适用性。Framingham 研究长期观察随访、不急于求成，为研究资料积累和科学分析、目标纵深与横向发展打下了坚实基础，保证了研究结论的科学性、可靠性。

此外，循证理念贯穿 Framingham 研究始终，证据源自临床，结论回归临床，为后续研究奠定了坚实的心血管病流行病学及治疗学基础。1961 年，该研究的研究者划时代地提出"危险因素（risk factor）"、多因素超叠加概念，发展充实了流行病学统计方法，研究先后证实了大量心血管病的危险因素，描绘了其自然病程，虽为人群研究，却强调了心血管病防治个体化的整体观和全局观，建立了适用于个体的 10 年、30 年整体心血管病风险预测模型，为当代相关指南的制订提供了大量的科学证据，其研究结果广泛运用于全球心血管病预防中，促进了心血管病临床治疗的进展，开启了现代心血管病学的新时代。

A、B、C、D

> 治疾及其未笃，除患贵其未深。
>
> ——《三国志·吴书·虞陆张骆陆吾朱传》

抗高血压药物的研发，经历了漫长的过程。20 世纪上半叶，人们不仅对原发性高血压这种疾病的认识不足，而且也缺乏对这种疾病的治疗方法。当时的疗法包括交感神经切除术、极低钠饮食、硫氰酸盐和热原疗法等。交感神经切除术是通过切除交感神经从而降低血压，但作为有创疗法，可能引发严重并发症。极低钠饮食虽然可以有效降压，但这种疗法使患者无法自由进食，通常会让患者感觉不快甚至痛苦。硫氰酸盐可以降压，但降压作用短暂且不稳定。热原疗法是通过给患者静脉注射细菌制品从而降低血压，会引起发热等不良反应，同样存在较大弊端。

二战后，一些神经节阻断药开始用于高血压的治疗，包括四乙铵、六甲溴铵、樟磺咪芬、美卡拉明等。其中，四乙铵于 1946 年开始得到应用，是这类药物中第一个被用于临床的药物。这类药物相当于暂时"切除"了交感神经，但在发挥降压作用的同时，会阻断副交感神经节，因此不良反应较多，目前主要用于高血压危象、主动脉夹层等急危重症和外科手术中的控制性降压。

1918年，印度首次报道了一种萝芙木属植物蛇根木根提取物的降压作用，这种植物的根在印度用于治疗毒蛇咬伤及镇静镇痛已有数百年历史。通过对其二十多年的研究，科研人员从中提取了多种化合物，最著名的就是利血平。

利血平的分子结构于1953年被阐明，在1958年由著名有机化学家、诺贝尔化学奖获得者伍德沃德完成其人工全合成。1955年，美国FDA批准其用于高血压的治疗。利血平主要通过影响交感神经末梢中去甲肾上腺素的摄取，耗尽去甲肾上腺素的储存，阻碍交感神经冲动的传递，使血管舒张、血压下降、心率减缓。直到今天，利血平仍被用于高血压的治疗，但多与其他药物联用。我国自主研发的著名抗高血压复方制剂"北京降压0号"中也含有利血平。

20世纪下半叶，在科研人员的努力下，一系列新的抗高血压药物诞生，并一直在临床上应用。这些抗高血压药物可被分为"A、B、C、D"四类。

"A"指的是血管紧张素转化酶抑制剂（angiotensin-converting enzyme inhibitor，ACEI）及血管紧张素Ⅱ受体阻滞剂（angiotensin receptor blocker，ARB），

ACEI 的代表药物有卡托普利、依那普利、福辛普利等，ARB 的代表药物有缬沙坦、替米沙坦、氯沙坦等。ACEI 或 ARB 类药物，均是通过作用于肾素－血管紧张素－醛固酮系统，从而发挥降压作用。血管紧张素 II 是一种升压物质，ACEI 类药物可抑制循环及局部组织中血管紧张素 I 向血管紧张素 II 的转化，使血液及组织中的血管紧张素 II 减少，同时也减少血管紧张素 II 引起的醛固酮释放，减轻水钠潴留，另外，还能减少舒血管物质缓激肽的降解，从而发挥降压作用。ARB 可拮抗血管紧张素 II 的受体，从而发挥降压作用。

"B"指的是 β 肾上腺素受体阻滞剂（简称 β 受体阻滞剂），代表药物包括普萘洛尔、美托洛尔、比索洛尔等。β 受体阻滞剂可阻滞心脏 $β_1$ 受体，使心肌收缩力减弱，心率减缓，心排出量降低。此外，β 受体阻滞剂还可阻滞肾小球旁细胞 $β_1$ 受体，减少肾素分泌，从而抑制肾素－血管紧张素－醛固酮系统而发挥降压作用。同时，β 受体阻滞剂还可透过血脑屏障，阻滞中枢 β 受体，使兴奋性神经元活动减弱，降低外周交感神经张力和血管阻力。另外，β 受体阻滞剂还可阻滞突触前膜 β 受体，减少去甲肾上腺素释放。最后，β 受体阻滞剂还可增加舒血管物质前列环素的合成。

"C"指的是钙拮抗剂（也称钙通道阻滞剂），代表药物包括硝苯地平、尼莫地平、氨氯地平等。钙拮抗剂能选择性阻滞电压依赖性钙通道，抑制跨膜钙内流，降低血管平滑肌细胞内游离钙水平，进而扩张动脉，降低外周血管阻力和血压。钙拮抗剂还能改善内皮功能，延缓动脉粥样硬化和改善心肌缺血，并降低脑卒中风险。

"D"指的是利尿剂，代表药物包括氢氯噻嗪、呋塞米、吲达帕胺等。利尿剂降压的确切机制尚不十分明确。目前一般认为，利尿剂初期通过排钠利尿造成体内钠离子和水的负平衡，使细胞外液和血容量减少而降压。长期用药时，利尿剂能使细胞内钠离子减少，导致血管壁细胞内钠离子的含量降低，使细胞内钙离子物质，如去甲肾上腺素等的反应性降低；利尿剂还可诱导动脉壁产生扩血管物质，如激肽、前列腺素等，从而发挥抗高血压作用。

上述几类药物，最先在临床抗高血压领域得到应用的是以氢氯噻嗪为代表的利尿剂（1959 年）；作为 β 受体阻滞剂的代表，普萘洛尔于 1964 年在临床上得以应用；值得一提的是，1988 年，苏格兰科学家詹姆斯·布莱克（James Black）因对普萘洛尔等 β 受体阻滞剂的研究获得了诺贝尔生理学或医学奖。接到获奖通知时，他打趣道："要是手头有 β 受体阻滞剂就好了。"硝苯地平（第一个钙拮抗剂）

于 1981 年上市，而卡托普利（第一个 ACEI 类药物）和氯沙坦（第一个 ARB 类药物）的上市时间分别是 1981 年和 1995 年。

蛇毒与卡托普利

事而为事，由无以成。

——《道论》

作为 ACEI 类药物的代表，卡托普利的发明，在药物研究史上具有里程碑式的意义，很多人不知道，它的发明，竟与蛇毒有关。同时，卡托普利还是通过"理性药物设计"发明出来的药物之一。理性药物设计指的是根据对于靶点的现有知识，去寻找或发明新型药物的过程。在进行理性药物设计时，研究人员根据有机小分子物质的化学结构、电价与形状等，设计出可能达到效果的新型化学药物，理性药物设计有基于配体的药物设计和基于受体的药物设计两种方法。

巴西有一个"蛇岛"，岛上有许多毒蛇，十分危险。在这些毒蛇中，有一种叫"南美蝮蛇"的巴西蝮蛇，它喜欢栖息于灌木丛或潮湿的雨林中，具有体型大、毒液量多、危险性大等特点。1933 年，刚从巴西大学（现里约热内卢联邦大学）医学院毕业的毛里西奥·罗查·席尔瓦（Mauricio Rocha e Silva）目睹了一名被巴西蝮蛇咬伤的患者不治身亡的全过程，这位患者在被咬伤后，血压出现了不可逆的下降，医生应用了多种升压药物，但均无效，据此，他推测，巴西蝮蛇的蛇毒中可能含有一种强效的降压物质。

1948 年，席尔瓦从巴西蝮蛇的蛇毒中成功提取了一个具有肽结构的特殊物质——缓激肽。缓激肽虽然能扩张血管、降低血压，但它进入血液后，几分钟就会失效，因而没有临床应用价值。然而，巴西蝮蛇蛇毒的降压作用是十分持久的，这说明蛇毒中还存在其他物质能够影响血压。

席尔瓦的博士生费雷拉（Sergio Ferreira）进行了进一步研究，他发现，蛇毒本身可以增强缓激肽的作用，同时，他还从蛇毒中提取出了一种能抑制缓激肽降解酶的物质，命名为"缓激肽增强因子"。在此之前，英格兰皇家外科学院药理学教授范恩（John Robert Vane）发现分解缓激肽的酶就是血管紧张素转化酶（ACE），如果能够找到抑制 ACE 的物质，将有可能开发出一种新型降压药。费雷拉的研究结果使范恩敏锐地想到缓激肽增强因子或许就是他一直在寻找的 ACE 抑制剂，从蛇毒中提取纯化就成为当时开发 ACE 抑制剂的最佳途径。

　　在范恩的建议下，生物化学家库什曼（David Cushman）和肽类化学家翁代蒂（Ondetti）经过 2 年时间，从蛇毒提取物中分离并合成了多种化合物，其中一个化合物被命名为"替普罗肽"，可较长时间地抑制 ACE 的生物活性，但它仍然不能口服，这成为其应用于临床的一大障碍。研究团队迅速将研究重点转向寻找可口服吸收的小分子 ACE 抑制剂。

　　但是，库什曼和翁代蒂在随后寻找可口服吸收的小分子 ACE 抑制剂的研究中陷入了困境，进展极其缓慢。直到 1974 年库什曼看到了一篇关于新型羧肽酶 A 抑制剂苄基琥珀酸的文章，寻找到了开发 ACE 抑制剂的突破口。在前期研究的基础上，他们推测 ACE 的活性部位与羧肽酶 A 类似，于是将研究重点由原来的对 ACE 抑制剂结构研究转向对 ACE 活性部位结构研究，并提出了"基于结构的药物设计"理念。

　　根据苄基琥珀酸与羧肽酶 A 活性部位的结合特点，他们推测琥珀酰羧基与羧肽酶 A 活性中心的锌离子结合起着关键作用，故他们猜想可与锌离子结合的二肽产物琥珀酰氨基酸衍生物可能对 ACE 具有较好的抑制活性。根据此猜想，他们设计了第一个化合物琥珀酰 -L- 脯氨酸，体内外实验证明该衍生物对 ACE 具有特异性的抑制活性，但是生物活性很低。在此基础上，他们进一步设想 ACE 与底物可能存在 5 个结合部位，故又设计合成了一系列衍生物，并检测了其生物活性，得到了部分活性较好的抑制剂如 D-2-甲基琥珀酰 -L 脯氨酸，且动物实验表明其口服亦有效。基于此假设理论，他们进一步尝试用巯基取代羧基，以便增强衍生物与锌离子的结合作用。于是得到了 D-3- 巯基 -2-甲基丙酰 -L- 脯氨酸的小分子化合物，药理实验证明该衍生物对 ACE 的抑制活性较 D-2- 甲基琥珀酰 -L 脯氨酸提高了 2000 倍，且口服吸收有效，他们将其命名为卡托普利，"普利类药物家族"的第一个代表药物就此诞生。

从蛇毒到卡托普利的发明，几代科学家为之倾注激情和智慧。这是一场科学探索的"接力赛"，同时又是一场技术发明的"群英会"。卡托普利的发明，极大地促进了理性药物设计思想和理论的发展，对以后的创新药物研发起到了极大的促进作用。

北京降压 0 号

宇宙之大，粒子之微，火箭之速，化工之巧，地球之变，生物之谜，日用之繁，无处不用数学。

——华罗庚

新中国成立之初，受到经济条件和文化水平等限制，人们对高血压的认识非常有限，当时临床上常用的抗高血压药物为中药，包括决明子、野菊花、黄芩等。后来，利血平和噻嗪类利尿剂开始在我国得到应用，并取得了一定成效。然而，随着高血压病情的进展，只服用一种药往往无法控制血压，此时便需要服用多种药物。但是，降压药种类繁多，应该用哪几种？怎么用？这成了困扰医生和患者的难题。当时，许多高血压患者无论怎样治疗、用多少种药，血压总是降不下来。20世纪70年代，很多工厂出现了因高血压而缺勤的工人。当时在北京朝阳医院工作的洪昭光大夫在接诊一位罹患高血压的工人时，患者说："你要是能发明出一种一天只吃一次的药，那我们的病岂不就全好了？"这句话引起了洪大夫的深思，他下定决心，一定要研发出新型降压药，造福广大高血压患者。

恰在这时，著名数学家华罗庚教授使用洪昭光大夫研制的"溃疡合剂"治好了胃溃疡，为表示感谢，华罗庚邀请洪大夫到家中做客。在闲聊时，洪大夫提到了目前高血压面临的治疗困境。这时，华老想起了他的"优选法"理论。优选法，指的是以数学原理为指导，合理安排实验，以尽可能少的实验次数尽快找到生产和科学实验中最优方案的科学方法，即最优化方法。华老向洪大夫介绍了自己的"优选法"理论，提出可以用"优选法"研制安全有效的抗高血压复方制剂，并赠送给洪大夫一本"优选法"小册子。洪大夫如获至宝，带领研究团队一起，经过了一年的努力，筛选了 90 余种不同药品的配伍方案，最终发明出"北京降压 0 号"（复方利血平氨苯蝶啶片）。

北京降压 0 号的主要成分为氢氯噻嗪、氨苯蝶啶、硫酸双肼屈嗪和利血平。其中，氢氯噻嗪和氨苯蝶啶为利尿剂，可减少水钠潴留，使血容量降低，循环血量减少，从而起到降压作用。氢氯噻嗪和氨苯蝶啶合用能增强利尿作用，并相互拮抗不良反应。氢氯噻嗪使大量钠离子到达远曲肾小管和集合管，从而起到利尿作用。氨苯蝶啶为保钾利尿剂，有较弱的利尿作用，并可缓解氢氯噻嗪引起的低钾血症。硫酸双肼屈嗪和利血平可协同起到扩张细小动脉的作用而使血压下降，利血平能使交感神经节后纤维末梢贮存的传导介质去甲肾上腺素减少乃至耗竭，使血压下降，硫酸双肼屈嗪和利血平合用降压效果有协同作用。降压 0 号融合了利尿剂、中枢神经抑制剂和血管扩张剂三种降压机制，而且每种成分用量较小，协同增效，拮抗不良反应，确保了药品的有效性和安全性。

1977 年，在著名心血管专家、北京阜外医院院长吴英恺的建议下，原卫生部发布红头文件，把北京降压 0 号列为高血压群防群治的首选药物，同年，北京降压 0 号正式上市。

临床观察表明，北京降压 0 号发挥了出色作用。经过使用北京降压 0 号半年期治疗后，患者血压达标率达 81.5%，而一年期治疗后达标率更是上升到 84.6%。此外，作为我国自主研发的药品，北京降压 0 号价格低廉，极大减轻了患者的医疗负担。北京降压 0 号的成功研发与上市，无疑是我国抗高血压药发展史上浓墨重彩的一笔。迄今为止，像北京降压 0 号这样四药融合的药物依旧是凤毛麟角。北京降压 0 号很大程度上解决了中国广大高血压患者的"心病"，也为国际医学界提供了复方药的概念典范，开启了我国药品研发的新纪元。

高血压疫苗

长风破浪会有时，直挂云帆济沧海。

——李白

高血压疫苗是未来抗高血压药物研发的新方向。Ⅱ期临床试验初步证实，可使人体产生血管紧张素抗体的高血压疫苗 CYT006-AngQb 安全、有效，能抑制血管紧张素作用，从而产生降压作用。这种疫苗的有效时间可以持续数月，患者一年只需注射几次即可将血压控制在理想范围，能够大大提高患者的用药依从性。

随着对高血压发病机制的深入认识，许多新型抗高血压药正在研究中。如肾素抑制剂、前列腺素合成促进剂、5-羟色胺受体激动剂、内皮素受体阻滞剂、血管活性肽酶抑制剂、醛固酮合酶抑制剂、可溶性环氧化物水解酶抑制剂、利钠肽 A 激动剂、血管活性肠肽 2 型受体激动剂以及盐皮质激素受体拮抗剂的抗高血压作用均有产品在进行 II 期或 III 期临床试验。相信在不远的将来，对于原发性高血压的治疗定能取得更大的进展。

参考文献

[1] NCD Risk Factor Collaboration (NCD-RisC). Worldwide trends in hypertension prevalence and progress in treatment and control from 1990 to 2019: a pooled analysis of 1201 population-representative studies with 104 million participants[J]. Lancet, 2021, 398(10304), 957–980.

[2] 雷寒, 黄玮. 高血压的发展历史、进展现状及未来预测 [J]. 中华心血管病杂志, 2017,45(8):697–700.

[3] 张廷杰, 徐俊波, 黄刚. 医学研究的典范:Framingham 心脏研究 70 年回顾 [J]. 中华心血管病杂志,2020,48(9):805–810.

[4] 刘丽莹, 曹梅馨. 抗高血压药物药理研究进展 [J]. 中国医药指南,2011,9(15):40–41.

[5] 冯贻东, 冯汉林. 抗高血压药物研发进展 [J]. 中国现代药物应用, 2020, 14(4):230–234.

[6] 文雨, 刘健, 胡立宏. 卡托普利:从多肽到小分子降血压药物的研发历程 [J]. 药学研究,2020, 39(1):1–6.

[7] 刘桂剑, 程宽, 朱文青, 等. 高血压的药物治疗进展 [J]. 中国临床药理学与治疗学,2022, 27(4):446–449.

[8] 徐建飞, 林利. 高血压药物治疗与非药物治疗研究进展 [J]. 中国临床药理学与治疗学,2022, 27(4):433–441.

[9] 罗晓扬, 刘蔚. 抗高血压新药的研究进展 [J]. 山东医药,2021,61(29):88–92.

知道又不怎么知道——靶向药

借电影出位的"神奇"靶向药

> 愿世界变好，不是因为救世主，而是因为追光者。
>
> ——《我不是药神》

当人们谈到绝症的时候，第一个浮现在脑海的一定是"肿瘤"，几十年前甚至十几年前，如果谁被诊断出恶性肿瘤，那就无疑被判了"死刑"。随着外科的高速发展，医学家发现切除病变组织或器官是非常好的治疗选择，各种外科手术方式层出不穷。内科也不甘落后，药学家将目光放在了人体组织器官上，设想能发明一种药物靶向针对肿瘤组织，并且可以让药物集中在病变部位，不扩散到其他组织器官，这样就可以有效降低药物的不良反应，这就是针对器官组织水平的靶向药雏形。

可如果肿瘤没有实体，而是在血液中"隐形"分布呢？正是因为看不到实体肿瘤，白血病被发现和命名的时间要远远晚于其他肿瘤。1827年，法国医生韦尔波（Velpeau）首次描述一例死亡患者，发病表现为腹胀如鼓、发热与乏力明显，尸检发现血液中满是白色"脓样"物质。1847年，德国病理学家鲁道夫·菲尔绍（Rudolf Virchow）根据这类患者血液成分中白色的小球体将其命名为"白血病"。白血病是肉眼看不见的肿瘤，但对人体的影响却与其他肿瘤相似，科学家逐渐意识到白血病是由于造血细胞增殖分化异常而引起的恶性增殖性疾病，它不仅影响骨髓及整个造血系统，还会侵犯其他器官。但是对于白血病的治疗直到进入了分子时代才有了质的飞跃。

格列卫可谓是我国近年借电影出位的最知名的靶向药之一，全称为甲磺酸伊马替尼片，用于治疗慢性髓性白血病（chronic myeloid leukemia, CML）。格列卫使慢性粒细胞白血病的治疗进入了新时代，现已成为 CML 患者的一线治疗药物，同时也是第一个用于临床的靶向抗肿瘤药物[1]，时代周刊甚至称其为"癌症的银色子弹"，2001年被《科学》杂志评选为世界十大科技突破。

如果说学者在1960年发现患者体内异常的费城染色体只是一个意外的话，那后继者在1973年则是有的放矢地证明了染色体异位导致了该疾病，最终，后续研究者在 1985 年明确 BCR-ABL 为致癌基因。当意识到这个错误的基因"开关"一直不断地给细胞发信号，诱发细胞不停错误生长后，科学家们就开始致力于找到治疗靶点——开关阀。在一代代科学家的努力下，1998 年，一款名为 STI571 的特异性酪氨酸激酶抑制剂进入了人体试验，结果惊艳了众人：患者生存率从不足 30% 一跃提高到 89%，5 年后 98% 的服药人群病情仍平稳。从 1960 年起，经过整整 41 年的漫长岁月后，2001 年，伊马替尼首次获批进入美国市场，它可以靶向性杀伤携带 BCR-ABL 融合基因的白血病细胞，并不会对患者的正常造血干细胞造成影响 [2]。这种具有细胞水平的靶向药物利用病变细胞表层的某些受体，使药物可以与病变细胞的某些受体结合从而给靶向药提供具体位置再进行消灭。这一切打响了靶向药物围攻恶性肿瘤的第一炮。

然而，"神药"也会有短板，看过《我不是药神》电影的人一定会对停药后复发的电影情节印象深刻，哪怕"神药"如伊马替尼，停止治疗后病情也会无法控制，甚至导致病情恶化直至死亡。人们不禁感叹，如果靶向药可以直接进入核心的病变细胞内部进行根治，是不是可以一劳永逸呢？这正是目前研究比较多的亚细胞水平靶向药物。例如新兴的抗核酸或小核酸药物、蛋白类药物，能更精准地在特定细胞器（如线粒体、细胞核）内发挥作用。

09

篇　药物简史·基因药物时代

靶向药的前世今生

Zum Erfolg braucht man vier G's: Geduld, Geschick, Glück, Geld（德语：成功需要四个"G"，即耐心、能力、运气、金钱）。

——保罗·埃尔利希

靶向药，顾名思义是有着强烈靶向能力的药物，这类药物能特异性地瞄准病变处，定点达到高浓度，并释放有效成分。理论上，靶向药可以大大提高药效，并将不良反应降至最低，研究人员期待靶向药物对正常组织、正常细胞没有任何伤害。一代代科学家也为着定向、有效且安全的想法孜孜不倦地努力着。

早在一百多年前，德国免疫学家保罗·埃尔利希（Paul Ehrlich）就提出靶向递送细胞毒性药物的概念[1]。他将其称为"Magic Bullets"，受制于当时的科技水平，埃尔利希只能想象将"毒药"安装在特殊的"子弹"上。虽然在那个时代这一想象还无法真正实践，但可以称为靶向药物的最初设想，埃尔利希在 1908 年因对免疫学的杰出贡献获得了诺贝尔生理学或医学奖。

在老一辈科学家的概念里，只要"子弹"够小，"毒药"就能靶向到达病变区，而不伤害其他组织。其实这就是早期的被动靶向概念，利用特定组织、器官的生理结构特点，使药物在体内能够产生自然的分布差异，从而实现靶向效应。简单来说，被动靶向药物就一个字——"微"，药物以微粒（包括脂质体、微球或微囊、乳剂、纳米粒、纳米囊等）为载体，通过正常的生理过程（如经由动静脉循环系统）运送至肺、肝、脾、骨髓等器官。举个例子：已知人体最小的毛细血管内径约为 4 μm，大于 7 μm 的微粒被肺毛细管滤过截留至肺泡；小于 3 μm 的微粒被肝、脾中巨噬细胞摄取停留；小于 100 nm 的微粒可累积于骨髓。

回到靶向药物的发展历程，1975 年，两位生物学家，英国的塞萨尔·米尔斯坦（César Milstein）和德国的乔治斯·克勒（Georg Kohler）一同明确了抗体偶联药物（antibody-drug conjugate, ADC）的雏形，将前人靶向精准的设想推进了一大步，终于，全球第一个抗体偶联药物 Mylotarg 在 2000 年问世。抗体偶联药物由抗体、细胞毒性药物、连接子组成，属于抗体介导的主动靶向给药系统，工作原理为利用抗体与抗原的特异性结合将药物导向特定的组织或器官[3]。如果将抗体偶联药物比作打击肿瘤细胞的"核弹"，抗体则扮演着"瞄准器"的角色，主动瞄准识别肿瘤细胞，精准结合肿瘤细胞表面特定的抗原表位。进入肿瘤后，细胞毒性药物开始发挥"核弹头"的威力，杀死肿瘤细胞。主动靶向药除了抗体介导之外，还可以由受体、糖链、核酸适配体、多肽、胆酸（盐）等分子介导，用修饰的药物载体作为"制导系统"，将药物定向地运送到细胞中浓集而发挥药效，强调药物的主动性。

　　靶向制剂从方法上分类，除了前面说的被动及主动靶向给药，还有物理化学靶向。顾名思义就是应用一些特殊的物理或化学方法实现靶向给药，在特定部位发挥药效。比如利用体外局部磁场，引导进入体内的磁性载药微粒到达靶部位，颇像小时候玩的小铁球在磁铁的引导下舞出特别路径的游戏。再如热敏脂质体载药，用对温度敏感的热敏脂质体包裹药物，当其随血液循环经过被加热的靶器官时，脂质体双分子膜发生结构变化，瞬间完成药物释放，达到靶向治疗的目的，甚至可以在不同的温度区域释放不同直径的药剂[4]。

　　科技改变人生，只有你想不到，没有科技做不到。

向肿瘤出击

忽如一夜春风来，千树万树梨花开。

——《白雪歌送武判官归京》

2022 年 6 月初，世界知名医学杂志《新英格兰医学杂志》发表了美国纪念斯隆 – 凯特琳癌症中心一项最新的成功临床试验。一款名为多塔利单抗的免疫治疗药物充分展现了靶向药物的神奇疗效，让 14 名参与试验的晚期直肠癌患者的所有症状全部缓解 [5]。肿瘤靶向药物治疗的好消息屡屡传来，那么在肿瘤学发生发展的历史长河中，人类是怎样步入靶向药物新时代的呢？

如果把肿瘤比喻成"恶之树"，那"种子"的形成、"树苗"的生长、"花粉"的传播和"成树"的死亡正是研究者关注的每一环。破解这一系列谜团的"咒语"——靶点则是肿瘤细胞的特殊分子或基因。目前比较热门的研究包括：肿瘤"种子"遗传物质——抑癌基因（PTEN 、P21、P53 等）；肿瘤"种子"表皮——细胞表面受体（肿瘤坏死因子受体 TNFR、HER-2/NeuR ）；肿瘤传播"花粉"——信号传递分子（Ras、蛋白酪氨酸激酶等）；肿瘤"树苗"

生长关键——促进肿瘤血管形成的分子（血管内皮生长因子、生长素、刺激因子等）；肿瘤"成树"的密码——表观遗传调节物（组蛋白乙酰化酶和 DNA 甲基转移酶）。

如果把恶性肿瘤比喻为需要打击的"叛徒"，那我们如何对其精准打击呢？瞄准与肿瘤生长、增殖、演进、转移等过程紧密相关的代谢环节与生物小分子，对其进行精准打击，就是现代靶向抗肿瘤药物的"特色打击"模式。怎么才算"称职"的肿瘤靶分子呢，首先需要具有特异性，即在肿瘤细胞内高表达，显而易见、一目了然，而在正常细胞内不表达，表现十分低调。其次，要完美发挥靶子的功能性，即对肿瘤的发生、生长或转移具有关键作用，当该分子被抑制或被干扰时，肿瘤的恶性表达便被抑制。最后，要具有可检测性，即可以用现代生物学技术检测到该分子在肿瘤细胞或组织标本中的表达。

靶向药物的抗肿瘤机制主要依赖于阻止信号分子和受体的结合，以及抑制激酶的催化过程。按分子大小简单来分，肿瘤的靶向药物可以分为大分子（抗体药物）和小分子（激酶抑制剂）[6]。我们在医疗及新闻中常听到的肿瘤单抗类就是大分子类，属于蛋白质，而激酶抑制剂则是一种有机小分子。有时大小分子药物可以针对同个靶点，但它们的作用机制不同，比如吉非替尼和西妥昔（爱必妥）单抗均是抑制肿瘤细胞的表皮生长因子受体（epidermal growth factor receptor，EGFR），各有千秋。大分子靶向药物对肿瘤位点的靶向性更强，而小分子靶向药物方便口服，经济性更好。

过去的几十年间，肿瘤靶向治疗药物研究领域可谓百花齐放，引发肿瘤靶向治疗的一次又一次革新。1997 年，美国批准了第一款靶向肿瘤药物利妥昔单抗（Rituxan），肿瘤治疗从此开启了崭新的靶向药物时代。2001 年，第一个 BCR-ABL 激酶抑制剂甲磺酸伊马替尼（格列卫）开创了小分子靶向信号通路治疗肿瘤的先河，让慢性髓细胞淋巴瘤的治愈成为可能。

2003 年，科学家基于生物标志物理论，利用 EGFR 基因突变，研发了吉非替尼，用于治疗晚期非小细胞肺癌，开启了个体化治疗新时代。2004 年，美国首次批准抗血管生成药物单克隆抗体贝伐单抗用于结肠癌治疗。自此之后，肿瘤细胞增殖信号转导通路出现各路"新星"——克唑替尼、厄洛替尼和威罗菲尼，以及阻止肿瘤新血管生成的血管内皮抑素、苏尼替尼、索拉非尼等多种分子靶向药物。

2016 年，阿替利珠单抗作为首个新兴 PD-L1 单抗药物上市。2018 年，美国批准了首个针对 NTRK 基因融合肿瘤的药物拉罗替尼（Larotrectinib）。由此，无论肿瘤在哪，只要具有特定分子特征，肿瘤细胞将无所遁形。

靶向药的问题与展望

知来处，明去处。

——《古尊宿语录》

俗话说"是药三分毒"，肿瘤靶向药物虽被捧上"神坛"，但是自身的局限性和潜在风险不得不让人重视。相对于传统的细胞毒性药物，肿瘤分子靶向药物因作用于肿瘤细胞特定的靶点，一般来说其不良反应少且较轻，但是肿瘤靶点有时在正常组织也会表达，所以患者也会有不良反应。最常见的全身反应有莫名乏力感、虚弱感、关节肌肉痛等，具体表现包括腹泻、呕吐、食欲不振、口腔溃疡、皮疹、肝肾功能损伤、心血管毒性和凝血功能异常等。

此外，狡猾的肿瘤细胞会逃脱之前有效的肿瘤靶向药物。它可能利用人体代谢药物增快的空子，想办法让自己少"吃药"，或是在肿瘤药物在体内转运、表达、功能发挥等环节"动手脚"。最让科学家头痛的是靶子（基因突变及表达）的改变，或是靶基因"另辟蹊径"产生旁路激活[7]。肿瘤细胞已经"聪明"到可以产生上皮－间质转化（epithelial-mesenchymal transition，EMT），逃避药物追击。肿瘤耐药性不仅包括肿瘤细胞内源性的改变，还包括肿瘤所处微环境所赋予的改变。

不可否认，肿瘤在不断变化，对于现在应用于临床肿瘤治疗的靶向药物都出现了不同程度的耐药性，如何攻克耐药性、确定与肿瘤复发相关的生物分子、提高靶向药物的精准性与有效性都是亟待解决的问题。

目前，国际上已有近千个基因治疗剂处于临床试验阶段，随着靶向肿瘤药物研究理论的不断深入与制剂工艺和相关学科领域的发展，具有适应能力、多样性、能够克服不利环境的治疗将牢牢占据主导地位，科学家仍寄希望于肿瘤对靶向药的耐药性可以通过研究更多肿瘤生长驱动基因和突变而解决，例如不同分子靶向药物联合可达到阻断肿瘤信号转导通路上多个靶点，或是抑制同一作用靶点、抑制通路上下游和抑制具有代偿功能的不同通路的效果。

展望肿瘤靶向药物制剂工艺，稳定性一定是第一追求。既要保证靶向制剂在规定时间内、规定范围内起效，又需要提高肿瘤靶向药的载量，减少给药次数，降低正常组织器官的不良反应。这就需要研究者探寻肿瘤靶向药物在体内的药物动力学规律；精通靶向性微粒的粒径大小和其表面性质与所靶向组织或器官的关系；选择合适的药物载体，以便获得更好的药物释放及缓释速度，如果药物载体能在人体内自然生物降解，将更大程度减小肝肾等代谢器官负担。

全球不同区域、不同国家、不同种族，甚至不同文化的人群在遗传学上有着明显的差别，因此，肿瘤药物，尤其是靶向药的疗效因人而异。科学家们正在孜孜不倦地从人体分子水平入手，积累大量临床数据，建立人类基因组图谱、癌症基因组图谱，从基因水平进行诊治，建立个体化靶向抗肿瘤药物设计的新思路，全面实行个体化用药，这样才能最终提高其药物有效率和临床医疗水平，减少医疗资源的浪费，实现精准医疗的最终目标。近年来研究发现，肿瘤长期处于慢性应激状态，另辟蹊径调控细胞染色质的靶向治疗研究逐渐兴起，开启了分子靶向治疗的新方向。

参考文献

[1] Cohen MH,Williams G,Johnson JR,et al.Approval summary for ima- tinib mesylate capsules in the treatment of chronic myelogenous leukemia[J].Clin Cancer Res,2002,8(5):935–942.

[2] Corbin AS,Agarwal A,Loriaux M,et al. Human chronic myeloid leukemia stem cells are insensitive to imatinib despite inhibition of BCR–ABL activity[J]. J Clin Invest,2011,121(1):396–409.

[3] 王新春，何军，阳长明，等 . 中西药被动靶向制剂的研究新进展 [J]. 中国医院药学杂志 ,2003,23(4):238–240.

[4] Gupta PK.Drug targeting in cancer chemotherapy：a clinical per–spective[J].J Pharm Sci,1990,79(11):99.

[5] Sanoff HK.Improving Treatment Approaches for Rectal Cancer[J]. N Engl J Med, 2022,386(25):2425–2426.

[6] 王雅杰，王宁 . 肿瘤分子靶向药物分类及作用机制 [J]. 中国实用外科杂志 ,2010,30(7): 526–529.

[7] 张钰，杜鲁巴，孙浩然，等 . 肿瘤分子靶向治疗的研究进展 [J]. 复旦学报（医学版),2016, 43(1):115–121.

未来已来——当现代医疗遇上生物医药

DNA 双螺旋结构开启生命科学之旅

没有进化论，生物学中的一切都将无法理解。

——T. 杜布赞斯基

回望人类历史的长河，我们会发现，人类对生命奥秘的探索从未停止，从神秘学到生物学的跨越，先贤学者历经了多个世纪的探索与诠释。从公元前 530 年古希腊毕达哥拉斯的"精源论"，到公元前 384 年亚里士多德有关遗传"信息－材料"的观点，再到 19 世纪孟德尔、达尔文与摩尔根等众多学者苦苦追寻自然科学的真理并推翻上帝创造万物的"创世说"，为世人叩开了生命遗传世界的大门。随着细胞理论、遗传学、基因学说等的不断创立与完善，人类对生命现象的认识也从宏观向微观逐步深化，直至 1953 年 DNA 双螺旋结构的分子模型的建立标志着分子生物学的诞生。

科学的本质就是创新。DNA 双螺旋结构的创新性发现犹如第一张多米诺骨牌，为人类敲开了分子视域下的生命逻辑密码大门。遗传信息传递"中心法则"的确立与 DNA 重组技术的建立，更是将生命科学的微观视域摆上了台面。如果说分子生物学为世人揭示了生物的基本组成单元，那么，基因组学（genomics）的研究为分子生物学研究提供了更为清晰的微观尺度，尤其是 20 世纪末至 21 世纪初"人类基因组计划"完成，让人类在分子层面上实现了一次系统、全面的自我认识。

在人类基因组计划和测序技术的推动下，人类自身健康相关的医药研究也跨入了分子时代。通常我们认为，疾病是一个复杂的过程，是对应于健康的一种异常生命状态，发病的原因可归结于内源性和外源性两方面因素。分子生物学和基因组学在医药卫生领域的广泛应用，深化了人们对生命机制和疾病本质的认知，通过对疾病病因和发病机制的研究，人们发现，疾病发生与构成生命活动的内源基因或外源病原体基因入侵密切相关。

基因测序技术，能从血液或唾液中分析测定基因全序列，锁定个人病变基因，从而提前预防和治疗。基因测序技术的发展让人们可以实现对遗传疾病的诊断。基因检测只是对人类疾病诊断的开端，如何运用测序结果并指导疾病预防、治疗才是关键。近年来，关于基因预防疾病的广为人知的事件就是好莱坞影星安吉丽娜·朱莉因乳腺癌家族史，通过基因检测预知可能会患乳腺癌和卵巢癌，为了降低罹患癌症的风险，她选择预防性乳腺、卵巢及输卵管切除术。

人类遗传密码被揭开后，分子生物学家约书亚·莱德伯格（Joshua Lederberg）在 1963 年就曾预言，修改人体基因治疗疾病将仅仅是时间问题。直至 1990 年，基因治疗不再是幻想，威廉·安德森（William Anderson）尝试将一段正常人类基因放入 4 岁女孩的细胞内以替代女孩体内的致命错误基因，基因疗法因此进入大众视野，一系列临床试验因此不断展开。所谓基因治疗，是在基因水平上治疗疾病，目前包括基因替换、基因沉默、基因添加、自杀基因治疗、基因编辑等，是人类对自身遗传信息的调整，是人类对抗进化的有力武器。如果说之前的基因治疗是简单的替换与修补，那么现在已经来到了精确编辑基因组的时代。其中，基因编辑技术犹如一把"分子剪刀"，可定向对生物基因序列进行敲出、插入、替换等操作。虽然基因治疗手段不断成熟，在疾病治疗方面取得了很多进展，但在该领域还存在很多挑战。

基因基础理论的深入研究不断带动相关技术高速发展，

后基因组学，包括功能基因组学、转录组学、蛋白组学、代谢组学、微生物组学、药物基因组学等开始崛起，研究重点由基因测序解读遗传信息逐步转向从分子水平研究生物的功能。简单来说，基因组学告诉你可能发生什么，转录组学告诉你正在发生什么，而蛋白组学可以说出已经发生了什么，代谢组学可以指出什么确实发生了。多组学的崛起和发展，不仅进一步加深了人类对于疾病的认识，还使生命科学研究实现从"因"和"果"两个方向探究生物学问题，互相验证并清晰阐释分子调控—表型间的关联机制。

基因组学理论和技术的成熟也不断助推医学发展从传统头痛医头、脚痛医脚的点对点治疗，迈向精准医疗阶段，其中，个性化预警、个性化药物与治疗成为发展的重要方向。精准医学[1] 也不再是畅想，人们可以利用基因组、蛋白质组等组学技术和医学前沿技术对疾病分子生物学基础的研究数据，包括精确确定疾病的原因和治疗靶点等，整合个体或全部患者临床电子医疗病历，最终实现疾病和患者的个性化、精准化治疗目的，增强对疾病的诊治和预防能力。

推开生命再生的大门

细胞是生命活动的基本单位，发育和遗传这些生命现象应当在细胞上研究。

——埃德加·布赖特·威尔逊

　　再生是一项既具历史感又极具现代特色的研究课题。再生可以说起源于历史时期人们对于创伤修复和附属物再生现象的观察。再生存在于所有生物物种中，但各物种的再生能力存在很大差异。树木周期更换叶子和种子，两栖动物具有再生四肢、尾等的能力，都在昭示着再生的现象[2]。早在公元前 6 世纪至公元前 5 世纪时，印度医生苏胥如塔（Sushruta）就通过移植脸颊部皮肤修复耳垂撕裂伤，以及用前额皮瓣进行鼻重建，此举被视为人体再生的起点。

　　世纪流转，18 世纪，动物再生现象以实验模式进入生物学家的眼帘，他们将对再生研究由描述自然历史转换至实验动物学。法国科学家雷奥米尔（Réaumur）研究发现了蛄肢体和爪能再生的事实，亚伯拉罕·特伦布利（Abraham Trembley）证实了动物可以无性繁殖并通过融合 2 个水蛭实现了永久动物组织移植……19 世纪，非物质的生命力学说式微，唯物论生物学崛起，细胞理论逐渐完善，细胞被发现为生物化学反应的基本单位，也具备分裂功能以增殖新细胞。

　　20 世纪，分子生物学的出现让人们重新燃起了对再生生物学的研究。1981 年，小鼠胚胎干细胞系和胚胎生殖细胞系建系成功，标志着再生医学理论的诞生。再生医学其实真正开始于 1998 年，美国科学家培养出了世界上第一株人类胚胎干细胞系，可实现胚胎干细胞的定向分化。2006年，日本京都大学的山中伸弥（Shinya Yamanaka）和美国科学家詹姆斯·汤姆森（James Thomson）分别将 4 个转录因子基因移植入已分化的体细胞中并成功地诱导出多能干细胞（induced pluripotent stem cell，iPS 细胞）；此项研究成果不仅丰富了细胞逆分化和谱系转化的理论，而且避免了运用胚胎干细胞进行细胞治疗的伦理困境，也基本可以做到用己之细胞还己健康。

再生医学到底是什么呢？再生医学（regenerative medicine，RM）是一门研究如何促进创伤与组织器官缺损生理性修复，以及如何进行组织器官再生与功能重建的学科 [2]。简而言之，是通过细胞、组织或器官的替代、修复、改善或再生从而促进机体恢复或重建，使机体达到正常功能的过程，涵盖了基因疗法、细胞疗法、组织工程、组织器官移植等多方面的研究内容。目前，再生医学疗法已经被运用于代谢、神经系统、心脑血管等疾病的治疗中。同时，新技术的发展加快了再生医学与其他学科的跨界融合，催生出了器官芯片、3D 生物打印、类器官等新发展方向。

　　干细胞疗法是再生医学的基础。干细胞疗法作为一种主要利用干细胞自我更新多向分化等潜能，修补受损组织器官的治疗方法，不仅推动了再生医学的发展，也是继药物治疗、手术治疗的又一场革命，即细胞治疗。当然，细胞疗法不仅只有干细胞，还有免疫细胞、肝细胞、胰岛细胞及成体组织细胞移植治疗，而这些治疗也都归属于再生医学范畴。

　　细胞疗法顾名思义就是通过将获得细胞转移到患者体内，或以游离状态存在和生长，或黏附在其他组织细胞上一起生长、增殖、分化，发挥重建和更新体内受损组织和器官及预防治疗疾病等作用。其中，细胞疗法所采用的细胞不一定为活细胞，还可以是细胞分泌的外泌体。外泌体作为分泌到胞外的囊泡状小体，与周遭体细胞交互作用，助力细胞修复。外泌体不仅包含蛋白质、脂质，还包含RNA、microRNA、DNA 片段等物。目前已有多项研究结果显示，外泌体在细胞间通信方面发挥重要作用，从而在肿瘤、心血管疾病等发生发展机制中扮演重要角色，因此也被用作疾病诊疗的标记物。

　　近年来，嵌合抗原受体 T 细胞（CAR-T）疗法凭借精准靶向治疗效果，为癌症治疗带来了新希望，继而掀起了细胞疗法的新高潮。CAR-T 疗法是通过基因编辑技术将改装的 T 细胞装在定位导航装置 CAR（肿瘤嵌合体抗原受体）上，随后回输到体内精准识别和靶向杀伤肿瘤细胞的方法。2017 年，世界首批 CAR-T 产品，瑞士知名药企诺华（Novartis）的替沙来塞（Tisagenlecleucel，静脉输注悬浮液，商品名 Kymriah）和美国药企吉利德旗下的 Kite Pharma 的阿基仑赛注射液（Axicabtagene ciloleucel，商品名奕凯达），获得美国 FDA 的批准，标志着细胞免疫疗法时代的开启。2021 年，我国发布的两款免疫细胞药物 CAR-T 制剂（奕凯达和倍诺达）相继上市，昭示着我国细胞治疗的市场布局也在争相向前。根据耀邦实验室报道，截至 2022 年 4 月 15 日，全球正在进行 2756 种细胞疗法药物的研发，可以看出学者对于细胞疗法的热衷。2020 年新冠肺炎疫情暴发，再生医学疗法开发公司积极尝试采用细胞疗法治疗新冠肺炎患者。面向未来，细胞疗法可用于调节或补充患病组织或器官的细胞功能，以快速治疗某些重大疑难病症。

总而言之，再生医学可以说是人类医学发展史上的又一次飞跃，目前已成为衡量各国生命科学与医学水平的重要指标。其中，细胞疗法作为创新生物技术在医药健康发展中也发挥重要作用，改变了以往人类治疗疾病和疑难杂症的方式。对于再生医学这一相对新颖的研究领域，我国更是紧抓实干，大力发展学科交叉、理论研究、临床实践与成果转化等力度，有效提升我国再生医学整体能力。

新时代神农尝百草——AI+制药

技术日新月异，人类生活方式正在快速转变，这一切给人类历史带来了一系列不可思议的奇点。我们曾经熟悉的一切，都开始变得陌生。

——约翰·冯·诺依曼

众所周知，一款新药从研发到上市，中间会历经多个环节，具体包括三部分，即药物发现、临床前开发及临床研究。其中，药物发现在技术上又可划分为药物靶标确定、先导化合物筛选、先导物优化三个阶段，复杂又冗长的环节让新药研发成了一条"长征路"。通常，5000~10 000个化学或生物分子中，可筛选出 250 个先导化合物进入临床前研究阶段，其中 5 个可以进入临床研究阶段，最终仅有 1 个获批上市。因此，医药界研发有着著名的双十定律：一款新药从研发到上市需要 10 年的时间、10 亿美元的投入。随着时代发展，新药靶点不断被开发，监管也更为严格，新药研发的难度更是不言而喻。2018 年，新药研发的平均成本高达约 26 亿美元。

新药研发风险大、周期长、成本高，但当今世界各国对新药依然保有热情，因为只有新药才能让企业从专利期满的仿制药竞争中另辟蹊径、杀出重围，还能抵御药品价格的严格控制等风险。对于我国而言，也需要通过不断创新研发和生产新药物从而在全球化时代中获取优势。

药物研发其实是一个试错的过程。传统药物研发以实验科学为主，大多通过传统治疗或偶然发现鉴定成分的形式发现药物。人工智能在新药研发中的应用，打破了以往实验科学这一唯一选项，以数据为中心的药物研发模式开始走上舞台。AI 技术在制药领域中的应用，使得药物研发不再囿于经验、实验等限制，依托计算、模拟等现代技术手段而具备了获取目标训练数据集、AI 自主学习算法建模、多次训练优化模型、测试集应用以评估模型性能、基于模型实现分子筛选、预测、分析等预定目标的功能。简单来讲，AI 赋予药物研发从海量信息中提取关键信息的能力，包括交叉对比、快速筛选、从头生成、发现关系等，其中发现关系功能主要表现为发现疾病与基因或药物的链接关系，以更快挖掘它们之间存在的显性和隐性关系，构建药物—疾病—基因之间的深层联系。因此，在新药研发中 AI 不仅能代替人成为先导化合物发现工具，还逐步成为预测蛋白质、发现药物靶点、药物分子设计、药物动力学性质测试、临床试验设计、药物警戒和疾病模型开发等模块的通用工具。因此，AI 技术在新药研发中的应用，不仅将前期研发时长缩减一半，同时大大提升了新药研发的效率，使新药研发的成功率从当前的 12% 提高到 14%，每年为全球节约化合物筛选和临床试验费用 550 亿美元 [3]。

科技赋能行业并推动行业的变革，越来越多企业纷纷入局 AI 制药以实现药物生产研发模型的变革。目前，AI 制药研发企业主要涵盖三类，一是 AI 药物研发创新企业，提供"计算 + 实验"新模式，即智能计算、专家经验和自动化实验交叉融合模式，为制药公司、研究机构提供候选药物预测服务；二是互联网企业依托自身互联网平台优势入局，通过自主研发相关产品赋能新药研发领域；三是制药企业通过自建 AI 研究团队、投资并购或与 AI 技术公司合作的方式布局 AI 制药 [4]。

科技的进步，让 AI 制药的果实显得格外诱人，划时代的成果不断出现，让 AI 制药步入狂欢时代。2021 年，英国人工智能程序 AlphaFold2 的公布破解了一个困扰人类 50 年的难题：该程序对大部分蛋白质结构的预测与真实结构只差一个原子的宽度，达到了人类利用冷冻电镜等复杂仪器观察预测的水平，对于 AI 医药领域发展来讲具有划时代意义。AlphaFold2 让人类科学家可以预测 98.5% 的人类蛋白质结构，为科学家揭开了海量蛋白质结构所蕴藏的生命信息密码，节省了生物学家利用 X 射线晶体学或冷冻电镜等技术破译蛋白质三维结构的步骤，意味着药物研发不再强烈依赖于实验组解析的晶体。

　　AlphaFold2 的发布更是掀起了 AI 制药的热潮，AI 技术手段不断被应用于药物研发的各个阶段，但是 AI 制药目前也只是刚刚拉开序幕，尚无 AI 药物被批准上市。AI 制药作为科技含量高、学科融合、高投入比、强监管的产业，新赛道上还存在许多未知，因此，还需继续加深各相关领域的跨界融合。

持续创新是前进的底色

　　上医医未病，中医医欲病，下医医已病。

——《医述》

　　疾病与生俱来，有了人类也就有了医疗活动，药物是人类与疾病斗争过程中的产物，是人类选择出来的必要物质。古人认为：凡可以治病者，皆谓之药。现在药物指的是用以预防、治疗、诊断人的疾病，有目的地影响调节人的生理功能并规定有适应证、用法和用量的物质。也就是说，药物不仅可以用来治疗疾病，还可以用来预防与诊断疾病。

如果说工业革命是对人类双手的解放，那么信息技术的诞生丰富延伸了人类的大脑，而生物技术便是对人生命本质的改造。现代信息技术和生物技术的快速发展，使得药物研发进入新时代，并成为国际科技和经济战略制高点之一。全球一体化时代，人类面临着多重健康挑战，要克服细菌和病毒的耐药问题，还要防止原来的传染病死灰复燃，更要预防与治疗新型传染病或其他疾病，因此，现代医药更要从治未病、治欲病、治已病三方面深挖与创新。

治未病方面，疫苗对于大众疾病预防和健康促进至关重要。目前，接种疫苗是预防和控制传染病最经济、有效的公共卫生干预措施。18世纪，牛痘的发明和推广，开创了人类接种疫苗预防与抗击疾病的先河，在随后200多年的疫苗开发历程中，创新疫苗层出不穷，几乎每种新疫苗的出现，其背后都蕴含着技术和治疗手段迭代与更新的身影。历经200多年的发展，科研工作者研发出减毒或灭活疫苗、重组蛋白疫苗、载体疫苗、核酸疫苗、天然亚单位疫苗、细胞疫苗等多种类型疫苗让千千万万人类免受传染病的危害，但创新疫苗并不能止步不前，细菌和病毒还在不断演变，我们还需创新疫苗为新世纪健康筑起一道道预防疾病的绿色屏障。

治欲病方面，体检对于个性化健康发挥重要的指导作用，其中基因检测与常规体检可以互为左右、相互配合，从而达到有效预防、及时诊治的效果。古人云："不治已病治未病，不治已乱治未乱。"我们应正确理解，并不是放弃已病的患者，而是要注重平时的健康防护，增强自身抵抗力是健康的基础。

创新方法、手段用于治已病，也是医药行业研究的重点。科技的进步、学科的交叉会引发新的想法。电子药物可称为生物电子医学的又一创新。2014 年，美国国立卫生研究院启动了心脏病、哮喘和胃肠道疾病相关生物电子药物研发工作。2016 年，葛兰素史克与谷歌母公司 Alphabet旗下的 Verily Life Sciences 成立了合资公司 Galvani Bioelectronics 专门用来生产用以治疗慢性疾病的生物电子药物。电子药物（electroceutical）是一种植入装置，通过控制发往特定器官的神经信号对患病处进行精准定位。目前，可被称为"电子药"的临床产品包括心脏起搏器、除颤器、脊髓电刺激器、脑起搏器（脑深部电刺激术）等。脑起搏器对于提升帕金森症、肌张力障碍等运动障碍疾病患者的生活质量具有重要作用。

此外，脑机接口技术也成为研究热点。2019 年，美国加州大学旧金山分校开发出了将大脑信号转换为语音的技术，可每分钟转换 10 个单词。2020 年，脸谱公司(Facebook)发布了人脑解码人类语言的研究系统，该系统可将对话相关脑活动进行实时解码。面向未来，人工智能、5G 等科学技术不断成熟，创新医药产品会不断涌向市场，智能化、数字化将是未来医药的标配。

医药现代化，仍要以传统医药思想，扎实创新治未病的路径和方法，提升治欲病的精度，开拓治已病的方法、手段，提升治愈率、生存质量；也要打开思维模式主动拥抱新技术、新方法、新模式，建立崭新的医药时代；还要建立良好的医患关系，做好健康科普传播，让被动医疗更多成为主动医疗，让大众做好自身健康管理。

参考文献

[1] 董家鸿 . 构建精准医学体系，实现最佳健康效益 [J]. 中华医学杂志 ,2015.95 (31): 2497–2499.

[2] 庞希宁 , 徐国彤 , 付小兵 . 现代干细胞与再生医学 [M]. 北京 : 人民卫生出版社 ,2017.

[3] 刘晓凡 , 孙翔宇 , 朱迅 . 人工智能在新药研发中的应用现状与挑战 [J]. 药学进展 ,2021,45(7):494–501.

[4] 高婧 , 杨悦 . 全球创新药物研发趋势分析 [J]. 中国新药杂志 ,2015,24(24):2764–2769.

下篇

药物真相

PART 2

THE TRUTH OF PILLS

为什么药这么贵?

为什么药的不良反应这么多?

为什么研发要这么长时间?

为什么监管如此困难?

为什么疾病常常无药可医?

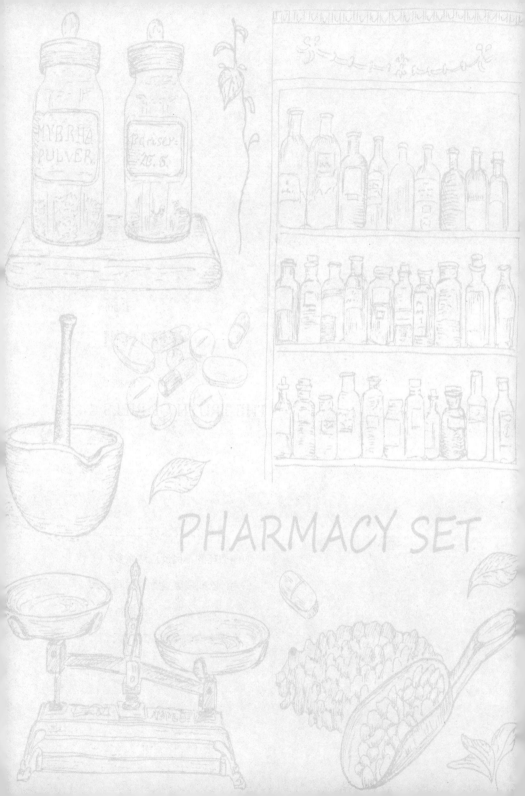

药店不是便利店

　　很多人会觉得，不就是吃点药嘛，至于大惊小怪吗？其实，药物滥用问题远比你想象的要严重。青霉素的发明人弗莱明早有预言："当人们因无知而滥用抗生素时，所带来的耐药性问题会导致自己甚至他人因此而丧命。"

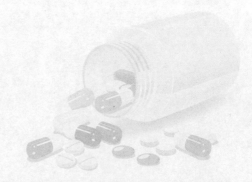

建立正确的用药观

　　夫医学之要，莫先于明理，其次在辨证，其次则在用药。
理不明，证于何辨；证不辨，药于何用。

——吴仪络

　　WHO 对自我药疗（self-medication）的定义是人们
根据自己的意愿，在没有医师或其他医务人员的指导下，自
我选择药品、使用药品来解决自身常见的健康问题和疾病。
比如感冒咳嗽了，不去医院，而是到药店买一些治疗药物，
根据说明书指示自行服药；皮肤外伤或过敏，到药店买药
膏或敷贴，按说明书的方法使用。恰当地进行"自我药疗"
既能更好地利用有限的医疗服务资源，又能节省时间与金
钱，提高效率。然而，药店不是便利店，用药不能随心所欲，
万万不可轻信虚假药品广告或者虚假药品宣传单。

　　目前，老百姓到药店购药的便捷性有了很大提高，随
之而来就出现了许多不合理用药现象：如未严格按照适应

证自行购药服药、因药店促销囤积过多药品导致过期、储存条件不佳导致药品变质失效等。

合理用药

WHO 将合理用药定义为：患者接受的药物符合其临床需求，药物剂量符合个体需求，疗程适当且对患者和社会来说成本最低 [1,2]。然而，不合理用药的情况在我国乃至世界已成为普遍现象，甚至成为威胁人类健康的重要杀手，可能造成如下危害：①导致治疗失败；②增加药物不良反应发生率；③出现药源性疾病甚至死亡；④增加患者痛苦；⑤造成医疗卫生资源浪费，加重患者的不合理负担 [1]。

贮备药物应及时，未雨绸缪备无患

俗话说，病来如山倒，一旦突发疾病，若因身边未贮备常用药而贻误时机，则可能性命难保。恰当贮备药物，一是要注意遮光、密封、密闭、严封或熔封，有些药品根据存放温度要求应放置于阴凉处（≤ 20℃）、凉暗处（避光、≤ 20℃）、冷处（2~10℃）或者冷冻处（< 0℃）[1]；二是要注意观察其外观变化，若出现以下情况，切勿继续使用：①药片表面出现斑点、碎片、松散、变色、粘连或裂缝等；

②胶囊出现粘连、裂开或混合异（臭）味；③丸剂出现粘连、霉变或有虫蛀等；④颗粒剂（冲剂）、散剂严重吸潮、结块、有色点、虫蛀或发霉等；⑤溶液及糖浆剂混浊不透明、沉淀、分层、变色或异（臭）味等；⑥软膏、乳膏、栓剂出现融化、分层、结块、异（臭）味、变色、油层析出、霉败等；⑦眼药水变色、混浊等。

认识药名不容易，分清才能用对药

面对"泰诺林""必理通""百服宁"等药品名，你是否会感到困惑万分，其实它们都是解热镇痛药"对乙酰氨基酚"。因为药品名称存在通用名、商品名和国际非专利名，同一药物，由于不同药厂生产，存在多个商品名的现象非常普遍。作为普通老百姓，若不能很好地理解药品的通用名和商品名之间的区别和联系，可能导致医疗卫生资源的浪费、重复用药、过量用药、药物中毒甚至是死亡。因此，在购买和服用药物时，一定要先看通用名，分清药名才能用对药。

分清药品并不难，说明书能帮上忙

我们在阅读药品说明书时，首先应看药品名称，特别是通用名称和药品成分，以帮助识别是否重复购买了同类药物；其次要阅读药品适应证、禁忌证和药理作用，注意该药是否能起到对症治疗的作用；再次应该阅读不良反应、注意事项、特殊人群用药及药物相互作用，做到用药时心中有数，一旦出现不良反应等突发情况，方便及时求医就诊；最后应该阅读用法用量、贮藏方法、有效期，以明确如何在恰当的时间，采取正确的服药方式进行服药，以及如何妥善贮藏药品并及时补充所需药品数量[1]。

是药三分毒，用药莫随意

文天祥《彭通伯卫和堂》中的首句便是"理身如理国，用药如用兵"，将疾病比作敌人，药物比作士兵，形容治病如打仗一般。用药如用兵，意指治病需通晓药性，用之得当，如兵家用兵，旗开得胜，药到病除；若不谙药性，用之不当，如兵家用兵不慎，损兵折将，一败涂地，轻则伤身损元气，重则危及性命。"非利不动，非得不用，非危不战"是《孙子兵法》火攻篇对于用兵的三大原则，即无利益可寻，不出兵作战；无取胜把握，不用兵动武；不到危急关头，不与敌交战。近年来，中药养生的热潮持续不减，加上一些不负责任的广告宣传，不少人误以为天然动植物提取的纯中药制剂或中成药安全、无不良反应，甚至能起到"有病治病，无病养生"的功效。实际上，中药与其他化学药品一样，也可能产生不良反应。《黄帝内经》将药品分为大毒、常毒、小毒、无毒四类："大毒治病，十去其六；常毒治病，十去其七；小毒治病，十去其八；无毒治病，十去其九。"

有位郑阿姨最近发现自己眼白发黄，尿色加深，自己怀疑是病毒性肝炎，到医院检查，结果显示未患病毒性肝炎。那症状因何所致？经医生仔细问诊，郑阿姨才回忆起自己近 3 个月都在服用某种减肥药，而该药的不良反应之一正是药源性肝损伤。2021 年国家药品不良反应监测年度报告显示，我国药品不良反应事件当年共报告 196.2 万例，从1999 年到 2021 年，已累计报告 1883 万例，药品不良反应的情况不容忽视。药品不良反应是指合格的药品在正常的用法及用量下，患者出现与用药目的无关的或意外的有害反应，不包括无意或故意超剂量用药引起的反应和用药不当引起的反应。任何药品都可能发生不良反应，且对不同人体表现程度可轻可重（严重可致死）[1,2]，日常生活中一定要谨慎用药。

药物滥用使不得，谨遵医嘱效果佳

药物滥用是指以非医疗为目的，常在没有医生指导的情况下，持续或间断性地过量服用某些药物，特别是含有神经活性物质成分的药物，服用者常有无法自拔且强迫性的服药行为特征 [3,4]。生活中，老百姓的用药观念存在诸多误区，药物滥用的现象比比皆是。

误区一：擅自调整药物剂量、类型与使用频率

日常生活中，许多人为加快疾病恢复的速度或自觉症状有改善，随意更换药物剂量、类型和使用频率等，甚至骤然停药，其实，这都可能造成严重后果。也有些人到正规医院就诊后，发现某药效果好，故将其作为预防和治疗顽固疾病的"灵丹妙药"。但由于缺乏医学常识和相关检验手段，在不了解疾病的情况下未能对用药情况进行合理调整（停药、换药、剂量增减等），也可能会延误病情甚至危及生命，出现"因病购药、因药致病"的恶性循环。

误区二：盲目迷信"神速"点滴

点滴，也就是专业术语中的静脉滴注。静脉用药起效一般比口服给药快，但是，有些药物口服与静脉用药的疗效差异不大，口服给药方便，静脉用药可能会出现静脉炎等不良反应，因此，患者无法口服给药或病情严重时才更倾向于静脉给药。老百姓应遵循"能吃药不打针，能打针不输液"（此处"打针"指肌内注射）的原则进行疾病治疗，如若必须接受输液治疗，切勿自行调快滴速。滴速过快，

会引起心力衰竭、肺水肿等不良反应，一定要遵医嘱进行输液治疗，一旦出现不适症状，要及时向医生与护士报告。

误区三：药物叠加，疗效加倍

多种药物混合同吃是十分危险的，若未能明确各自药品的成分，出现重复用药，会引起药物中毒等严重后果。如心痛定和拜新同共同服用可能导致血压骤然下降引起头晕、全身乏力等；心得安与倍他乐克同服可致心率骤降，严重者可致死。有的患者要求中西药联用，认为效果更佳，但药物之间存在配伍禁忌，如若私自合并用药，可能产生耐药性、过敏反应、肝损伤等不良反应。如具有活血化瘀作用的丹参片与阿司匹林抗凝血药合用，可能发生出血；常用的中西药复方制剂也要慎重联用，如维C银翘片与感冒清片不宜联用，消渴丸与其他降糖药不宜联用[1,3,5]。

误区四：抗菌药物就是消炎药

感冒了怎么办？咳嗽发烧了怎么办？扁桃体发炎了怎么办？周围人或许会告诉你，"吃点阿莫西林就好了""吃点头孢就好了"。好像日常不管什么病都能通过吃阿莫西林或头孢解决，这也导致许多人将阿莫西林或头孢当作消炎药服用，但实际上它们都是抗菌药物，二者有何分别呢？

抗菌药物，顾名思义是"杀菌药"，具有杀灭微生物的作用，对于扁桃体炎、肺炎、支气管炎等疗效显著。抗菌药物的药名多会带有头孢/霉素/西林/沙星/硝唑等字眼，其说明书上也会注明"本品适用于某某菌"或"本品对某某菌有抑制效果"。

消炎药，字面简单理解是指能消除炎症的药物。炎症是机体对于刺激的一种防御反应，表现为身体局部红、肿、热、痛和功能障碍，有时伴有发热等全身症状。消炎药可分为两类。一类是常见的激素类（类固醇类）消炎药，如可的松、地塞米松等；另一类是非甾体类药物，如布洛芬、阿司匹林、对乙酰氨基酚、吲哚美辛等。因此，细菌性感冒引起的咽喉肿痛等症状，用抗菌药物治疗效果显著，若是其他原因引起的发热、头痛、全身肌肉酸痛等症状，则可用消炎药进行治疗。

若把抗菌药物当消炎药滥用，可能导致治疗无效，甚至导致耳毒性、肾毒性、肝毒性等不良反应；可能杀害体内有益菌，增加细菌的耐药性；在细菌产生耐药性后，只能使用更高级别的抗菌药物治疗，严重者体内产生耐药细菌，加大治疗难度，最终可能危及生命。日常生活中我们应遵医嘱，谨慎、合理使用抗菌药物，注意个人卫生、环境消毒和定期通风，到医疗机构、养老院等耐药菌风险较高的场所时，要注意佩戴口罩及手卫生，避免与耐药菌感染者共用碗筷餐具等日用品，平时注意合理饮食和运动锻炼，保持身体健康。

误区五：偏方、秘方治大病

某天，一位 70 岁的老大爷手持一副黄色药方到药店取药，上面用红色颜料画满各种"神秘的符号"。药师仔细阅读药方上的内容，发现组方不合理，有些药物毒性较大，连忙劝告老大爷到正规医疗机构求医。老大爷嘲笑药师"无知"，说"偏方治大病，这是我千辛万苦向'神医'求来的偏方，天机不可泄露，你照着抓药即可"。

如今，出于各种原因，有些疾病仍旧没有特效治疗方法与药物，有的慢性病治疗时间长、见效慢，导致患者对正规治疗缺乏耐心和信心，听信民间各种偏方、秘方。虽然有的民间偏方、秘方是经验医学的产物，确实对一些疑难杂症有效甚至可以治愈，但多数情况下是无效甚至有害的。这些偏方、秘方缺乏有效性和安全性的临床试验，其毒性、禁忌证、不良反应等不清晰，盲目使用可能导致病情贻误甚至危及性命。

误区六：保健品可以代替药品

保健品（保健食品）指具有保健功能或者以补充维生素、矿物质等营养物质为目的，能调节机体功能，但不以治疗疾病为目的的食品，适宜特定人群使用，一般不对人体产生任何急性、亚急性或慢性危害，其本质仍是食品而非药品。

选购保健品应注意：一是到正规的医疗机构、药店、商场等场所，索要并保存好发票或销售凭据；二是要着重认准产品包装是否有国家保健食品标志和保健食品批准文号，其他还包括名称、净含量、固形物含量、配料、功效成分、保健作用、适宜人群、食用方法、生产日期及保质期、储藏方法、执行标准、保健食品生产企业名称及地址、卫生许可证号等；三是标签、说明书不可涉及疾病预防、治疗功效等，其内容应与注册或备案内容保持一致，写明适宜人群、不适宜人群等，并且必须声明"本品不可代替药物"。保健品的相关产品信息可以在国家市场监督管理总局网站的特殊食品信息查询平台查询，一旦发现保健品有质量安全问题、涉嫌虚假宣传预防疾病和治疗功效的情况，应及时向当地市场监督管理部门举报或拨打投诉电话 12315。

误区七：非处方药可以随意使用

处方药指需凭执业医师或助理执业医师处方才可购买、调配和使用的药物，而非处方药则不需要凭处方，消费者可以自行根据药品说明书判断、自选、自购、自用，如常见的感冒药、止咳药、解热镇痛药、维生素类等。非处方药用 OTC 字母表示，根据安全程度进一步分为甲类非处方药（红底白字）和乙类非处方药（绿底白字），前者安全性较低，只能在具有《药品经营许可证》、配备执业药师或药师以上药学专业人员的药店、医疗机构药房零售，后者安全性较高，除药店和医疗机构药房外，还可在经过批准的普通商业企业零售。

　　虽然非处方药的安全性比处方药高，但并不意味着非处方药可以随意选购，药店不是便利店，在选购非处方药时，应注意：①到正规药店或医院药房选购并索取发票；②了解并针对身体不适的症状，明确病情，对症选药，切勿模仿他人用药或盲目用药；③选购药物时仔细查看药物外包装是否完整无破损，是否包含注册商标、OTC标志、使用有效期等，内包装要有详细的药品说明书等；④选购前仔细阅读药物说明书；⑤谨慎购买同样药名的药物。有些如布洛芬、阿司匹林等药物拥有处方药与非处方药双重身份，看似名称相似或功效差不多，但可能各自针对的病症是不一致的，因此不能仅凭药名就认为两款药物功效一致。

用药方法与时间

服药姿势有讲究

　　对于大多数口服剂型的药物，采取站立位或端正坐姿，将药片放入口中，含一口水，稍微仰头并做吞咽动作，药品即可随水经食管进入胃部；若为卧床患者，尽量自己或在他人协助下采取坐位服药。对于胶囊剂型的药物，建议先润湿喉咙，在吞服时头部向下略前倾而非上仰，一是防止胶囊卡在食管壁上，二是防止药物延迟入胃，影响疗效。药物服用完毕后稍等片刻再喝水。治疗骨质疏松的双膦酸盐类（如阿仑膦酸钠）药物必须采取站立位服用，以 200 mL以上的水送服，并保持上身直立 30 分钟以上，以防药物附着于食管壁，引起食管炎症。硝酸甘油则必须采取半卧位或坐位舌下含服，并在服药后立刻躺下，若站位姿势含服很可能因出现低血压而晕倒。

此外，服药不要干吞强咽，以免误入气管发生窒息；不要随意弄碎药品服用，以免失去药物应有的作用，如缓释片弄碎会无法发挥缓释作用且可能导致药物释出过快产生不良反应；胶囊不要拆开服用，避免药物被胃酸破坏或刺激胃黏膜、口腔黏膜等；泡腾片需要按说明书要求溶解后服用，直接吞服可能产生恶心、呕吐等情况。

服药用水有讲究

常有这样的新闻，有的人因喝酒前吃了头孢出现过敏性休克而被紧急送医抢救；有的人为图方便，随手用一杯咖啡送服布洛芬，出现急性胃出血最终送医救治。日常生活中，有些人根据自己喜好或为图方便，选择不适当的液体如咖啡、饮料、牛奶甚至是啤酒等送服药物，很可能造成疗效减弱、失效甚至对健康产生影响，常见的例子还有：①布洛芬与咖啡、可乐同服，可能诱发胃出血甚至胃穿孔；②西柚汁与抗癌药、心血管药、降压药等同服，会增加药物不良反应；③牛奶与抗菌药物同服，影响药物吸收，与洋地黄、地高辛等强心剂同服，会增加药物毒性；④温度过高的水可能使药物因高温而疗效减弱，如小儿麻痹糖丸、维生素 C、止咳糖浆等；⑤茶水中含有咖啡因、茶碱、鞣酸等成分，可能会降低或抵消药效等；⑥头孢类药物用酒送服，会出现乙醛中毒，导致面部潮红、头晕、头痛、腹痛、恶心、心率加快等，严重可致死。当然也存在一些特殊情况，如胃黏膜保护药磷酸铝凝胶可用牛奶送服，但大多数药物以温开水送服是最佳选择。

按时服药疗效好

现代人生活忙碌，服用药物种类多、方式不同、时间不一致，难免会出现忘记服药的情况。一旦漏服药物，是否能"亡羊补牢"呢？如若在用药过程发生漏服情况，切勿随意补服，要根据实际情况采取相应措施；如若自觉把握不准，可咨询正规医疗机构的医生，请对方予以用药指导。

习近平总书记在福建考察调研时曾强调，健康是幸福生活最重要的指标，健康是 1，其他是后面的 0，没有 1，再多的 0 也没有意义。随着经济、文化不断发展，公众健康意识不断提高，"自我药疗"的健康需求也随之快速增长。药品安全大意不得，公众不能为图方便、图省事，随意购药、用药。药店不是便利店，购药不能随心所欲，吃药更有诸多讲究。公众应建立正确的用药观，掌握药品常识，提升合理用药水平，不被夸大宣传、售卖伪劣、坑蒙拐骗等行为所误导，保障自身的健康权益。

参考文献

[1] 卢海儒 . 百姓购药与用药指南 [M]. 北京 : 中国医药科技出版社 ,2006.

[2] 荆建国 . 百姓用药入门 [M]. 太原 : 山西科学技术出版社 ,2006.

[3] 梅旭辉 , 秦惠基 . 帮你正确认识药物 [M]. 武汉 : 华中理工大学出版社 ,2007.

[4] 管林初 . 药物滥用和成瘾纵谈 [M]. 上海 : 上海教育出版社 ,2010.

[5] 金锐 . 小金药师说药事 [M]. 西安 : 西安交通大学出版社 ,2017.

保大还是保小
——知情同意书与孕期用药

　　每一位顺利生产的母亲都是幸运的。孩子的出生，是妈妈的重生。对于任何一个迎接新生命的家庭而言，世间最美的等待就是：母子平安。

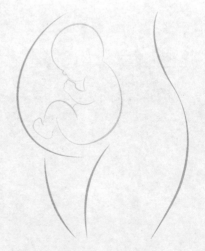

知情同意书——让人欢喜让人忧

　　世上只有一种善，那就是知识，也只有一种恶，那就
是无知。

——苏格拉底

　　在一些电视剧里会有这样的情节，产妇因为难产生命
垂危，大夫冲出手术室一脸严肃地对家属说："大人和孩
子只能保一个，你们家属快做决定吧！"男方父母大叫："保
小的，保小的，我家五代单传，就靠这个孩子续香火了。"
女方父母一把将众人推开，怒斥道："真没想到你们是这
样的人，我女儿的命就不是命了？必须保大的！"丈夫不
知所措站在一边，现场一片混乱……

　　喂，快醒醒！这种情况在现实生活中是不存在的。医
院会遵守"母亲安全、儿童优先"的原则，全力保障母亲
和孩子的平安，除非母亲遇到自身生命已经无法挽救的情
况，否则都会以母亲的生命安全为第一位，不会让家属陷

入"保大还是保小"的抉择中。当然，医院为了避免可能出现的医疗纠纷，会让家属签署一份"知情同意书"，告知生产过程中可能存在的风险。这份"知情同意书"一般是由临产孩子的父母签署，并且尽可能在进入产房前就签好，这样医院就能在生产过程中掌握主动权。

为什么要签署知情同意书呢？

知情同意书是对患者医疗主体地位的确认，保证患者及其家属享有医疗行为的选择权和决定权，患者的同意实际上是对医生正常医疗活动损伤自己身体放弃主张权利的一种承诺。通俗来说，如果患者没有同意，医生的医疗行为造成患者损伤，就属于故意伤害，需要承担相应的责任。

你可能会问，如果孕妇已经昏迷，生产过程中又出现了危险，谁来替她做决定呢？

先看一起真实发生的案例，这件事发生在 2007 年 11 月的某天，某医院接诊了一位孕妇，到达医院的时候已经处于昏迷状态，呼吸急促。医生诊断为重症肺炎，需要立刻剖宫产，如果再耽误下去，母亲和孩子都会有生命危险。

做手术，需要家属签字才行。按照当时执行的 1994 年发布的《医疗机构管理条例》要求："医疗机构施行手术、特殊检查或者特殊治疗时，必须征得患者同意，并应当取得其家属或者关系人同意并签字；无法取得患者意见时，应当取得家属或者关系人同意并签字；无法取得患者意见又无家属或者关系人在场，或者遇到其他特殊情况时，经治医师应当提出医疗处置方案，在取得医疗机构负责人或者被授权负责人员的批准后实施。"

孕妇的丈夫望着眼前的手术通知单，却迟迟不愿签字。他认为妻子就是有些感冒，怎么会突然要生产了？这太不正常了，一定是医院想骗自己的钱。在很长一段时间里，焦急的医生反复向这位丈夫解释妻子的病情，承诺如果是担心费用问题，医院可以让他欠费治疗，可是这位丈夫无动于衷。医院甚至怀疑他有精神问题，请来专家鉴定，结果显示他的精神很正常。

医生无奈选择了报警，希望民警可以做通他的思想工作，但是他不为所动，任何人的话都听不下去。整整三个半小时，他 5 次拒绝在手术通知单上签字，被逼急后甚至写下来这样一段话："拒绝剖宫产手术，后果自负。"

最终，妻子带着孩子，离开了人世。这位妻子名叫李丽云，这件事轰动全国。

事件发生后，大众纷纷谴责孕妇的丈夫，也有一部分人认为医院处理过于刻板，毕竟医疗部门应该以救死扶伤为第一准则，哪怕患者家属不同意，也不能见死不救。有人提到在《医疗机构管理条例》中有这样一段话：遇到其他特殊情况时，经治医师应当提出医疗处置方案，在取得医疗机构负责人或者被授权负责人员的批准后实施。但是也有部分律师认为，特殊情况的前提是无法取得患者或者家属意见，而本案例中，家属在场并且拒绝手术，所以并不属于特殊情况。《医疗机构管理条例》在 2016 年和 2022 年分别进行修订，最新版于 2022 年 5 月 1 日正式实施，明确规定："医务人员在诊疗活动中应当向患者说明病情和医疗措施。需要实施手术、特殊检查、特殊治疗的，医务人员应当及时向患者具体说明医疗风险、替代医疗方案等情况，并取得其明确同意；不能或者不宜向患者说明的，应当向患者的近亲属说明，并取得其明确同意。因抢救生命垂危的患者等紧急情况，不能取得患者或者其近亲属意见的，经医疗机构负责人或者授权的负责人批准，可以立即实施相应的医疗措施。"

医院如果冒险抢救，救活了皆大欢喜，但如果孕妇出问题了，医院要承担全部责任。这种情况下，医院的做法从法律角度讲没有过错，从道德角度讲，的确有些欠妥。

李丽云的父母事后起诉了医院，最终法院驳回起诉，认为医院在此过程中并无过错。不过，出于人道主义关怀，医院赔偿了李丽云父母 10 万元，将这件事暂时画上了句号。不过这件事背后涉及的法律、伦理、医学等领域方面的问题，远远没有结束。

其实，这件事不仅仅涉及"保大还是保小"的问题，还引申出另外一个问题，如果患者家属做出了不利于患者的决定，医院是否需要遵守？

英国曾经发生过一起连体婴儿案，或许能引发我们的一些思考。

2000 年，一对连体婴儿出生在英国曼彻斯特圣玛丽医院，一位身体发育正常，一位多个脏器功能有缺陷，两人共用一套主动脉，如果不实施分离手术，两个孩子会在几个月后双双死去，如果手术，有缺陷的孩子死去，身体发育正常的孩子能够存活。

连体婴儿的父母出于宗教信仰考虑，决定放弃手术，听天由命，但是医院不这么认为，他们希望至少拯救一个孩子的生命，于是采取法律途径，希望法院能够判决强制实施手术。最终，终审法院许可强制进行分离手术的判决，在连体婴儿 3 个月大的时候，医院实施了手术，一人存活，一人不幸死亡。这件事也同样引发了社会各界的很多争议。

现实生活中，我们都希望母亲和孩子同样健康，但是很多孕妇由于自身健康状况、外界环境影响或者孕期错误使用了某些药物，导致后代出生缺陷。如下我们将科普妊娠期用药的一些基本知识，避免由于错误用药导致胎儿畸形等悲剧的发生，让大人和孩子都安全。

孕期用药——一起吃苦的幸福

2017 年中国药学会公布的十大用药误区之一就是"不敢服药恐伤胎，过度谨慎不可取"。很多孕妇由于担心药物对胎儿产生影响，生病后拒绝去医院就诊或者不愿服药，希望通过自身免疫力"扛"过去，或者通过食品、调养等方式对抗疾病，这显然是有隐患的。疾病对孕妇自身或者儿童的影响往往比药物更严重，比如有些孕妇出现发热的情况后，担心退热药对胎儿有危害，仅仅尝试物理降温，不愿吃药，实际上，对乙酰氨基酚、布洛芬等常见退热药对孕妇是比较安全的，反而是高热可能导致先兆流产，严重的甚至导致胎儿死亡。所以，孕妇既不能随意用药，也不能过分紧张不敢用药。

事实上，没有任何药物对孕妇是绝对安全的，胎儿畸形也并非完全由药物引起。研究表明，约 2% 的人类出生缺陷是由药物引起的，98% 是由遗传、环境等其他因素决定的。药物的致畸作用和药物本身、用药剂量、服药周期长短、孕妇自身对药物的吸收代谢能力等多种因素相关。孕妇在用药时可以遵循下列基本原则：

（1）根据病情的需要，在经过医生的诊疗后，选择疗效肯定并且对胎儿相对安全的药品。

（2）能够单独用药，就不要联合用药。咨询药师后，掌握合适的用药剂量和用药途径，疗程不宜过长。

（3）尽量选择临床使用多年、在胎儿安全性方面临床资料充足的药品。尽量不用或者少用只有动物实验资料没有孕妇临床用药资料的药品。

1954年，联邦德国的一家药厂研发了一种名为"沙利度胺"的药品，具有良好的镇静效果，还能够有效抑制妊娠期妇女的呕吐反应。该药仅仅做了几百人的临床试验后就在欧洲上市了，它还拥有一个很好听的商品名"反应停"。这款药物对于饱受孕吐之苦的孕妇来说绝对算得上福音，很快成为市场上的明星药，据说在联邦德国每月的销量超过1吨。

当时大多数国家的药品监管制度非常宽松，沙利度胺在多个国家获得上市许可，上百万人服用过该药物。但是很快，一些国家的医生发现畸形婴儿出生率异常上升。一些症状严重的婴儿长骨短小或者缺失，手脚像海豹的鳍一样长在躯干上，因此被称为"海豹婴儿"。这些孩子有一个共同的特点就是，母亲曾经在怀孕期间服用过"反应停"，越来越多的证据表明该药物会导致胎儿畸形。

　　药厂召回药物的时候，该事件已经波及多个国家，德国、英国、澳大利亚、日本等国均出现大量"海豹婴儿"。截至 1963 年，全球累计受害儿童超过 15 000 人，该事件被认为是史上最大的药害事件。

　　"反应停事件"已经过去 60 多年，但该药对胎儿致畸作用的具体机制直到 2018 年才被揭开。科学家发现沙利度胺会促进转录因子的降解，其中包括一种名为 SALL4 的转录因子。SALL4 的降解会干扰胎儿的肢体及其他方面的发育，导致胎儿畸形和器官缺陷。

　　这件事促使美国迅速通过了《科夫沃－哈里斯修正案》（Kefauver-Harris Amendments），该法案第一次要求制药商在新药上市前必须向 FDA 提供经临床试验证明的药物安全性和有效性双重信息。该法案关于临床试验的部分要求延续至今。

　　药物对腹中胎儿影响最明显的是孕前 3 个月（即距离末次月经来临的第 3 个月之内的时间，临床上也叫孕早期）。孕早期胎儿着床不稳，流产现象发生的概率较高，需要特别注意。受精后 2 周，药物影响通常表现为"全"或"无"效应，要么自然流产，要么没有影响。受精后 3~10 周是大多数器官分化、发育、成形的阶段，最容易受到药物的影响，使用不当会出现严重畸形。受精后 10~14 周，胎儿部分器官未完全形成，部分药物会造成器官畸形。受精 14 周之后，药物影响则主要表现为身体功能的异常。

在我们服用的药品说明书中通常会包含孕妇及哺乳期妇女用药的内容，计划怀孕或者妊娠期女性需要特别关注。那么，对于说明书中经常会出现"慎用""忌用"或"禁用"的提示，这三者有什么区别呢？

"慎用"顾名思义就是需要谨慎使用的意思，并不表示完全不能用。由于部分特殊的生理或者病理原因，孕妇使用这类药物可能出现不良反应，因此在用药时需要格外谨慎，需要在医生的指导下权衡利弊再使用，出现问题要及时停药。"忌用"比"慎用"更进了一步，说明不适宜使用或应避免使用，其不良反应比较明确，发生不良后果的可能性很大。"禁用"表示禁止使用，这类药物可能产生严重后果，用药风险超过用药收益，是绝对禁止使用的。

在各类药物的孕期应用安全性方面，我们可以参考妊娠期药物安全分类的"五字母系统"，该系统根据药物对于妊娠期的安全情况和危害水平将药物分为 A、B、C、D、X 五个等级，协助医生为孕妇提供安全的药物处方。

A 级：对照研究没有发现孕期服用对人类胎儿有风险，对孕妇安全。这一类的药物数量很少，维生素 B、维生素 C、叶酸等属于 A 类。当然，这类药物如果超过正常剂量大量使用，依然会对胎儿和孕妇造成危害。后文当中的很多药品安全等级划分也遵循这一规律，当小剂量使用时属于较安全类别，大剂量使用则可能会使危险等级提高。

B级：动物研究未发现对动物胎儿有风险，但没有人类对照研究，或者动物研究中显示有不良反应，但是人类对照研究未被证实有不良影响，对孕妇相对安全。属于这类的药物包括青霉素类、大多数头孢菌素类、布洛芬、乙胺丁醇等。很多孕妇怀孕期间坚持不使用抗生素，其实并不一定是正确的选择。如果病情确实需要，科学合理地使用抗菌药物并不会对胎儿造成不良影响。

C级：动物研究显示对动物胎儿有不良影响（致畸或者导致胚胎死亡等），但是对人类没有对照研究，或者尚未对人类或动物进行研究。该类药物需要权衡利弊后谨慎使用，包括利福平、氯霉素、巴比妥类、异烟肼等。该类药物如果有替代药品，尽量选用替代药品，如果没有替代药品，则需要向患者及家属说明使用理由。

D级：有确切证据表明对人类胎儿有风险，但是为了孕妇获益，这些风险是可以接受的，例如当孕妇患有危及生命的疾病而没有其他更安全药物可用的时候。这类药品比较多，大多数抗肿瘤药都属于D级。四环素类、氨基糖苷类、地西泮类等也属于这一类。

X 级：动物研究和人体研究均证实该类药物可引起胎儿异常，或者人类用药经验表明，药物对胎儿有危险，潜在的风险明显大于治疗益处。该类药物禁用于孕妇或者可能怀孕的女性。这类药品的数量不算多，前文中提到的反应停（沙利度胺）属于此类，很多激素类药物、利巴韦林、异维 A 酸等也属于此类药物。

请谨记，孕期任何药物的使用，请务必咨询医生和药师。

ABCDX 分类系统对于指导妊娠期妇女用药简单明了，沿用多年，但是也有一定的不足。这种风险评定过于简单，无法有效完整地覆盖妊娠不同时期的用药风险，也无法指出药物对于男性或女性生殖系统的潜在风险。近年来，美国 FDA 制订了新的妊娠和哺乳期妇女的用药规则，要求药品生产厂家在其药品说明书中提供药品在妊娠期、哺乳期的使用，以及对女性和男性生殖系统影响等方面的详细情况。新修订的说明书包括药物是否进入乳汁、是否影响婴儿等很多细节内容，还加入了备孕男性与女性条目，注明药品对于避孕、生育等方面的影响。新的妊娠安全等级系统以文字资料代替简单的字母分级，用比较详细的资料为医生诊疗提供用药参考，使得整个妊娠期和哺乳期的用药更为安全。这一规定于 2015 年开始生效，自 2001 年 6 月 30 日后上市的药物，将逐步更改为此标识，之前上市的药物需要删除原来的五字母系统，非处方药不在此规则要求内。

以上所说的主要是化学药对于妊娠期妇女的影响，那么老百姓生活中常用的中药制剂，是否会对宝宝产生影响呢？一些老年人认为中成药没有不良反应，孕妇可以放心使用。其实中成药是以中药材为原料，在中医药理论指导下，为了预防及治疗疾病的需要，按规定的处方和制剂工艺加工制成一定剂型的中药制品，它的来源包括植物药、动物药、矿物药等，含有多种化合物成分。由于具体成分和使用剂量不够明确，很难系统评估其对胎儿的安全性。从药效方面考虑，有一些中成药是孕妇应该避免使用或者谨慎服用的。例如理气类、消导类、理血类、泻下类、清热类中成药中的部分品种。有些中成药则具有保胎的作用，例如清热安胎药、理气安胎药、健脾安胎药等。具体如何使用，应遵从医生的建议。

有时候，某些准妈妈在不知道自己怀孕的情况下，服用了一些药品。这时候最好咨询医生，寻找解决方案。在见医生时，需要详细介绍所服用药品的名称、种类、服用剂量、次数、服药的时间、使用的天数、自身的疾病情况等，帮助医生做出最佳判断。就医时最好能将药品连同外包装一起带去。

孕期疾病的用药策略——亲亲我的宝贝

一些女性怀孕时，可能伴随某些疾病的发生。例如妊娠高血压、妊娠糖尿病等，这些疾病会影响胎儿健康吗？是否能够用药物治疗？下面我们为大家介绍一些孕期疾病和用药的知识。

妊娠高血压

妊娠高血压是产科常见疾病，是导致孕产妇和围产儿死亡的重要原因之一。据统计，患病率为5%~10%，绝大多数是由于妊娠引发高血压，少部分患者在妊娠前就已经罹患高血压病了。

那么，血压高到什么程度属于妊娠高血压呢？

依照国内外现有指南，妊娠高血压定义为诊室血压≥ 140/90 mmHg，其中收缩压140~159 mmHg 和（或）舒张压90~109 mmHg 为轻度高血压，收缩压≥ 160 mmHg 和（或）舒张压≥ 110 mmHg 为重度高血压。

妊娠高血压患者均应进行非药物治疗。例如限制盐的摄入、适当运动、养成良好的作息习惯等。如果血压≥150/100 mmHg，生活方式干预的同时，可以启用降压药。

根据《妊娠期高血压疾病诊治指南（2020）》，慢性高血压患者常用的口服降压药物有拉贝洛尔、硝苯地平或硝苯地平缓释片等。如口服药物血压控制不理想，可选用静脉常用药，如拉贝洛尔、酚妥拉明。禁止使用作用于肾素 – 血管紧张素系统的药物，例如一些名字中带"普利""沙坦"的药物，阿替洛尔也应该避免使用。

记住，早诊断、早干预、早处理是诊治妊娠高血压的重要措施。

妊娠糖尿病

妊娠糖尿病是指妊娠期发现的不同程度的糖代谢异常。妊娠糖尿病患者在孕妇中的比例超过 10%，该疾病的治疗方案包括饮食控制、适当运动、药物治疗、自我血糖监测等。

妊娠糖尿病患者如果单纯通过饮食控制血糖效果不佳，可以采用药物治疗。首选降糖药为胰岛素。胰岛素是大分子蛋白，不通过胎盘，所以对孕妇而言比较安全。

二甲双胍是一类经典的降糖药，且对孕妇和胎儿来说相对安全，但也存在潜在不良反应，如恶心、腹泻、呕吐等，需要在医生指导下使用。约一半的妊娠糖尿病患者接受二甲双胍治疗后需补充胰岛素，以达到血糖的控制目标。

有些患者的母体胰岛素抵抗水平随着孕周增加，在妊娠晚期胰岛素需求量可能会上升，临床医生会根据个体血糖监测结果，调整胰岛素用量，以达到血糖控制最优水平。

这里需要提醒妊娠糖尿病患者，某些药物会增加胰岛素的用量，如糖皮质激素、甲状腺激素、沙丁胺醇、呋塞米等可能会升高血糖，所以不要随意服用药物，应该在医生的指导下使用，如果使用上述药物，应该严密监测血糖，随时调整胰岛素用量。

妊娠期肿瘤

妊娠期肿瘤的发病率近年有所上升。流行病学统计显示，宫颈癌发病率为（1.4~4.6）/10万，卵巢癌的发病率为（0.2~3.8）/10万，卵巢低度恶性肿瘤发病率为（1.1~2.4）/10万，与非妊娠期女性相比，妊娠期女性罹患恶性肿瘤的相对风险更低。国际癌症、不孕与妊娠网络近期发布了《妊娠期妇科肿瘤：基于第三次国际共识会议的指南》。根据该指南，如下简单介绍妊娠期妇科肿瘤的相关用药策略。

手术治疗是大多数妊娠期妇科肿瘤的基本治疗方式，对于部分患者，可以考虑将手术推迟到分娩后。孕早期禁止化疗，以免影响胎儿器官发育。

随着我国法制建设的不断完善，医护工作者的法律意识也在不断提高。"保大还是保小"这个问题，其实算是一个"伪命题"，当产妇和胎儿同时出现意外时，医生基本都会选择优先保证孕妇的安全。从法律角度来看，胎儿在没有出生之前，尚不属于自然人，还没有相应的民事权利，产妇的生命权更重要。从医学角度来看，产妇健康，胎儿的供给正常，才不会出现各种问题。所以，即使在患者家属不同意的情况下，医生们也会有自己的判断。

当然，本书不是讨论司法案件的工具书，将这些真实案例放在文中，是为了告诉大家，医生诊疗时，并非照搬各类疾病治疗指南，在复杂的现实生活中，有很多超出医学范围的情况。多掌握一些健康知识，就能少一些生育隐患；多学习一些用药常识，就能少一些用药风险。

愿每一位妈妈都能被好好呵护，每一个孩子都能够平安幸福。

参考文献

[1] 中华医学会妇产科学分会妊娠期高血压疾病学组 . 妊娠期高血压疾病诊治指南（2020）[J]. 中华妇产科杂志 ,2020,55(4):227–238.

[2] 余昕烊 . 昆士兰卫生组织《妊娠期糖尿病指南（2021 年版）》要点解读 [J]. 中国实用妇科与产科杂志 ,2021,37(9):933–936.

[3] 郭英 . 妊娠期妇科肿瘤：基于第三次国际共识会议的指南 [J]. 中国实用妇科与产科杂志 ,2019,35(11):1282–1285.

[4] 冯欣 , 韩朝宏 . 药用对了才治病（孕产妇合理用药问答）[M]. 北京：人民卫生出版社 ,2014.

[5] FDA: Pregnancy Categories;https://www.drugs.com/pregnancy–categories.html.

以身试药
——药物临床试验与新药上市

　　有研究指出，药品研发成本的一半甚至 2/3 是监管成本导致的。临床试验真的需要 10~12 年吗？临床试验的案例真的需要那么大量吗？对肿瘤患者来说，即便有很大的风险，可不可以用还没有通过临床试验的药物？

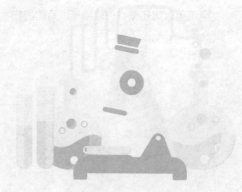

药物临床试验

> 真正的悲剧不是在善恶之间，而是在两难之间。
>
> ——黑格尔

从先辈的经历看，确定药物有效和安全的途径实际上比较简单的办法就是"尝药"，那么科技发展到现在，还需要尝药吗？现代医学如何"尝药"呢？

在很多大型医院里有那么一群人，他们的确有这样或者那样的疾病，甚至已经病入膏肓了，但他们寻找的不是平常人口中的"医生"，而是"药"或者治疗手段。这些药物或者治疗手段还没有被批准用于普通患者，但是他们因为所患疾病无药可治，走投无路；或者因为各种各样的其他原因，不惜以身试药。

那是一位让我记忆终生的病例，初为人母的她被诊断为肺癌伴有多发转移，已经没有手术机会了，几次常规化疗下来，没有任何奇迹，基本上已经可以看到生命的尽头了。

基于当时（其实也包括现在）的治疗手段，留给她的时间已经很短暂了，应该以天或者小时计。可是面对年幼的孩子，相信很多人愿意挽留她，包括她自己也很想继续活下去，这样才可能陪伴孩子长大。

无意中，她听说某家医院在开展针对肺癌晚期的临床试验，于是义无反顾地去参加了这项临床试验。结局非常美好，就如童话故事那样，她神奇地生存下来了，而且后来被证实她体内的癌细胞都被清除了。一时间，她的故事成为传奇。但令人诧异的是，她所参加的临床试验结果并没有证实所应用的方法对肺癌晚期患者有效。以至于很多年后，已经没有多少人还记得她是如何生存下来的。

无独有偶，多年之后一位医生的父亲，也被诊断罹患了肺癌，同样是多发转移晚期。在应用多种治疗方法后，走投无路的他想到了她曾经创造的奇迹。于是应用同样的方法给自己的父亲治疗，路线和技术方案都是一致的。然而童话不会反复发生，没有任何意外的惊喜发生，他没有留住自己的父亲，因为当年那个临床试验本身就是失败的。那作为医生的他，这个选择是否有问题？估计没有人可以给出明确答案。

从 GCP 到 ICH-GCP

最新的《药物临床试验质量管理规范》规定，药物临床试验是指以人体（患者或健康受试者）为对象的试验，意在发现或验证某种试验药物的临床医学、药理学以及其他药效学作用、不良反应，或者试验药物的吸收、分布、代谢和排泄，以确定药物的疗效与安全性的系统性试验。从这个定义看，药物临床试验的核心内容仍旧是以人为试验对象，和远古时期神农尝百草以及李时珍以身试药有相似之处。当然，随着科技的发展，现代药物临床试验经过了很多阶段，已经拥有明确的质量规范，也就是 GCP（good clinical practice），全称是"药物临床试验质量管理规范"。

国际上目前执行的药物临床试验管理规范是 2016 年颁布的 ICH-GCP（E6 R2）。ICH 指国际人用药品注册技术协调会，于 1990 年正式成立。ICH-GCP 最初的指导原则是为欧盟、美国和日本提供统一标准，以促进这些国家在其权限内相互接受临床数据。

2017 年我国正式成为 ICH 成员国。我国根据自己的实际情况，并结合 ICH-GCP，形成了有中国特色的药物临床试验质量管理规范，也有人称之为中国版的 GCP。GCP 的核心原则是受试者安全性、试验的科学性和数据的完整真实性。我国的《药物临床试验质量管理规范》由国家食品药品监督管理局于 2003 年首次颁布，至今最新版本是 2020 年版。

药物临床试验的雏形

历史上第一个随机对照试验是 1948 年杰弗里·马歇尔（Geoffrey Marshall）等在《英国医学杂志》上发表的链霉素治疗肺结核的临床试验。该临床试验所有入组患者都是经证实的肺结核患者。入组后被分为两组，一组应用链霉素治疗并卧床休息，也就是试验组；另一组仅采用卧床休息（当时的医疗水平除了卧床休息之外基本没有其他办法），也就是对照组。这个药物临床试验首次提出了药物临床试验三大原则的雏形，即随机、对照和重复。

随机就是确保每个研究对象（在上述试验中就是被证实罹患肺结核的患者）被分配到试验组或对照组的机会相同，从而可保证各组之间的可比性。对照就是除了试验组应用链霉素治疗外，还有一组仅采用卧床休息的患者，这一组就是对照组。通过随机的办法使得两组之间有确定的可比性。重复就是无论是试验组还是对照组患者，都要有一定的数量，从而使得即使再做一遍试验，其结论是可重复的。

随机、对照和可重复是药物临床试验的基础，链霉素治疗肺结核的临床试验充分遵守了这三大基础原则，因此其结论有很强的说服力。通过这个试验，研究者得出链霉素可以改善肺结核症状、减少死亡率的结论，终结了肺结核是"死亡之神"的传说。

20 世纪，除产生了第一个随机对照临床试验外，还发生了很多明显侵犯临床药物试验受试者权益的事件，主要是日本和德国的纳粹分子对很多被关押的战俘等实施了极其残忍的"人体试验"，这些实施者就包括臭名昭著的日本 731 部队。这些"人体试验"明显侵犯了受试者的人权，也违背了人类最基本的伦理道德。1949 年纽伦堡国际法庭对德国纳粹分子宣判有罪。此后，通过了旨在保护人体试验受试者的规定——《纽伦堡法典》，该法典第一次明确提出了研究者应当取得受试者的知情同意，同时提出了人体试验必须要满足结果有利于人类的发展，研究开展应当满足伦理道德、法律法规的基本要求，只有同时满足这两个条件，药物临床试验才具有正当性。这也就是 GCP 核心原则之一——受试者安全的雏形。

新药上市的"千难万险"

很多医药公司，也包括高等院校等研发机构，每年都会将大量人力物力投入到新药研发上，但是真正上市的新药非常少。一种药物真正用到患者身上，需要经历千难万险，大多需要 10 年甚至更长的时间才可能上市。一般来说，新药上市需要经历 6 大步骤，主要是新药的发现与研发、临床试验、新药申请、批准和药物上市后监测。新药从研发到最后上市的过程，就像组建一支足球队并夺取世界杯冠军那样艰难，只有最终获得"世界杯冠军"的药物才能获得新药上市的资格。

新药的发现与研发——找到未来的球星

新药的发现就好比寻找有足球运动潜力而且可以踢好球的儿童。足球明星是被"球探"从众多热爱踢球的孩子中发掘出来的，药物研发中也有一类人专门负责选择或者发现能够治疗疾病的药物，也就是从众多化合物中找到可能成为药物的那一个。在新药研发过程中，新药发现尤其重要，没有这一步，后期工作均无法开展。筛选候选药物的过程极其耗费时间，很多科学家甚至穷其一生都没有找到合适的候选药物。比如目前的国际研究热点——治疗阿尔茨海默病的药物，很多医药公司投入大量人力、物力和财力，但最终没有找到合适的候选药物，只能宣布退出筛选治疗阿尔茨海默病药物的队伍，甚至不少创业型医药公司因为没有找到合适的候选药物只能宣布破产。当然，也有极个别的医药公司或者个人，因为找到了某个可能的候选药物而一鸣惊人，引来巨额的商业投入。这就如球探一样，只要发现了未来的"梅西"，就会引来大量的投资，支撑这些足球少年逐渐成长为足球巨星。

即使是天才也要有辛勤的付出才能在未来的道路上表现优异。通过第一阶段所筛选出来的候选药物，要在下一阶段形成产业化的生产，就是组成"一支可以踢球的队伍"。只有把实验室制造或者筛选出的药物达到产业化，才能最终服务于患者。球队要根据队员的特点安排其在赛场上的位置，对于药物就是通过药代动力学、安全性药理和毒理学等明确候选药物的特征，组成一支可以比赛的球队。

通过上述过程，这个药物已经获得比赛资格了，下一步就是要选择合适的"服装"，也就是选择合适的制剂形式。我们平时所口服的药物，绝大部分都是辅助成分，就是这些辅助成分决定药物的有效成分在体内是如何被释放出来的。药物的常用剂型有平片、胶囊或者缓释片等。平片就是应用辅助成分和有效成分相结合，预计药片在体内崩解后，有效成分释放出来被机体吸收利用。胶囊是把药物的有效成分放入胶囊内，胶囊进入体内被分解后，药物的有效成分被释放出来。缓释剂是把药物的有效成分通过不同的形式结合在辅助成分上，进入体内后，辅助成分缓慢地释放有效成分，以维持一段时间内均有有效成分被释放出来。

药物完成研发阶段后就要进入下一重要环节了：人体试验阶段。

新药的人体试验阶段——经历层层选拔

这个阶段就像一支足球队要参加世界杯比赛，要经过层层筛选才能进入决赛。药物通过发现和研发阶段后，已经基本成形，即将进入人体试验阶段。虽然目前科技已经发展到可以通过动物试验、模拟环境或者数字孪生环境模拟人体试验，但是仍旧没有可靠的办法代替人体试验。这也就是整个新药上市争议最大的地方。对于药物来说要拿到上市许可，也就是获得"世界杯冠军"，需要完成 I 期临床试验（区域选拔赛）、II 期临床试验（世界杯小组赛）和III期临床试验（世界杯淘汰赛）。

作为"区域选拔赛"的 I 期临床试验，也称临床药理和毒性作用试验期，主要观察人体对于新药的耐受程度和药代动力学，为后续制订给药方案提供依据。Ⅰ期临床试验的对象为健康志愿者。要做Ⅰ期临床试验通常需要招募健康志愿者，让一定数量的健康志愿者服用药物后，通过采血化验或者其他方法来评估药物在人体内的药代动力学和人体对药物的耐受程度。与世界杯区域选拔赛一样，Ⅰ期临床试验一般需要数月才能完成。

作为"世界杯小组赛"的Ⅱ期临床试验主要是初步评价药物对患者的治疗作用和安全性，为Ⅲ期临床试验研究设计和给药剂量方案的确定提供依据。Ⅱ期临床试验根据具体的研究目的，可采用多种形式，通常招募数百人，较为常用的是随机双盲对照临床试验。根据药物治疗疾病的不同，Ⅱ期临床试验常常需要数月至数年不等。

作为"世界杯淘汰赛"的Ⅲ期临床试验是确证药物是否具有治疗作用，也是后续药品注册申请获得批准的最关键步骤。对于Ⅲ期临床试验结果，要进行严格的统计学分析，根据分析结果揭示药物的有效性和安全性，也就是这个药物是否优于或者不差于市场上已有的"老药"。Ⅲ期临床试验需要比较多的试验对象参与（通常超过千人），一般也需要按照随机双盲的原则来设计试验过程。根据疾病的不同，Ⅲ期临床试验大多需要数年，甚至更长的时间。

通过上述几期临床试验，终于见到"大力神杯"——

上市的希望了。

新药申请——决赛之机

当候选药物完成三个阶段的临床试验，有足够证据证明了药物的安全性和有效性后，新药所有权者就可以向药监部门提交新药审批申请了。

新药申请需要提供所有收集到的科学资料，不能只有正面资料，负面资料也非常重要。很多国家的药监部门规定如果隐藏负面资料，影响了新药审批的过程，申请方要接受严厉处罚，甚至直接驳回新药申请。通常一份新药申请材料可达10万多页，甚至更多。美国的药物管理法规规定，FDA应在收到完整的申请材料后6个月内审评完新药申请。但是由于大部分新药申请材料的内容过多，而且有许多不规范或者不全面的地方，因此很多新药申请不能在这么短的时间内完成审批过程。这样的情况同样发生在其他欧美国家，我国药监部门也在努力改进工作，期望缩短整个审批时间。

新药批准上市——捧得大力神杯

一个候选药物通过上述艰难的过程，并获得药监部门批准，就可以正式上市销售了。但是新药持有人还必须定期向药监部门呈交后续资料，包括药物的不良反应监管记录和生产工厂的质量管理记录等。现在很多国家的药监部门进行飞检，也就是突击检查生产工厂的生产过程是否符合申请时所提交的数据，以确保药物生产过程符合新药要求的技术标准。如果药物上市后，不良反应明显超出可以接受的范围，那么药监部门还会要求持有人做第Ⅳ期临床试验，以观测其长期不良反应情况。

Ⅳ 期临床研究——时间的检验

拿到冠军了，是否就稳坐钓鱼台了呢？答案当然是否定的，对于药物来说，在大范围人群应用后，需要对其疗效和不良反应继续进行持续监测。药监部门要求根据监测结果修订药物使用说明书，如果不良反应持续增多，超过一定范围，该药物有可能被强制退市。比较有代表性的例子之一就是加替沙星。加替沙星是一种喹诺酮类抗生素，1999 年获批上市。2003 年，该药在美国的市场销售额超过2 亿美元。2000—2005 年，FDA 共收到 388 例加替沙星致血糖紊乱不良反应报告，其中 159 例住院，20 例死亡。由于收到许多有关加替沙星可致严重或致死性低血糖或高血糖不良反应的报告，2006 年 5 月，加替沙星药物专利持有人百时美施贵宝公司宣布停止生产该药物并退市。

对于药物来说，从筛选研发试验到审批上市的过程中，哪一个环节出现问题都会导致药物无法上市。周期漫长且具有诸多不确定性使得药物筛选研发试验过程所耗费的时间成本和人力、财力成本非常高，也就导致了新药上市后短期内的价格会非常高。当然，一厢情愿地要求新药价格降低，无法达到鼓励企业进行新药研发的效果，甚至不能覆盖新药研发的成本，最终伤害的是整个患者群。

非常规途径的药物应用

药物上市之路有没有捷径呢？目前看似乎没有。这漫长的药品研发过程之中存在很多两难的问题，如果某种候选药物从理论上讲可能会挽救一大批患者，甚至包括生命垂危的患者，那么还要等待其完成上述漫长过程吗？是要维持程序正义，还是选择救人为先？

原国家食品药品监督管理总局药品审评中心组织起草并于 2017 年 12 月公布了《拓展性同情使用临床试验用药物管理办法（征求意见稿）》。该办法指出，患者符合特定的条件可使用尚未得到批准上市的药物。包括患者因不符合试验入组 / 排除标准而不能参加新药注册临床试验；因地域或时间限制等原因无法参加新药注册临床试验；注册临床试验已经结束但该研究药物尚未获批在中国上市，且已有研究数据初步显示该药在中国拟注册适应证人群中可能的有效性和安全性。

但该管理办法中也对患者做了比较严格的规定，患有危及生命或严重影响患者生活质量需早期干预且无有效治疗手段疾病的患者才有可能通过该管理办法获批应用没有被批准上市的临床试验用药物。

关于同情用药，新冠感染流行期间，“明星药物”瑞德西韦（Remdesivir）引发了广泛关注。瑞德西韦是美国吉利德公司研制的小分子抗病毒药物，目标是埃博拉病毒，但当瑞德西韦研制成功时，埃博拉病毒已经得到良好控制，因此很长一段时间内瑞德西韦被搁置了。2020 年新冠病毒肆虐全球后，很多医药公司投入了大量人力、物力，致力于寻找抗新冠病毒药物。如果按照寻找靶点—药物筛选—药物研发—临床试验—获批上市的常规过程，可能新药物会重蹈瑞德西韦的悲剧，研发成功或尚未成功之时，病毒已经被有效控制了。由此，研发人员针对新冠病毒有两个策略，一是在证实有抗病毒能力的药物中寻找合适药物，二是在已经获批上市的药物中寻找可以抗新冠病毒的药物。

回顾 2020 年，科研人员几乎把所有可能与抗病毒有关的药物都拿来做测试。首先看在体外有无抗病毒作用，至少有数十种药物曾被报道在体外有明显的抗新冠病毒作用，其中不乏应用多年的经典老药，比如磷酸氯喹（治疗疟疾及系统性红斑狼疮的药物）、洛匹那韦/利托那韦（治疗艾滋病的药物）、阿比多尔（治疗甲型流感的药物）和阿奇霉素（治疗支原体或衣原体感染的抗生素）等。这些药物之所以曾经被列入治疗新冠的指南中，最主要的原因是作为经典药物已经获批应用于临床，通过体外试验证实其有明显的抗新冠病毒作用，由此，从道理上讲这些药物可能对新冠病毒有效，而且其安全性已经得到了证实。这样比重新研制新药速度快得多，只不过是老药开发新用途罢了。当然，严格意义上，即使老药开发新用途也需要经过临床试验的严格筛选才行，但是在新冠病毒流行期间，很多国家包括我国启用了同情使用原则。

非常遗憾的是，经过严格的临床试验，上述药物都没有获得明确的抗新冠病毒证据，很快退出治疗指南。瑞德西韦就是在这个背景下登上历史舞台的，甚至很多年后再去讨论药物研发过程的时候，必然有瑞德西韦的影子。

2020年1月31日，医学界四大权威期刊之一《新英格兰医学杂志》发表文章称，美国第一例新冠病毒感染患者经过瑞德西韦治疗后，恢复良好。一时间，吉利德公司的名字深入人心，其股票价格短期内飞速上涨。甚至有些国家把瑞德西韦列为战略储备药物。

2020 年 2 月 3 日，我国著名呼吸病专家曹彬教授领衔在中日友好医院开展一项随机、对照临床试验，以确定使用瑞德西韦治疗新型冠状病毒感染者是否安全、有效。2 月25 日，美国国家卫生研究院宣布，在美国内布拉斯加大学医学中心启动抗病毒药物瑞德西韦治疗新冠感染的首次随机、安慰剂对照临床试验。一时间瑞德西韦变成了"人民的希望"。

令人遗憾的是，2020 年 4 月 30 日，四大权威期刊之一《柳叶刀》在线发表了王辰院士、曹彬教授团队署名文章，也就是针对新冠肺炎重症患者的随机、双盲、安慰剂对照多中心试验结果。该研究显示，与安慰剂组相比，接受瑞德西韦治疗并不能加快重症患者的恢复速度，也未能减少死亡。瑞德西韦从默默无闻到成为"人民的希望"，登上万众瞩目的顶峰，再到被推翻在地，仅仅数十天而已。等到 2020 年 10 月时任美国总统特朗普感染新冠病毒后应用瑞德西韦治疗，不过是其最后一抹色彩。2022 年 3 月我国修订的《新型冠状病毒肺炎诊疗方案（试行第九版）》中已经没有了瑞德西韦的影子。

同情用药究竟该如何"同情"，这对临床医生来说，非常难以把握，也就造成了两难的选择。很多大型医院会开展临床试验，其中不乏针对终末期患者进行的临床试验，很多患者把这些临床试验当成最后的救命稻草。这真的是"救命稻草"吗？其实不一定，在没有获得足够的临床试验证据之前，这些药物或者治疗办法对患者不一定是有益的，但是也有可能再次发生"童话故事"，毕竟曾经发生过。对于医生如何选择，同情用药究竟有没有明确的范围和界限，似乎没有答案，这个世界本来就不是黑白分明，黑与白之间有一片模糊地带……

参考文献

[1] 甄橙. 人体试验在中国 [J]. 中国中医基础杂志, 2002, 8(2):76–79.

[2] Dimasi JA, Hansen RW, Grabowsk HG. The price of innovation: new estimates of drug development costs[J]. J Health Econom, 2003, 22(2):151–185.

[3] 国家药品监督管理局, 国家卫生健康委员会. 关于发布药物临床试验质量管理规范的公告 (2020 年第 57 号)[EB/OL]. 北京: 国家药品监督管理局, 国家卫生健康委员会, 2020-04-27.

[4] 陈铮鸣, 邵永孚. 临床随机试验: 历史和近况 [J]. 中华肿瘤杂志, 1994, 16(1): 63–65.

[5] 章伟光, 张仕林, 郭栋, 等. 关注手性药物: 从"反应停事件"说起 [J]. 大学化学, 2019,34(9):1–12.

[6] 孙忠实. 第 5 个氟喹诺酮类药品: 加替沙星撒市的思考 [J]. 中国药物警戒, 2006,3(4):220–222.

[7] 谢泓怡, 刘佳举, 罗刚. 我国"同情用药"法律制度之完善的研究: 以《拓展性同情使用临床试验用药物管理办法 (征求意见稿)》为对象 [J]. 医学与法学, 2022,14(1):78–83.

[8] 刘晓. 突发公共卫生事件中同情用药制度的理性审视 [J]. 医学与法学, 2021,13(4):42–47.

[9] Holshue ML, DeBolt C, Lindquist S, et al. First Case of 2019 Novel Coronavirus in the United States[J]. N Engl J Med, 2020, 382(10):929–936.

[10] Wang Y, Zhang D, Du G, et al. Remdesivir in adults with severe COVID– 19: a randomized, double–blind, placebo–controlled, multicentre trial[J]. Lancet, 2020, 395(10236):1569–1579.

每一个小群体都不应该被放弃
——罕见病与孤儿药

　　每一次"灵魂砍价"，都是为实现"健康中国，一个都不能少"的努力，是切实减轻百姓医疗负担的举措，指向为人民提供全方位全周期健康服务的"十四五"目标——坚持以人民为中心，这是"灵魂砍价"的灵魂所在。

都是罕见惹的祸

因罕而聚，助罕更强，以罕为傲。（Rare is many. Rare is strong. Rare is proud.）

—— 2021 年 2 月 28 日第十四个国际罕见病日主题

"渐冻人""玻璃人""企鹅人""蝴蝶结""瓷娃娃""月亮孩子"等等，这些听起来带有些许诗意的病名背后是罕见病患者的艰辛与苦难。因为发病者稀少，临床研究资料和治疗经验缺乏，面对这类疾病人类往往束手无策。在人类历史的长卷中，对罕见病的认识和应对只是近现代的事。随着医学和生物技术的发展，人类逐渐有能力识别这些发病率很低的疾病。直到 20 世纪 70 年代，罕见病才作为一组疾病的名称被正式提出。其实，罕见病真正被关注的时间非常短。2008 年 2 月 29 日，欧洲罕见病组织才发起并组织了第一届国际罕见病日，希望以此促进社会公众和政府对罕见病和罕见病患者群体的关注。随着我国综合国力的提升和全民健康战略的实施，2018 年 10 月 24 日，中国罕见病联盟在北京成立，旨在推动医学在罕见病研究方面取得重大突破，提升罕见病防治与保障水平，促进罕见病临床、科研与孤儿药开发的协同创新。

罕，即稀少。唐代白居易有诗云"物以稀为贵"，意指事物因稀少且有益，从而显得珍贵。而罕见病却因罕见而"贵"。由于罕见病是在医学和生物技术进步下逐渐被识别的，全球普遍存在诊断难、治疗药物少、治疗费用昂贵的难题。罕见病药物研发相比较来说更为艰辛，因研发成本高昂而市场很小，高代价的研发付出难以获得市场回馈，导致药品定价很高，有些可谓天价，如诺西那生钠注射液。少而贵的罕见病治疗药物，给罕见病患者的家庭造成沉重负担。因此，罕见病的治疗保障需要全社会的关注，需要国家的社会保障给予依托。

医保"灵魂砍价"的见证

2021 年初，因为治疗罕见病脊髓性肌萎缩症（SMA）的天价救命药——诺西那生钠注射液未能纳入医保目录，引起舆论争议，冲上热搜，推动了该药的一次降价，诺西那生钠注射液的价格由 69.7 万降至 55 万，但还是"天价"。

直到年底，经医保谈判，在张劲妮领衔的谈判专家组的"灵魂砍价"下，诺西那生钠注射液最终降至 3.3 万元后纳入医保目录，进入医保报销体系，惠及每一位 SMA 患者。12 月 3 日，这段"灵魂砍价"的现场视频很快在公众媒体传播："八个回合较量，历时一个半小时谈判，谈判专家的一句'每一个小群体都不应该被放弃'，感动了现场的企业家，降价的目标得到认同。"这感染了观看视频的每个人，尤其是患者及其家人更是激动得泪流满面。"灵魂砍价"视频再次激发了人们对此事的热议，从而使更多人关注罕见病及其治疗。2022 年 1 月 1 日，新版《国家基本医疗保险、工伤保险和生育保险药品目录（2021 年）》（2021 年药品目录）实施，开启了诺西那生钠注射液可以医保报销的第一天，当天即有北京、上海、广东、浙江、山东等 11 个省份的近 20 名患者接受了诺西那生钠注射液治疗。2022 年 8 月，第四届中国 SMA 大会发布的《中国 SMA 患者生活质量研究》表明，76.4% 的患者在医保覆盖后用上了诺西那生钠注射液，生活质量得以提高。

为什么说罕见病并不罕见

根据 WHO 的定义，罕见病为患病人数占总人口

0.65‰~1‰的疾病。尽管罕见病的发病人数稀少，但是罕见病的病种数庞大，根据 WHO 最新统计已超过 8000 种，患病人数已超过 3 亿。随着医学和生物技术的进步，不断有罕见病被识别，病种数还会继续增加。也就是说，单一病种罕见病患者属于小群体，但从罕见病总体来说，罕见病患者并不罕见。

罕见病除了发病率极低、患病人数少的特点外，还存在病因不明、大多数为先天性的特性，还是一类慢性病且病情严重甚至危及生命，50% 以上为儿童患者。如 SMA 是导致 2 岁以下儿童死亡的首位遗传病，发病率为 1/6000~1/10 000。据估算，我国约有 3 万名 SMA 患者，且新生儿患者每年新增 1200 人。

"孤儿药"——惊为"天价"如何破解

用于预防、诊断、治疗罕见病的药品被称为"孤儿药"，与普通药品相比，孤儿药具有市场份额小、商业投资价值低、生产成本高、定价昂贵等特点。高额研发不能如期回报，药企缺乏研发的动力和热情，因此，为了保证药企的研发热情和合理回报，大部分在专利期内的孤儿药价格不菲，使得绝大多数患者用不起药。如何形成孤儿药研发的良性循环，既有利于孤儿药的研发，又能让更多的罕见病患者得到治疗是值得思考的问题。

由于罕见病与孤儿药的特殊性，导致世界范围内的罕见病患者普遍面临三大难题：诊断困难、有效治疗药物少、治疗费用昂贵。前面提到的诺西那生钠注射液就是典型案例之一。SMA 是一种神经肌肉遗传病，为常染色体隐性遗传病，主要症状是肌无力和肌萎缩，临床表现为进行性对称性肢体近端和躯干肌肉无力、萎缩和瘫痪。重症患儿的呼吸肌常受累，出现呼吸困难、肺炎等症状，最后死于呼吸衰竭。诺西那生钠注射液是基因靶向药物，可快速改善 SMA 的症状，提高患者的生活质量。患者第一年需要打 6 针，随后每年打 3 针。如果按一支 69.7 万元计算，第一年药费需要 418.2 万元，以后每年 209.1 万元。绝大多数患者因为费用问题而放弃治疗。灵魂砍价后每针 3.3 万，第一年 19.8 万，以后每年 9.9 万，而且进入医保报销体系，国内约 3 万名 SMA 患者迎来了生的曙光。事实上，通过国家医保局谈判已实现治疗慢性血栓相关的肺动脉高压药物"利奥西呱"、C 型尼曼 – 皮克病治疗药物"麦格司他胶囊"大幅降价，并纳入医保目录。

高昂的孤儿药药价是患者获得有效治疗的瓶颈，药物研发成功给患者带来治疗希望的同时，却被不可企及的高价刺痛。灵魂砍价的实例，充分展示了国家的实力，孤儿药高价的有效化解，需要国家的社会医疗保障体系。

孤儿药的可及性

长期以来，罕见病药物的可及性、医疗保障问题在世界各国备受关注。如诺西那生钠注射液未纳入医保报销体系的新闻一经披露，就有舆论指出，美国渤健公司研发生产的诺西那生钠注射液在澳大利亚价格仅为 41 澳元（约合人民币 205 元），而在中国却卖到人民币 69.7 万元。事实上，这款药物在澳大利亚被纳入了政府的福利计划，41 澳元是患者自付价格，而非药物价格，该药在各国的售价均可称为"天价"。

随着社会的进步，经济水平的提高，科学技术的发展，20 世纪 80 年代开始，世界各国根据本国的情况采取各种措施以期破解罕见病治疗费用高昂的难题。1983 年美国颁布了《孤儿药法案》，并于同年成立了美国罕见病组织，为推动和资助罕见病相关研究、教育和合作提供便利。1997 年，欧盟成立欧洲罕见病组织，旨在改善欧洲罕见病患者的生命质量，并于 1999 年颁布《孤儿药管理法规》，规定孤儿药的界定标准及相应管理政策，同时成立罕见病专家委员会。2008 年 2 月 29 日，由欧洲罕见病组织发起并组织了第一届国际罕见病日，以后每年 2 月的最后一天定为国际罕见病日。同时，也有针对不同罕见病的关爱日，如 8 月 7 日为国际 SMA 关爱日，5 月 15 日为国际黏多糖贮积症关爱日等。

在我国，自 2005 年起，青岛市、上海市、浙江省、山西省、佛山市等各地相继开始探索独立于基本医疗保险制度的"罕见病药品保障模式"，一定程度上帮助患者缓解了支付压力，也为全国罕见病用药保障模式提供了借鉴和参考。在罕见病的研究方面，2016 年底，北京协和医院牵头并联合全国 20 家具有丰富罕见病资源的大型医院，启动"十三五"国家重点研发计划"罕见病临床队列研究"项目，建立国家罕见病注册登记平台。2018 年，国家医保局通过首轮药品谈判在全国范围帮助患者缓解支付压力，同年 10 月，中国罕见病联盟成立大会暨第一次学术会议在北京协和医院隆重举行。随着研究的深入，国家医保谈判的药品中有了孤儿药的身影，根据《中国罕见病医疗保障城市报告 2020》，在 6 种儿童年治疗费用超过百万的、未纳入医保且无仿制药可用的罕见病用药中，备受关注的孤儿药诺西那生钠注射液的年治疗费用居首位。2018 年 5 月，SMA 被列入中国《第一批罕见病目录》，诺西那生钠注射液随后被纳入国家药品监督管理局药品审评中心发布的第一批临床急需境外新药名单，并于 2019 年 2 月获批上市。得益于国家对罕见病审批的扶持政策，其从获批到上市，整个周期仅 173 天，距其在美国上市也只相差 794 天，为中国 SMA 患者"有药可医"迈出了关键的第一步。

截至目前，大部分已上市的罕见病治疗用药已被纳入医保支付范围，其中包括血友病用药"注射用重组人凝血因子IX"、遗传性血管性水肿用药"醋酸艾替班特注射液"、多发性硬化用药"氨吡啶缓释片"、法布雷病用药"阿加糖酶 α 注射用浓溶液"、用于治疗纯合子型家族性高胆固醇血症的 PCSK9 抑制剂"依洛尤单抗注射液"、甲状腺素蛋白淀粉样变性心肌病用药"氯苯唑酸软胶囊"，等等。我国罕见病用药保障前途一片光明。

由于基金和患者承受能力等因素，少量价格极其昂贵的药品不符合目录准入条件，未被纳入，但随着罕见病研究及罕见病保障的实践，"每一个小群体都不应该被放弃"的愿望一定会实现，生命至上，共享健康一定会实现。

参考文献

[1] ACMG Board of Directors. Insuring patient access and affordability for treatments for rare and ultrarare diseases: a policy statement of the American College of Medical Genetics and Genomics[J]. Genetics in medicine : official journal of the American College of Medical Genetics, 2018.

[2] 唐彦，张学杰，刘鑫，等. 国内外罕见病用药保障体系对比研究及其启示 [J]. 中国药学杂志,2020,55(11) :955-960.

我不是药神
——原研药与仿制药

"我就是想求求你，别再追查印度药了，行吗？我病了三年，四万块钱一瓶的正版药我吃了三年，房子吃没了，家人被我吃垮了。现在好不容易有了便宜药，你们非说他是假药，那药假不假，我们能不知道吗？那药才卖五百块钱一瓶，药贩子根本没赚钱。谁家能不遇上个病人，你就能保证你这一辈子不生病吗？你们把他抓走了，我们都得等死，我不想死，我想活着，行吗？"

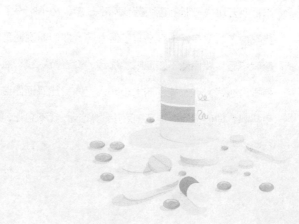

现实远比虚构更像故事

> 支配和统治一切的，在君主政府中是法律的力量，在专制政府中是永远高举着的君主的铁拳，但是在一个人民的国家中还要有一种推动的枢纽，这就是美德。
>
> ——孟德斯鸠

"我犯了法，该怎么判我都没话讲……我相信今后会越来越好的，希望这一天能早一点到吧！"这是 2018 年上映的《我不是药神》电影中主人公程勇在面对法庭审判时说的一句话。

引人入戏的是故事，打动人心的是现实。《我不是药神》是根据真实故事改编的，现实中确实有这样一位为白血病患者购买药物的人——陆勇。他同样是一名白血病患者，在被诊断为白血病后开启了漫长的求医之旅。后来，他找到了便宜的仿制药，并将其分享给了病友，教他们如何买药，但在 2013 年因涉嫌销售假药被警方带走。好在检察院最终决定"撤回起诉",将其释放。电影来源于现实,它所折射出来的社会问题,更需要我们思考。

在这部影片中,具有争议的话题之一是瑞士诺华公司天价正版药和印度低廉仿制药的真假之辩。如果我们以药物的疗效作为评判标准的话,这两款药都可以被定义为真药。但如果以法治社会的规则为标准,印度的仿制药属于传统意义上的假药。

何为"真药"?我国关于药品管理的法律法规指出,生产新药或者已有国家标准的药品,须经国务院药品监督管理部门(国家药品监督管理局)批准并取得药品注册证书(未实施审批管理的中药材和中药饮片除外)。而"假药"则是所含成分与国家药品标准规定的成份不符;以非药品冒充药品或者以他种药品冒充此种药品;变质的药品;所标明的适应证或者功能主治超出规定范围。为了更好地理解和辨别这个议题,有必要先了解药物创新层次及分类。

原研药(Me-new)

原研药,即原创的新药,国际上多指境内外首个获准上市,具有完整和充分的安全性、有效性数据作为上市依据的药品。这类药是经过从 0 到 1,对成千上万种化合物层层筛选和严格的临床试验才得以获准上市的药品。在这个过程中需要极高的成本和大量的时间，一般需要花费 10~15 年的时间和数亿元资金。在我国，原研药通常理解为过了专利保护期的进口药。

派生药（Me-better）

"Me-better"的字面含义是"我更好"，在派生药的研发中，主要通过运用一些公知、成熟的理论和技术，规避已有的专利保护去发明比母体新药更具治疗优势的新物质，从而形成专利新药。此类药物的优势在于对原研药进行了升级，但由于具有物质专利的保护，创新性提高。

仿制药（Me-too）

仿制药是指以原研药为蓝本，在药物成分、剂量、安全性和效力、质量、作用以及适应证上均相同的仿制品。仿制药必须在原研药的专利保护到期后才能进行研发。因为仿制药较原研药的研发成本低，故其价格一般是原研药的 10%。

因为仿制药在价格上具有优势，使得一些无力负担原研药费用的患者想尽办法获得仿制药，以寻求生机。《我不是药神》中的故事便是在这样的背景下发生的。电影结束了，但人们关于原研药与仿制药是真是假、为何原研药的价格如此之高、仿制药如何合法获得、天价药怎么解决等问题的思考仍在继续。

希望与绝望并存——天价救命药的问世

> 我们应该记住，医药是用于病人的。我们永远不应该忘记，制药是为了人而不是为了利润，利润是随之而来的。如果我们记住了这一点，它（利润）从来不会失约；我们记得越清楚，它就来得越多。

> ——乔治·默克

以《我不是药神》中的原研药甲磺酸伊马替尼片为例，它是由瑞士诺华公司研制出的人类历史上首个用于抗肿瘤的分子靶向药，它的成功研发使得慢性粒细胞白血病患者的 5 年生存率提高了 85% 以上，而且生存质量明显提高。除了治疗疾病方面的成效外，药品研发过程中，还推动了人类科学的重要发展，直接或间接地造就了两项世界第一，其一是首次发现肿瘤细胞中的染色体变异，其二是首次发现染色体易位现象。由此直接产生了 5 位美国科学院院士，5 位拉斯克医学奖——临床医学研究奖得主，以及 1 位美国国家自然科学奖得主。可以说，该药是创世纪的发现，也是全世界慢性粒细胞白血病患者的希望。但对于中国患者而言，这粒救命药却令他们陷入了一种希望与绝望交织的境地。在中国，由于有专利保护而无法进行仿制，一盒进口药的售价高达 2.35 万元（人民币）。对于患者而言，希望在于有效的治疗手段和药物，而绝望则来自无法负担的费用。这个结局并没有是非对错，因为我们无法定义生产出世间仅有救命药的药商是错误的，也没有权利决定无力承担药物费用的患者的生死。

如下，我们将以慢性粒细胞白血病和格列卫为例，从其治疗和药物研发入手，全面了解天价药的定价机制。

第一问：慢性粒细胞白血病的成因是什么？

任何创新与发明的出现都不是一蹴而就的。最开始，人们甚至不清楚白血病的发病原因。从彼得·诺威尔（Peter Nowell）、珍妮特·罗丽（Janet Davison Rowley），再到杰拉德·格罗斯维尔德（Gerard Grosveld）、大卫·巴蒂摩尔（David Baltimore）、乔治·戴利（George Daley）等，从 1960 年发现 22 号染色体异常，到 1990 年最终确认问题原因，科学家们为破解白血病之谜经历了整整 30 年的时间。

第二问：格列卫是如何问世的？

病因明确后，把酪氨酸激酶融合蛋白抑制下来成为治疗慢性粒细胞白血病的必由之路。在格列卫的创造史上，有重要的5位科学家参与，也有人将他们称为"格列卫五虎"。第一位是布莱恩·德鲁克（Brian J. Druker），他提出通过破坏激酶的合成容器，从而杀死突变蛋白，但当时并没有人支持他的研究。但阿历克斯·迈特（Alex Matter），也是本故事中的重要人物，当时是奇巴嘉吉（Ciba-Geigy）公司即现在的诺华制药集团的负责人。他力排众议，不惜成本，大力支持德鲁克的研究，同时吸纳了尼克·莱登（Nick Lydon）和齐默曼（Juerg Zimmerman）博士。1997年，格列卫药物研发实验正式开始。实验初期，研发团队发现了一种编号为STI751的抑制剂，可以抑制慢性粒细胞白血病，但是动物实验结果并不理想，毒理学测试中600 mg 剂量的 STI751 能够引起狗的肝衰竭，这意味着这款药物无法对人使用。研发人员秉持不放弃的精神，继续实验，终于发现调整剂量后，未再出现严重的肝中毒反应，意味着这款药取得了重大进展，可以进入临床试验阶段。Ⅰ期临床试验的目的在于验证 STI751 对人体的适宜剂量，保证药物的有效性和安全性。总要有第一个吃螃蟹的人，这个人就是苏珊·麦克拉马拉（Suzan Mcnamara），作为慢性粒细胞白血病患者，她在得知 STI751 药物实验后，号召全世界病友参与实验，她坚定地说："如果我的死能为其他患者带来生命，那我的死就算有价值了！"此外，在 1999 年她还号召 4000 多名患者联名写信给诺华公司的 CEO 魏思乐请求扩大生产。正因如此，魏思乐才会说服董事会，加大对 STI751 制剂的投入。这一举动大大推动了 STI751 药物的临床试验进展。2001 年第 43 届美国血液年会上关于 STI751 制剂的论文达到 110 篇，堪称药学史上的奇迹。广泛的临床试验成功后，诺华公司向 FDA 提交报告："为了全世界白血病患者的生命，请求快速批准伊马替尼（STI751 制剂）。"而 FDA 也破例对伊马替尼进行了快速审批，仅过了 10 周，Ⅱ期临床试验后，FDA 批准了该药物的上市申请。2001 年 5 月 10 日，伊马替尼上市，最终的商品名称为格列卫。

格列卫不仅是慢性粒细胞白血病患者的救命药，更开启了肿瘤靶向药物治疗的全新历史。从 1960 年发现染色体异常，到 2001 年格列卫成功上市，无数人前仆后继，用了 41 年时间，再加上 1889 年开始的癌症基础理论，人们花费无数心血，用了将近 130 年的时间才突破慢性粒细胞白血病的治疗瓶颈。

第三问：格列卫为何定价如此之高？

药物定价通常需要考虑研发成本，一种药物生产的成本很低，但是其背后的知识产权却是无价的。全球范围内格列卫的售价基本维持在 1 万元以上，但是从成本的角度看，一年用量的格列卫原料成本不超过 216 美元（以 50% 利润率计算）。那为什么定价如此之高？除了格列卫的研发过程极其艰难外，药企用于药物研发的资金投入也是定价的重要依据。据悉，1997 —2011 年，诺华公司在新药研发中的投入总计高达 836 亿美元，成功研发的新药种类为 21 种，平均下来，每种新药的投入大概为 40 亿美元。但是并非每种新药都能取得上市后的成功，因而公司为了收回成本并赚取利润，便会抬高销量高的药品的价格，这也是其天价产生的重要原因，即弥补其他药物研发损失。

药企为了收回成本与资本逐利的特性造成了天价救命药的出现，也因此使得患者面对救命药，触手却不可及。此外，我国的原研药价格高于其他国家，这是由于在特定历史发展期，我国政府为鼓励跨国药企将国外先进药品引入国内，对原研药采取了单独定价政策，使得这类救命药享有了定价优势。在弱势群体议价权缺失的情况下，如何解决药企与患者之间的矛盾？我们希望找到一种折中的方法，既可以让药企有收益，又可以帮助患者减轻经济负担。

躬身入局方能破局

> 现实是此岸，理想是彼岸，中间隔着湍急的河流，行动则是架在河上的桥梁。
>
> ——克雷洛夫

原研药带来的问题是全世界都面临的法律和道德困境，而在秩序法理之外，求生本能之内，仿制药便成了最好的折中方法。提到仿制药，不得不提印度。印度是全球最大的仿制药出口国家，拥有近 3000 家制药公司，生产的仿制药占世界仿制药市场的 20%，原因是印度政府不承认药物的专利保护，药企可以按印度法律来生产仿制药。1970 年，印度总理英迪拉·甘地修改了专利法，授予了国内制药企业合法生产仿制药的权利，使得这些公司获得了大量的仿制药生产许可，为仿制药的快速研发、上市提供了空间和支持。仿制药的成本比原研药要低 60% 以上，且价格大约是原研药的 10%。

在我国，仿制药的上市有一套标准和复杂的流程，未经批准上市的仿制药，尽管与原研药具有相同功效，仍会被定义为假药，因此才有了"陆勇案"。但根据新修订的《药品管理法》，未经批准进口少量境外已合法上市的药品，不再按假药论处；对未经批准进口少量境外已合法上市的药品，情节较轻的，可以减轻处罚；没有造成人身伤害后果或者延误治疗的，可以免于处罚。

之所以制定严格的市场准入机制，是因为目前仿制药生产存在严重的数据造假问题。美国记者凯瑟琳·埃班（Katherine Eban）曾进行了长达十年的深度调查，编写了《仿制药的真相》一书，揭秘了仿制药生产过程中的骇人内幕。2008 年，她无意间听到一位患者讲述了他们服用仿制药后并没有效果的事情，开始对仿制药行业进行暗访调查。在整个调查结果中，最令人震惊的是仿制药行业普遍存在严重的数据造假。FDA 在 2014—2015 年对印度多家工厂进行突击检查，以了解印度仿制药行业现状，结果发现，印度制药工厂一般都有专门的数据分析团队，在 FDA 检查前，他们会通过篡改数据、制造虚假的试验结果和文件，甚至捏造一些不存在的标准流程等方法应对检查。因为是临时赶制假材料，其中一家工厂甚至对造假文件进行了一整晚的蒸汽处理，使之看上去不像匆忙赶制，更加真实；还有一家工厂提供了几乎完美的无菌测试证明文件，但事实上这些材料都是伪造的，他们没有进行任何实验检测。这些伪造材料快速推动了仿制药品的上市和流通，提升了全球仿制药的发展速度，但却对患者产生了极大的危害。正是因为这些不良企业，使得人们对仿制药的信任度降低，越来越多的人开始担心仿制药的安全性和有效性能否得到保障。

人民利益至上

圣人之治天下，利民之事，丝发必兴；厉民之事，毫末必去。

——万斯大

我国政府始终致力于保障人民群众有药可用及药物安全。党的十九届五中全会强调要把科技自立自强作为国家发展的战略支撑，并首次对科技创新提出"面向人民生命健康"的新方向。为解决人民群众用药问题，我国目前正在积极探索，通过"药品集中带量集购"和"医保谈判"两个制度，形成"双保险"，以降低药品市场高定价、高毛利、高费用、高回扣的问题。

国家组织药品集中带量采购是指按照"国家组织、联盟采购、平台操作"的总体思路，采取带量采购、量价挂钩、以量换价的方式，与药品生产企业进行谈判，达到降低药品价格、减轻患者医药费用负担的目的。药品集中带量采购是协同推进医药服务供给侧改革的重要举措。自 2018 年 11 个城市试点国家组织药品集中带量采购后,该项工作已取得明显成效。近年来,纳入集采的药品种类更多,剂型规格更丰富,平均价格下降一半,切实减轻了患者用药负担。2021 年 1 月,国务院办公厅印发《关于推动药品集中带量采购工作常态化制度化开展的意见》,标志着药品集采工作进入新阶段,以较少的医保资金,确保让参保群众获得更大实惠,大大提高药品可及性、安全性和有效性。

原研药的研发是为了破解生命难题,仿制药的推广是为了完善生命救治体系,而罕见病治疗药品纳入医保更是把人民至上、生命至上放到首位的充分体现。正是这些举措共同支撑,构成了人民用药保障网。我国强化药品监管体系和能力建设还存在不足,药物创新能力仍然落后,但我们坚信,一定能打赢这场药物行业没有硝烟的战争。

参考文献

[1] 郑玉果,陈代杰,朱宝泉.新药研发中的 me-too,me-better,me-new[J].中国新药杂志,2009,18(3):190-192.

[2] 荣雪菁,孙强.我国相关省份原研药及仿制药价格比较[J].中国卫生经济,2018,37(11):33-36.

[3] 李艳艳.中美仿制药的注册监管比较研究[D].杭州:浙江大学,2019.

[4] 孙中利,王鹏,王翠伟,等.我国仿制药一致性评价工作进展分析[J].中国药业,2021,30(18):28-31.

[5] 中国医学科学院药物研究所,中国医药工业信息中心,中国食品药品检定研究院.中国仿制药蓝皮书(2021版)[M].北京:中国协和医科大学出版社,2021.

[6] 凯瑟琳·埃班.仿制药的真相[M].高天羽,译.北京:民主与建设出版社,2020.

歪打正着

——西地那非的故事

"谁让你买这个药（伟哥）？"

"妈妈。"

"这药谁用？"

"我用。"

"你小孩要这药有什么用？"

"这药能治我的病。"

Sildenafil
$C_{22}H_{30}N_6O_4S$

"男"言之隐

思想无穷，所愿不得，意淫于外，入房太甚，宗筋弛纵，发为筋痿，及为白淫，故《下经》曰：筋痿者，生于肝使内也。

——《黄帝内经》

1992年，美国国立卫生院经有关专家讨论，决定用勃起功能障碍（ED）一词代替科学界定不确切的"阳痿"。并将ED定义为：阴茎持续不能达到和（或）维持足够的勃起以获得满意的性生活（性交），病程持续3个月以上。

ED是男士中十分普遍的一种病症。现代医学研究认为ED是男性健康问题的"冰山一角"，可能预示着更为严重的健康问题。ED的危害，其一，影响男性的自信，患者容易出现焦虑和抑郁，甚至社交恐惧综合征症状；其二，直接影响男性"性福"指数和家庭关系；其三，ED往往与器质性病因有关，如心脑血管疾病、糖尿病等。

男性遇到 ED 问题，内心多数较为脆弱，面对难以启齿的烦恼，往往自行寻求偏方，如服用来历不明的壮阳药甚至采用一些荒唐的方式等。据估计，约九成 ED 患者没有接受正规治疗。1998 年，蓝色小药丸——西地那非（ Sildenafil ）的出现，让 ED 患者看到了曙光。

不良反应成就的希望

说起枸橼酸西地那非，大家可能不太熟悉，但是提及蓝色小药丸伟哥（ Viagra ），很多人都知道，它是全球首款治疗和改善 ED 的口服 5 型磷酸二酯酶（ PDE5 ）抑制剂，自 1998 年在欧洲和美国上市以来已经覆盖近 200 个国家和地区，成为其母公司辉瑞在世界药品市场上最知名的药物之一。但是你知道吗？西地那非最初的研发并不是针对男科领域，这一治疗作用源于临床试验中的一项不良反应。

西地那非的研发还要从心绞痛治疗药物硝酸甘油片说起。电视剧里常出现这样的情节：一番激烈的争吵后，老人突然捂住胸口跌倒在地，随后用颤抖的手从口袋里摸出一个棕色小瓶并取出其中的白色小药片放入舌下，一会儿症状就缓解了。这正是硝酸甘油片缓解心绞痛急性发作症状的典型情形。硝酸甘油进入体内会释放一氧化氮（ NO ），

NO 可以把心绞痛发作信号下传，通知平滑肌细胞内更多的第二级信使 cGMP 传递给相应的机体组织系统，使接收信号的紧张的血管平滑肌松弛，受阻的血流得以通过，从而改善心肌供血，最终使心绞痛得以缓解。但是硝酸酯类药物存在一个明显的缺陷，短时间内连续服药药效会越来越差，也就是会产生耐药性。随着硝酸甘油缓解心绞痛之谜的解开，寻找一种不易耐药的心绞痛和高血压长期治疗药物成为 20 世纪 80 年代医学界的重要课题之一。

研究发现，耐药的机制有多种可能，但几乎均与 NO 相关。于是，科学家们试图寻找绕开 NO，直接让更多的第二信使 cGMP 工作的抗心绞痛药物。当时已经发现 PDE5 可以破坏 cGMP。那么，如果能够抑制 PDE5，cGMP 不被破坏，也可以达到增加细胞内 cGMP 的目的。于是，辉瑞公司在 1986 年专门成立了一个研发团队，开发寻找选择性 PDE5 抑制剂。当时已有研究发现抗过敏药扎普司特有舒张血管的作用，并且这种作用可能与它作用于 PDE5 有关。因此，研究小组以扎普司特为研究对象，进行了一系列结构改造和筛选，设计并合成了 1600 个化合物。最终 1 种化合物脱颖而出，不仅对 PDE5 有很好的选择性，在临床前研究中还发现其具有舒张血管、降低血小板聚集的作用。研究人员于 1989 年正式选中了该化合物并将其命名为

UK-92480，就是后来的西地那非。为了证明该药物舒张血管的有效性，1991 年首先在健康人群中开展了小规模临床试验，8 名健康志愿者通过静脉注射接受 20~80 mg 单剂量的 UK-92480，结果表明这个剂量范围内志愿者没有严重不良反应，但其对心血管的作用既短暂又轻微。随后的一项临床试验在 36 名健康志愿者中进行，评估了单次及多次口服 25~75 mg UK-92480 的有效性和安全性，结果发现该药物对于血小板聚集没有明显的抑制效果，也没有报告严重不良事件，常见的不良反应与扩张血管作用有关，包括背痛、肌痛、头痛和阴茎异常勃起等。后来通过进一步的试验发现，同时服用 UK-92480 并静脉注射硝酸甘油会导致血压大幅度下降，多名健康志愿者因此而中断试验，该结果提示 UK-92480 可能具有扩张心血管的作用，但是在单独使用时对血压却没有如此明显的影响。由于硝酸酯类药物在心绞痛领域应用广泛，UK-92480 与其联合产生的低血压风险限制了它在治疗心绞痛方面的发展。除此之外，UK-92480 的半衰期只有约 4 小时，这意味着每天需要多次用药，这种用药频次十分不方便。因此，UK-92480 无论是在疗效还是药代动力学方面与硝酸甘油比较没有优势，作为心血管药物的表现令研究人员失望，最终 UK-92480 在心血管疾病治疗方面的临床研究正式宣告失败。

随后研究者发现了一些奇怪的事件，在 UK-92480 作为心血管药物的临床试验宣告失败后，研究者要收回剩余的药物，但很多男性志愿受试者不愿意交回。追查之下，不愿意交回药品的受试者说这种药物对心脏的确没什么作用，但可明显改善男性勃起功能障碍，改善性生活。结合当时 NO 可治疗阳痿的报道，研究者把 NO 与 UK-92480 导致勃起的不良反应联系起来，于是转变研究方向，将 UK-92480 由心血管药物转向 ED 治疗药物，研究人员就 UK-92480 对阴茎海绵体平滑肌的作用展开了研究。

20 世纪 80 年代，社会和医学界对于 ED 的认知逐渐转变。1983 年 4 月 18 日，英国神经生理学家吉尔斯·布林德里（Giles Brindley）博士在美国泌尿外科学会年会上发表了一篇关于 ED 神经生理学的演讲，提出注射血管扩张剂可以导致勃起。为了证明这一点他亲身做了一个现场演示，在演讲前将 α 受体阻滞剂苯氧苄胺注射到阴茎海绵体中，并在演讲时向现场业内人士展示了勃起效果，他的研究结果和展示方式导致现场观众震惊不已。布林德里博士的演讲为 ED 的治疗打开了全新思路，之前许多研究员认为阴茎勃起是某种专用血管收缩导致的。随后一系列动物研究验证了血管扩张学说，受限于注射操作的难度和风险，研究人员开始寻找基于这种药理机制的口服制剂。1991—1992

年，三组不同研究人员几乎同时发现了导致血管扩张的分子——NO。路伊格纳洛（Ignarro）博士团队报告说，在性刺激下，海绵状神经释放 NO，扩散到阴茎的血管平滑肌细胞中，刺激 cGMP 的产生，并导致海绵体平滑肌松弛，血管充血，最终勃起。ED 可能是海绵体神经和海绵体内皮细胞释放 NO 的能力降低导致的。

阴茎勃起的生理机制与硝酸酯类抗心绞痛作用一样，性刺激过程中阴茎海绵体内 NO 释放，NO 使第二信使 cGMP 水平增高，海绵体内平滑肌松弛，血液充盈，阴茎勃起。UK-92480 是高度选择性 PDE5 抑制剂，PDE5 在阴茎海绵体中高度表达，而在其他组织中表达较低，这也说明为什么 UK-92480 作为心血管药物令人失望，但能明显改善男性勃起功能，使 ED 患者对性刺激产生自然的勃起反应。

至此，UK-92480 在 I 期临床试验里多名受试者出现的阴茎勃起不良反应重新引起研究人员的注意。UK-92480 不理想的心血管效应此刻也变成了有益信号，说明它在对阴茎有局部刺激作用的同时对全身血管的影响较小。结合路伊格纳洛博士的研究，辉瑞研究小组假设，UK-92480 在有性刺激的情况下会增强和延长血管舒张反应，而不会引起过度的全身血管扩张，其很可能是治疗 ED 的绝佳候选药物。这真是无心插柳柳成荫。

　　1993 年底在英国开展了 UK-92480 用于 ED 治疗的第一次临床试验（148-350 号研究），研究共招募了 16 名有至少 6 个月 ED 史且没有心血管病的男性受试者，每天 3 次、每次服用 25 mg UK-9248 或安慰剂，持续治疗 7 天，第 7 天最后一次服药在门诊完成，随后由医生使用一种专门研发的硬度仪 RigiScan 记录受试者在视觉性刺激下的勃起数据，治疗期间受试者需要自行记录勃起数据。最终数据显示，UK-92480 可以明显增强勃起功能。然而，每天 3 次的服法过于频繁，如果在需要时单次给药也可以达到治疗目的，那么将大大增加该药的应用价值。于是，UK-92480 的单剂量研究（148-351 号研究）于 1994 年 2 月开始，12 名 ED 患者每 3 天 1 次随机服用 10、25 或 50 mg UK-92480 或安慰剂，记录在视觉性刺激下的阴茎体积变化，完成这部分试验后，受试者每天 1 次随机服用 25 mg UK-92480 或安慰剂，连续 7 天，服药期间受试者坚持记录自己的勃起数据。结果显示，单次服用 3 种剂量的 UK-92480 均可以明显提高阴茎硬度和勃起持续时间，给药后 30 分钟左右就可以勃起。这一结论在 1994 年一项纳入 17 名男性受试者的研究中得到了证实。1996 年，纳入更多患者的多中心临床试验开始了，共计 351 名有稳定异性关系并且诊断 ED 超过 6 个月的成年男性参与了该试验，结果进一步证实每天单次服用 10 mg、25 mg 或 50 mg UK-92480 可以增加受试者勃起次数、提高性生活质量。在这些试验中最常报告的不良事件是头痛、面色潮红和消化不良，UK-92480 表现出良好的安全性。

在取得初步成功后，辉瑞设计了一个全面研究计划，在美国、英国和欧洲开展大型临床研究，截至 1997 年，共开展了 21 项单独的临床试验，超过 4500 名男性参与研究。结果显示，UK-92480 对几乎所有群体的 ED 患者有效，包括糖尿病、心血管病、多发性硬化和脊髓损伤等患者，平均有效率达到 70% 以上。在按需服用的情况下（通常每周约 2 次），患者对药物的耐受性很好，主要不良反应是头痛、面色潮红、消化不良和色觉障碍，一般是轻微、短暂的，且高剂量下更容易出现。药代动力学研究、药物相互作用研究及对各种患者的长期研究均表明，UK-92480 可以安全地应用于大多数 ED 患者，包括服用心血管药物的患者，但禁止与硝酸酯类药物同用，以免引起严重低血压。基于这些证据，1997 年 9 月，辉瑞公司以通用名西地那非（Sildenafil）和商品名万艾可（Viagra）向美国 FDA 和欧洲药品管理局（EMA）提交了 UK-92480 的新药上市申请，并分别于 1998 年 3 月和 9 月获得批准用于治疗 ED。

西地那非的获批彻底改变了 ED 的治疗现状，在其进入美国市场的几周内，超过 100 万患者使用了西地那非。越来越多的患者主动就诊治疗 ED，从而改善生活质量。这一药物的问世，不仅推动了医学的发展，还推动了社会对 ED 认知的进步。从此，将 ED 视为疾病进行诊治，而不仅仅认为其是心理疾病或者自然老化过程。ED 患者有了正规就医路径，不再为难言之隐无处就医而痛苦。

永不停歇的研发之路

上市并不意味着药品研发之路的结束。从 1998 年首次获批至今，临床医生和研究人员继续围绕西地那非开展了一系列上市后研究，进一步了解了这个蓝色小药丸的安全性和治疗潜力，西地那非不断展现了跨领域治疗的出圈能力。

由于西地那非作用于 PDE，而 PDE 广泛存在于全身平滑肌组织，因此尽管西地那非在上市前研究中安全性表现良好，但是由于研究人群有限，观察时间短，仍有一些安全性问题需要解决。例如，临床试验中最高剂量下少数患者出现了色觉障碍的不良反应，包括视觉模糊、蓝绿色盲、对光敏感等。在全面研究计划期间和之后，总共确定了 11 个 PDE 家族成员（PDE 1~11），在研究西地那非对所有 PDE 家族成员的选择性后发现，西地那非对 PDE5 的选择性远远高于其他成员，但仅为 PDE6 的 10 倍左右。PDE6 主要存在于光感受器中，进一步的体外和体内研究证实，西地那非短暂的视觉不良反应与其对 PDE6 的抑制有关。在临床前研究中，西地那非对 PDE6 的长期持续抑制，即使剂量是正常剂量的许多倍，也不会对眼睛的结构和功能造成任何持久的损害。短期和长期的临床研究也证实了视觉不良反应的短暂性，不会造成长期后果。此外，上市后研究还解决了研发最初对心血管不良反应的担忧。在万艾可上市后的 6 个月，FDA 的万艾可不良事件报告系统总共收到了 130 例服用万艾可后死亡的报告，考虑到当时约有 300 万男性接受万艾可治疗，这一死亡率并不高。死亡病例中，77 例有心血管不良反应，19 例有硝酸酯类药物应用史，但是没有证据表明西地那非因这些因素而增加心肌梗死或死亡的风险。超过 13 000 名患者的临床试验数据、7 年的国际上市后数据，以及英国超过 28 000 名男性和欧盟 3813 名男性的观察性研究显示：根据说明书使用西地那非不会出现特殊的心血管问题，并且心肌梗死或死亡等严重事件的风险并没有增加。这为临床用药的安全性评估提供了有力的证据。

此外，继 ED 之后，医学界开始发现西地那非的其他潜在适应证。其中证据最充分、研究最深入的就是肺动脉高压（pulmonary arterial hypertension，PAH）。PAH 的主要症状是呼吸困难、气短、乏力、头晕、脚踝或腿部肿胀、嘴唇发紫和皮肤发绀等，因此，PAH 也叫"蓝嘴唇"。先天性心脏病、结缔组织病、遗传因素、药物和毒物均可能导致 PAH。其传统药物治疗主要包括抗凝、利尿和地高辛等，但患者的中位生存期仅为 2.8 年。随着西地那非等靶向治疗的出现，PAH 患者的生存期和 5 年生存率大大提高。

1995 年，研究人员发现 PAH 的发病机制包括肺组织血管内皮中 NO 水平下降，因此，补充 NO 或增强 NO 信号转导成为 PAH 治疗药物的研发方向。研究发现，PDE5 在肺组织中大量表达，表达数量和活性远高于其他组织（如心肌）。PDE5 也是肺动脉高压的理想靶点。随后的动物实验证实抑制 PDE5 具有抗肺动脉高压作用，且对肺血管具有选择性，这种肺部选择性最有可能归因于 PDE5 在肺循环中的分布高于体循环，类似于阴茎海绵体中的局部反应。

随后发表的几例成功使用西地那非治疗 PAH 的个案报道提示，西地那非可能真的具有治疗 PAH 的价值。一项针对接受长期吸入用伊洛前列素治疗但仍出现病情恶化的 73 例 PAH 患者的研究发现，额外口服西地那非 9~12 个月能明显改善患者的运动能力和肺血流动力学。西地那非联合吸入性前列腺素在另一项临床试验中也表现优秀，相较单药明显降低了肺动脉高压。1998—2001 年，越来越多的临床证据证明西地那非在治疗 PAH 方面的疗效，于是辉瑞公司设计了一项随机、大型、多国试验——SUPER-1 研究，为申请新适应证提供充分证据。该研究于 2002 年开始，共纳入 278 例有症状的肺动脉高压患者，所有患者随机分组后接受每日 3 次，每次 20 mg、40 mg、80 mg 西地那非或安慰剂治疗，共持续 12 周。结果表明，与安慰剂治疗患者相比，三种剂量的西地那非均明显改善了患者的运动能力、生活功能和血流动力学，并且耐受性非常好。基于如此明显的阳性结果，西地那非于 2005 年在美国和欧洲获批用于治疗 PAH。因为在临床试验中，由 20 mg 增加至 80 mg 的剂量范围内，患者的运动能力并没有随剂量进一步增加，因此，最终获批的用法用量为每日 3 次、每次 20 mg。我国虽然早已批准西地那非上市，但其适应证仅限于 ED 治疗，因此在使用西地那非治疗 PAH 方面长期处于超说明书用药状态。2020 年 2 月 6 日，国家药监局批准辉瑞的西地那非片（20 mg）用于治疗 PAH，该药商品名为瑞万托（Revatio），虽然成分与万艾可相同，但是外观改为了白色药片，每片的药品含量也与万艾可不同。因此，目前仅 20 mg 规格的西地那非获批治疗成人 PAH，25 mg、50 mg、100 mg 规格用于治疗 PAH 仍属于超说明书用药。

NO-cGMP 信号通路不仅限于血管舒张，PDE5 几乎在所有器官中表达，例如海绵体、血管、子宫、肝脏、肾脏、膀胱、前列腺和肠道，因此，西地那非很可能具有更多治疗作用，目前已经发现这个神奇的小药丸对生殖系统疾病、多种心血管病、消化道疾病等都有一定治疗效果。

在辅助生殖方面，西地那非对子宫内膜血流灌注差导致的女性不孕可能有积极效果，近年来有研究提示，西地那非对子宫内膜厚度、形态及血流有改善作用，对于因子宫内膜血流调节差而致反复胚胎着床失败的患者可以尝试使用西地那非进行治疗。而针对少精子症不育男性的临床研究发现，西地那非可以适度提高不育男性正常形态精子的比例和精子活力。

泌尿系统疾病方面，西地那非可改善良性前列腺增生和下尿路症状，限制良性前列腺增生的进展，并通过减轻前列腺炎症、减少括约肌张力等各种机制减轻其症状。

除此之外，还有一些动物实验表明西地那非有利于结肠炎的恢复，促进伤口愈合，减少肝损伤，降低蛋白尿，甚至有可能限制肿瘤的进展和转移，然而目前这些研究都没有充分的证据支持，距离临床应用还有很长的一段路要走。

无心插柳柳成荫

纵观西地那非的成就，从心血管治疗的失望，到勃起不良反应带来的治疗 ED 的希望，就好比"有心栽花花不开，无心插柳柳成荫"。随着对 PDE5 抑制研究的深入，学者们开发了一类 PDE5 抑制剂药物，相对于 NO 作用的潜在适应证的开发，正在带来更多的令人惊喜的成果。最初的转方向是运气，但随后针对 NO、PDE5 的研究证据进行潜在适应证开发是科研人员利用科学研究的方法、大胆假设，通过细致入微的观察分析，进行理性的再开发的过程。

从超越硝酸酯类心血管治疗药物研发的失败，到带来治疗 ED 的希望，西地那非的研发历程给在新药开发、医学研究路上跋涉前行的研发人员以启示，新药研究和发现，既有偶然性，也存在必然性。不良反应或超说明书用药有可能成为我们挖掘老药、创新新药的思路。药物的创新，需要研发工作者的细致观察和理性的科学研究，要求研发者不要放过研究过程中观察到的蛛丝马迹，当正向结果没有带来预期的时候，也不要沮丧和气馁，看看别人的研究，转头看看旁枝侧叶，可能新的希望正在向你招手。

西地那非的成功上市，也给治疗 ED 药品的管理带来挑战，由于使用的特殊性，大家需要对于使用的安全性给予更大的关注。正如临床试验结果所述，西地那非单用时引起低血压的风险并不高，但与硝酸酯类药物合用时，由于均作用于 NO 信号通路，可能会导致严重的低血压，因此绝对禁止这两种药物同时使用。与此类似，作用于同一信号通路不同靶点的鸟苷酸环化酶激动剂（如利奥西呱）与西地那非合用时，也会有发生严重低血压的风险，因此同样禁止合用。西地那非可增强 α 受体阻滞剂（如多沙唑嗪）的降压作用，应该谨慎合用。

在使用方面，用于 ED 治疗时，西地那非需要一定的性刺激才能起效，一般在服药后半小时达到药效，高脂饮食会明显降低西地那非的吸收，因此如果是按需使用，建议在性生活前半小时至一小时空腹服药，并保证足够的氛围和引导。如果对性交频率要求较高，或存在前列腺增生导致的尿路症状等特殊原因，也可以采用规律服药的方式，每周用药 2~3 次。

参考文献

[1] Ghofrani HA, Osterloh IH, Grimminger F. Sildenafil: from angina to erectile dysfunction to pulmonary hypertension and beyond[J]. Nature Reviews Drug Discovery, 2006, 5(8): 689–702.

[2] Gibson A. Phosphodiesterase 5 inhibitors and nitrergic transmission—from zaprinast to sildenafil[J]. European Journal of Pharmacology, 2001, 411(1): 1–10.

[3] Goldstein I, Burnett AL, Rosen RC, et al. The Serendipitous Story of Sildenafil: An Unexpected Oral Therapy for Erectile Dysfunction[J]. Sexual Medicine Reviews, 2019, 7(1): 115–128.

[4] Ignarro LJ, Bush PA, Buga GM, et al. Nitric oxide and cyclic GMP formation upon electrical field stimulation cause relaxation of corpus cavernosum smooth muscle[J]. Biochem Biophys Res Commun, 1990, 170(2): 843–850.

[5] Gbekor E, Betheil S, Fawcett L, et al. Selectivity of sildenafil and other phosphodiesterase type 5 (PDE5) inhibitors against all human phosphodiesterase families[J]. European Urology Supplements, 2002, 1(1): 63.

[6] Kloner RA, Zusman RM. Cardiovascular effects of sildenafil citrate and recommendations for its use[J]. Am J Cardiol, 1999, 84(5b): 11–17.

[7] Simonneau G, Galiè N, Rubin L J, et al. Clinical classification of pulmonary hypertension[J].J Am Coll Cardiol, 2004, 43(12): 5–12.

[8] Ghofrani HA, Pepke-Zaba J, Barbera JA, et al. Nitric oxide pathway and phosphodiesterase inhibitors in pulmonary arterial hypertension[J]. J Am Coll Cardiol, 2004, 43(12): 68–72.

[9] Atz AM, Wessel DL. Sildenafil ameliorates effects of inhaled nitric oxide withdrawal[J]. Anesthesiology, 1999, 91(1): 307–310.

[10] Prasad S, Wilkinson J, Gatzoulis MA. Sildenafil in primary pulmonary hypertension[J]. N Engl J Med, 2000, 343(18): 1342.

[11] Ghofrani HA, Rose F, Schermuly RT, et al. Oral sildenafil as long-term adjunct therapy to inhaled iloprost in severe pulmonary arterial hypertension[J]. J Am Coll Cardiol, 2003, 42(1): 158–164.

[12] Wilkens H, Guth A, König J, et al. Effect of inhaled iloprost plus oral sildenafil in patients with primary pulmonary hypertension[J]. Circulation, 2001, 104(11): 1218–1222.

[13] Galiè N, Ghofrani HA, Torbicki A, et al. Sildenafil citrate therapy for pulmonary arterial hypertension[J]. N Engl J Med, 2005, 353(20): 2148–2157.

[14] Lin CS, Lin G, Xin ZC, et al. Expression, distribution and regulation of phosphodiesterase 5[J]. Curr Pharm Des, 2006, 12(27): 3439–3457.

[15] Sher G, Fisch JD. Effect of vaginal sildenafil on the outcome of in vitro fertilization (IVF) after multiple IVF failures attributed to poor endometrial development[J]. Fertil Steril, 2002, 78(5):1073–1076.

[16] Tan P, Liu L, Wei S, et al. The Effect of Oral Phosphodiesterase-5 Inhibitors on Sperm Parameters: A Meta-analysis and Systematic Review[J]. Urology, 2017, 105: 54–61.

[17] Eryildirim B, Aktas A, Kuyumcuoglu U, et al. The effectiveness of sildenafil citrate in patients with erectile dysfunction and lower urinary system symptoms and the significance of asymptomatic inflammatory prostatitis[J]. Int J Impot Res, 2010, 22(6): 349–354.

[18] Ala M, Jafari RM, Dehpour A R. Sildenafil beyond erectile dysfunction and pulmonary arterial hypertension: Thinking about new indications[J]. Fundamental and Clinical Pharmacology, 2020, 35(2): 235–259.

彻底消灭疾病的梦想

　　每一种新疫苗的诞生都是人类战胜一种传染病的伟大胜利，至今没有任何一种医疗措施能像疫苗一样对人类的健康产生如此重要、持久和深远的影响，也没有任何一种治疗药品能像疫苗一样以极其低廉的代价让某一种疾病从地球上消失。

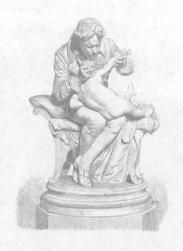

人类第一个通过疫苗接种消灭的传染病——天花

人类历史上最大的杀手之一

天花始终盘桓，将墓地填满尸体，用无尽的恐惧折磨那些幸免之人，给劫后余生的人留下累累疮痕。残疾畸形的婴孩、饮泪悲戚的母亲，失去明眸和美貌的待嫁新娘，成了爱人午夜的梦魇。

——T.B. 麦考莱

天花（smallpox），是由天花病毒引起的一种在人与人之间直接传播的烈性传染病，是人类有史以来最严重的疾病灾害之一，3000 多年中，导致数十亿人死亡、毁容和失明。相关研究指出，天花所导致的死亡人数超过 10 亿，仅仅在 20 世纪，它就导致了 4 亿左右患者死亡。罹患天花的幸存者，约 1/3 永久性失明，从此他们的世界没有光芒；

3/4 幸存者的脸上和四肢有明显的瘢痕，部分人的脸上会留下永久性的"麻子"[1]。

天花分为大天花、中天花和小天花三种类型，它们的病症完全相同，传播的方式也一模一样，主要区别在于致死率的差异，大天花、中天花、小天花的致死率分别在25%、12%、1% 左右。历史上超过 90% 的天花是由大天花引起的，而少数较轻的天花病例是由小天花引起的。如果患了小天花，属于比较幸运的，因为其死亡率相对低，康复后对所有类型的天花都具有免疫力。

天花病毒最常见的传播方式是直接吸入了受污染的呼吸道分泌物（呼吸所产生的飞沫），较少通过破损的皮肤接触到受污染的体液（唾液等）或无生命物体传播。另有研究表明，在极少数情况下，可通过眼睛接触被污染的体液而感染，或者通过胎盘发生母婴垂直传播。

天花病毒一旦进入体内，会被巨噬细胞吞噬，并被转移到最近的淋巴结。开始时，天花病毒在淋巴结中缓慢复制，一边复制，一边从一个细胞转移到另一个细胞，经过 6~10 天的发展，受到感染的细胞会大幅增加，进而出现发热、肌肉酸痛、恶心等类似流感的症状，严重者会在面部和四肢出现大脓疱，少部分人则会出现扁平的出血性皮疹。随着病情的进一步发展，大约在感染后的 16 天内，感染者会出现内出血、肺炎、休克，最终死亡。

著名的罗马医生克劳迪亚斯·盖伦（Claudius Galenus）对天花做出过如下描述：

第9天，一个年轻人全身都是皮疹，几乎所有的幸存者都是如此。在他身上涂上干燥药物，在第12天的时候，他就能从床上起来了。那些能活下来的腹泻者，全身都出现了黑色的突起，大多数情况下，它是溃烂而完全干燥的。皮肤变黑是因为发烧时残留的血在皮肤上起了水泡，就像自然沉积在皮肤上的灰烬一样。其中一些已经溃烂，表面那部分叫痂的地方脱落了，然后附近的其余部分恢复了健康，一到两天之后，瘢痕就消失了。

这些症状发生的机制和感染导致死亡的原因，目前仍不清楚，因为在分子生物学技术发展之前，天花就已经被人类消灭了。

天花对5岁及以下儿童的危害性甚大，在一些医疗水平欠佳的地方，儿童死亡率高达95%。当时的有些父母在他们的孩子得过天花并幸存后才会给孩子取名字，所以有些孩子来到这个世上，因为天花，没有留下自己的名字就离开了。

以前，由于没有治疗药物和疫苗，天花每年会导致约30%的新感染者死亡，年复一年。随着时间的推移，天花在人群中变得非常普遍，生活在这个世界上每一个角落的人，都可能在一生中的某个时刻接触到它。

天花病毒从何而来，何时进入人类群体尚不清楚。但目前可以确认的是，人是天花病毒的唯一宿主[2]。

现代遗传学研究表明，它可能是由一种小型啮齿类动物或骆驼身上的痘病毒引起的。也有观点认为，大约在公元前 10000 年，当人类驯化动物并饲养动物时，在与动物密切频繁接触后，天花病毒第一次侵袭了中东的阿拉伯人，后在人群中传播开。埃及的木乃伊提供了古代天花感染的第一个明确的实物证据，法老拉美西斯五世的脸上有患天花后的典型脓疱的痕迹。

从"人痘"到"牛痘"

国初人多畏出痘，至朕得种痘方，诸子女及尔等子女，皆以种痘得无恙。今边外四十九旗，及喀尔喀诸藩，俱命种痘，凡所种皆得善愈。尝记初种时，年老人尚以为怪，朕坚意为之，遂全此千万人之生者，岂偶然耶？

——《庭训格言》

历史上最伟大的观察之一是牛顿观察到苹果只向地面

落下而不飞向空中，由此发现了万有引力定律，打开了物理世界的新大门，使人类社会发生了空前的变化。另一项伟大的观察是人们发现患过天花的幸存者对天花具有免疫力，随后无论接触多少次天花病毒都不会被感染，这变革了人类预防传染病的方法。这种现象促使人们寻找可以模拟天花感染的方法，在不对接受者造成严重损害的情况下，激发这种免疫力。

一种特殊的现象是，未感染天花的人在穿过天花患者的衣服后不会再感染天花，这促使人们思考，未感染者是不是接触到了感染者的某种物质？是不是接触到了感染者的脓疱或脓液？于是人们将天花患者身上的脓疱或脓液接种给健康人，使其被动感染天花。被动感染天花后，人们会出现轻微的症状，但并不致命，痊愈后再次接触天花患者的脓疱或脓液，便没有任何症状了。所以人们认为，接触天花患者的脓疱或脓液后，会获得对天花病毒的免疫力，并在更多的人群中实施这种方法。人们将这种方法称为"种人痘"技术。关于"种人痘"的具体起源时间没有明确的记载，但公认的是这种方法起源于中国[3]。

相传清顺治帝在23岁时死于天花，玄烨即位，年号康熙。因幼年时得过天花，所以康熙特别重视天花的防治，并且采用科学的方法——种痘法来避痘，所以自清中期以后，皇室中再也没有清初时期那种谈痘色变的情况了。不仅如此，这种"种痘法"还传到了俄罗斯、土耳其等国，为人类抵抗天花做出了巨大贡献。

"种人痘"归纳起来可以分为四种：痘衣法、痘浆法、旱苗法和水苗法。无论哪种方法，都是为了让未感染者接触到感染者的痘疱或痘痂，发生被动感染而获得免疫力。

中国预防天花取得一定的成效后，越来越多的国家开始学习中国的做法。在印度和土耳其，人们从天花患者的脓疱中提取脓液，在接受者的皮肤上划一个小口，将天花脓液小心地滴入伤口中。在非洲一些地区，人们会收集天花康复者的衣物，让健康人穿上。比起自然感染天花，这些方法的存活率高得多，大约为98%，并且存活的人在以后的生活中再也不会受到天花的伤害。

伏尔泰在《哲学通信》中对中国发明"种人痘"方法这样评价道：这是被认为全世界最聪明、最讲礼貌的一个民族的伟大先例和榜样。

任何事物，有好的一面，也有不好的一面。"人痘术"在当时可谓是上天赐给人类最美好的礼物，成功地降低了天花的发病率。但它并不是完美无缺的，第一，接受了"种人痘"的人群具有传染性，如果接触到对天花不具有免疫力的人群，可能会引起新的流行，因此，接受者通常需要被隔离，直到康复；第二，接受者中部分人会发展成为重症，大约2%的人会死亡，虽然比起自然感染后30%的死亡率低得多，但对于接受者来说，这是一个需要认真思考的可怕问题；第三，"种人痘"后，产生了实际的感染，部分幸存者会出现伤疤、麻子和失明。这些缺点导致实际接受"种人痘"的人较少，进而促使人们思考，能不能找到一种更完美的模拟天花感染的方法。

18世纪末期，一位名叫爱德华·詹纳（Edward Jenner）的英国乡村医生进行了一项试验，这项试验永久性地改变了人类预防传染病的方法。

偶然间，詹纳和几名当地的挤奶女工交谈，在谈到天花时，挤奶女工告诉詹纳，她们从不担心会得这种传染病，因为她们在给奶牛挤奶的时候会接触到牛痘，感染牛痘后症状与天花相比温和得多，几乎不会有严重症状，更不会死亡，一般几天之内就会痊愈，此后，她们再接触到人痘也不会被感染。詹纳听后对这种现象非常感兴趣，他希望能开发一种无害且有效地能够替代"种人痘"的方法，于是他决定进行一项试验，来观察这种方法的有效性。

1796年5月，他从一位挤奶女工的手臂上获取了牛痘脓疱的液体，之后，将其接种在8岁健康男孩詹姆斯·菲普斯（James Phipps）身上。在接种的第7天，菲普斯出现了类似流感的轻微症状，但 2 周后就痊愈了（放在如今，詹纳的试验是不能开展的，因为这违背了伦理学的原则，医学试验不能直接进行人体试验，好在牛痘病毒温和，接受试验的孩子康复了，后续的直接人体试验也未导致可怕的后果）。6 周后，詹纳再取人痘脓疱中的液体接种到菲普斯身上，经过 20 多次同样的操作，菲普斯始终没有出现任何症状。接下来，詹纳又在另外 9 个人身上做了同样的试验，结果是一致的，接种了牛痘后便不会再感染人痘了。当时的人们并不知道其中的原理，但现在我们知道这种方法叫交叉免疫 [4]。

美好事件的发展总会经历一些波澜，好在詹纳拥有不放弃的精神。詹纳的发现被许多著名科学期刊反对，拒绝发表他的论文，认为他不应该拿自己的名声冒险，将这些与现有知识不符的东西呈现给有学识之人。詹纳自费出版了相关文章，他在《关于牛痘的原因和影响的调查：一种发现于英国西部郡县，特别是格洛斯特郡，被称为牛痘的疾病》一文中公布了自己的发现。

随后，伦敦和英格兰等地的医生重复詹纳的试验，结果与詹纳所获得的结果完全一致。慢慢地，接受牛痘接种的人越来越多。由此，疫苗接种成为战胜危害人类数千年的天花的重要方法。美国第三任总统托马斯·杰斐逊（Thomas

Jefferson）对詹纳的赞誉极高，在给詹纳的信中写道：

> 你从人类苦难日历中撕掉了那最残酷的一页，你应感到欣慰，人类永远不会忘记你。在未来，人们只能从历史书上知道可恶天花的存在，是你消灭掉了它！

1801 年，英国有超过 10 万人接种牛痘疫苗。1811 年，法国有超过 170 万人接种牛痘疫苗。随着时间的推移，牛痘疫苗被推广到世界上许多国家，有些国家甚至建立了大规模的接种中心。牛痘疫苗帮助无数人逃过了天花的魔爪。

后来，人们将接种过程称为接种疫苗（vaccination），而疫苗的英语单词为 vaccine，两个词都来源于 vacca。vacca 在拉丁语中意为奶牛，以此来纪念詹纳发明疫苗的过程。詹纳在疫苗研发方面所做出的开创性工作，为人们战胜其他传染病提供了新的视角和方法。因此，后人将詹纳称为免疫学之父，他的名字将会在人类传染病史上永存。

中国战胜天花，为世界消灭天花贡献自己力量

> 在对付一种疾病时，我从没有想要仅找到一种治疗的方法，而是想找到预防的措施。
>
> ——路易·巴斯德

中国是世界上最早能够对付天花的国家之一，东晋医家葛洪所著《肘后备急方》中就记录有两种可以治疗天花的药方，一是"取好蜜通身上摩，亦可以蜜煎升麻，并数数食"，二是"以水浓煮升麻，棉沾洗之，苦酒渍弥好，但痛难忍"；唐代孙思邈的《备急千金要方》记载"以针及小刀子决目四面，令似血出，取患疮人疮中汁黄脓傅之"；明代《治痘十全》和清代《痘疹定论》中都记录了北宋时期峨眉山的神医给丞相王旦之子王素种痘的故事。明代中国有"太平痘苗"，清初"种人痘"在中国被广泛使用。

19世纪医学迅速发展，在治疗和预防疾病方面产生了许多变革性的方法。在寻找预防天花的方法方面，人们又回到了中国古代"种人痘"的思路上来，经过不断的探索研究，终于研制出了基于人痘的天花疫苗。由于那时的中国深受战争的伤害，没有足够的研发能力，所使用的天花疫苗全部基于日本的毒种研制，而日本毒种性能不稳定，需要不断更新，这给疫苗生产带来诸多不便，所以中国天花的预防效果不尽如人意。

在中国消灭天花的历史上，一个名字将会永存，他就是中国现代生物制品的拓荒者，中国消灭天花的功勋——齐长庆。

"不为良相，便为良医"，他始终践行着这句话。看到祖国遭受天花的伤害，他决心要培育一株中国人自己的稳定且长期可用的天花疫苗毒种。

1926 年 2 月，西北军冯玉祥部队中一名叫刘广胜的 25 岁士兵患上了天花，住进了北京的某所医院。齐长庆得知这个消息后，立即奔赴医院。简单询问过后，他小心翼翼地采集了患者带脓的疱痂，并立即返回实验室。

当时，人们对病毒的研究和认识还不够深入，且没有可以直接观察的设备，病毒不能通过体外培养基培养，只能通过活的生物体减毒培养。一方面要使病毒的毒力减弱，另一方面又必须保留病毒的免疫力，难度可想而知。

因为使用动物作为培养载体，所以在培养的过程中需要特别注意病毒的使用剂量，剂量过大，动物可能会死亡，剂量太小，不足以引发动物感染。再加上接种的途径、传代的代数、培养的时间、环境因素等都可能会影响最终的结果。

失败乃成功之母。齐长庆始终没有放弃。在经历了不知多少次失败和努力后，他终于得到了想要的结果，记录了如下文字：

首先将患者的疱浆接种于猴皮肤之上，待猴出痘后，取疱浆转接到另一只猴身上，像这样再传一代，将猴身上取得的疱浆接种于家兔皮肤和睾丸上，连续传五代，再取家兔疱浆转接到牛犊皮肤上，连续传三代，分离出的毒种经过传代减毒后，该毒种的发病情况与日本毒种接近，经过检测，其毒力与日本痘苗毒种的毒力也相似。

齐长庆收集了第三代牛犊皮肤上的痘疱，成功地研制出了中国人自己的天花疫苗毒种。因毒种是在天坛的神乐署中诞生的，所以他将此毒种命名为"天坛株"。通过对比研究，国产"天坛株"毒种的免疫力比其他国外毒种更强，且稳定性更好、对外抵抗力也更强，人们接种后，不会发生欧美国家人群种痘后出现脑炎的现象。

然而事情并不像预想的那样美好，由于战乱的影响，"天坛株"疫苗没有在全国推广使用。

新中国成立之前，虽然也实行义务种痘，但国人种痘率并不高，没有完全抑制住天花。新中国成立之后，消灭天花是中央人民政府面临的一项极具挑战性的任务。1950年，中国人口约5.5亿，当年1—8月共发生44 211例天花，死亡7765人；1951年，发生61 462例天花，死亡12 509人。可见天花防控形势之严峻。

1950年10月，为了彻底消除天花给中国带来的危害，中央人民政府政务院颁发了由周恩来总理签发的《关于发动秋季种痘运动的指示》、卫生部发布了《种痘暂行办法》，要求全国实施普遍种痘，婴儿在出生后6个月内应当初次种痘，6 岁、12 岁、18 岁时分别复种一次。尽管当时国家经济还很困难，但为了不给同样经济困难的人民增加负担，政府决定全民免费种痘。

1952 年底，全国种痘人数达 5.6 亿，接种率为 88.9%，除了少数边远地区外，大部分地区已完成全民种痘。1954 年，新报告天花病例大幅度降低为 847 例，大部分城市已无天花病例，甚至有些省份零报告。

1956 年，大学毕业的赵铠扛起了中国天花疫苗革新的大旗。他摒弃传统思维，学习借鉴国外的先进经验，提出用"鸡胚细胞"培养痘苗。不久之后，中国科研人员又研制出了耐热液体痘苗，大大地延长了疫苗的保存期，实现了边远地区和气候炎热地区的普种。

20 世纪 60 年代末期，因云南、广西等地区的居民边境交往频繁，所以阻断天花的输入迫在眉睫。1961 年 3 月起，中国在边境地区对当地居民实行每 3 年普遍种痘一次的办法，建立起了边境天花免疫带。

1961 年 6 月，中国最后一例天花病例治愈出院，此后，中国境内再无天花病例。新中国只用了 11 年时间就消灭了这个困扰人类数千年的瘟疫，比世界卫生组织宣布全球消灭天花的时间提前了整整 18 年。

20 世纪 60 年代末，中国进行了 3 次强制性全民种痘

和 2 次接种运动，向 5 亿多人发放了 18 亿剂天花疫苗。自
1962 年起，中国每隔 6 年仍会全民普种一次天花疫苗。

1979 年 12 月，在位于瑞士日内瓦的世界卫生组织总
部召开了全球消灭天花证实委员会会议，会议确认全球已
消灭天花，时任北京生物制品研究所所长章以浩代表中国
政府在全球消灭天花证书上签字。1980 年 5 月 8 日，第
三十三届世界卫生大会上，世界卫生组织向全世界庄严宣
布全球已消灭天花。此后，天花疫苗的生产和接种随即停止，
中国从 1981 年起停止接种天花疫苗。至此，天花成为人类
通过疫苗消灭的第一种传染病[5]。

消灭天花，是人类与传染病战斗的一次重大胜利。人
类是天花病毒的唯一宿主，没有无症状感染者、不易变异，
体内产生抗体后可以实现永久免疫等特点为消灭天花提供
了可能，科学的防控策略和全人类的共同努力、统一行动
使消灭天花成为必然。当天花被人类消灭后，科学家们信
心大增，认为人类可以通过自己的力量消除危害人类健康
的疾病，如通过研发疫苗预防疾病、研发药物治疗疾病等。

然而距离世界卫生组织宣布消灭天花才过去一年多，平
地一声惊雷。1981 年 6 月 5 日，美国疾控中心报道了一种
新型传染病——艾滋病。当时，科学家们对消灭艾滋病很有
信心，因为有了消灭天花的经验，认为可以很快研制出预防

的疫苗和治疗的药物。但结果很遗憾，如今40多年过去了，人类仍然没有研制出预防艾滋病的疫苗和治愈艾滋病的药物。天花是迄今为止人类消灭的第一种也是唯一一种传染病。

天花病毒的去或留

> 面对疾病，养成两样习惯：去帮助，或至少不伤害。
>
> ——希波克拉底

当世界卫生组织宣布天花被人类消灭后，几个迫在眉睫的问题急需解决。一是存放在世界各地实验室和医院的天花病毒样本该如何处理？因为任何一位不称职或心理扭曲的工作人员都可能将天花病毒出售或故意释放到人群中，这可能会导致天花卷土重来；二是当多数天花病毒样本被处理后，最后的几管天花病毒该怎么办？保留还是彻底销毁？如果是彻底销毁，则会面临一个巨大的伦理困境：人为地使一种生物灭绝了，在这之前，人类还没有人为地消灭过任何一种生物[6]。

最后，经过多次会议商讨，世界卫生组织决定在两个机构中保留天花病毒用于继续研究，一个是位于美国亚特兰大的美国疾控中心，一个是位于莫斯科的病毒制剂研究所（之后这些病毒株被安全地转移到位于西伯利亚的国家病毒和生物技术研究中心）。

关于留存的天花病毒的去留问题，一直是各方讨论的焦点。世界卫生组织原计划于 1999 年 6 月 30 日最终将留存的天花病毒彻底销毁，但各方意见始终难以统一。2001 年 9 月 11 日，美国遭受恐怖袭击，多人收到带有炭疽杆菌的邮件，这让人们担忧，留存的天花病毒一旦落入恐怖分子之手，作为生化武器，将会给人类带来巨大灾难。

人们的担心不无道理，天花疫苗的保护年限为 10~20 年，从 1980 年开始，全世界大多数国家停止了接种天花疫苗的项目。尽管世界上储存着 3260 万支天花疫苗，若再次发生天花暴发，这远远不能满足人们的需求。

2011 年，美国健康与公共事业部部长凯瑟琳·西贝利厄斯（Kathleen Sebelius）向世界卫生组织建议：将天花病毒继续保存至少 5 年，以供科学家研究。

2014 年 7 月 10 日，《文汇报》报道，美国 FDA 在马里兰州的一个实验室内，发现了被遗忘几十年的天花病毒。官方表示：这可能是 20 世纪 50 年代的实验品，已转移到高防护级别的实验室，且无人员受到感染。这个消息在当时引起了人们的恐慌。

2019 年 9 月 16 日，位于俄罗斯西伯利亚州的一家病毒研究所的实验室发生爆炸，该消息引起了全球的高度关注，因为此研究所存放着天花病毒和埃博拉病毒。尽管管理人员在接受采访时表示，发生爆炸的房间内没有生物危害物质，但仍然无法消解人们的担忧。

世界上最后的天花病毒契合了当下的一个比喻：它就像一个潘多拉盒子，考验着人性，如果欲望得不到控制，总有一天会被释放出来。

目前，天花病毒的留存问题仍然是各方关注的焦点，不论天花病毒最终的去向如何，我们希望，它不再以任何方式走向人群，希望它永远被封存在历史书中。

参考文献

[1] 弗雷德里克·F.卡特赖特，迈克尔·比迪斯.疾病改变历史[M].陈仲丹，译.北京：华夏出版社，2018.

[2] 约翰·艾伯斯.瘟疫：历史上的传染病大流行[M].徐依儿，译.北京：中国工人出版社,2020.

[3] 约书亚·S.卢米斯.传染病与人类历史[M].李珂，译.北京：社会科学文献出版社，2021.

[4] 黄建东.人类征服天花的里程碑：话说詹纳"牛痘接种法"的发明[J].发明与创新,2003(9):42-43.

[5] 高齐.齐长庆传[M].北京：团结出版社,2021.

[6] 张田勘.天花病毒样本存毁之争[J].中国新闻周刊,2011(20):58-60.

人类第一个有望全面消除的恶性肿瘤——宫颈癌

> 疣目者，人手足边忽生如豆，或如结筋，或五个或十
> 个相连肌里，粗强于肉，谓之疣目。
>
> ——《诸病源候论》

有这样一种病毒，在自然界中广泛存在，它可以感染多种动物，根据研究报道，已从牛、羊、狗、兔、猪、猴、鼠、鸟等动物体内分离检测到这种病毒。1933 年，理查德·肖普（Richard Shope）在西部的野生棉尾兔体内首次发现了它，随后做了一个大胆的实验，将病毒进行皮下移植，结果发生浸润性鳞癌。除了感染动物，人类也是它的攻击对象。早在 1907 年，人类就发现该病毒还是皮肤疣的病原体。1968 年，邓恩（Dunn）等用电镜进一步证明人生殖器疣组织内有病毒颗粒存在。1970 年，奥丽尔（Oriel）等在此基

础上进一步证实所有引起疣的病毒均属于含 DNA 的乳头瘤病毒类。

它就是乳头瘤病毒（papilloma virus，PV），根据不同的自然宿主而命名，感染人类的称人乳头瘤病毒（human papilloma virus，HPV）。在电子显微镜下，它就像沾满了爆米花的巧克力球。它在体外不能扩增，必须借助宿主细胞的能源系统进行组装、复制。

因 HPV 感染人体的方式温和而隐蔽，善于长期潜伏，"间谍"身份自然不易被人体识别。通过一定途径在不知不觉中进入人体细胞后，释放 DNA，再整合到宿主细胞的核基因组上，引发癌症。HPV 种类繁多，有 100 多种，

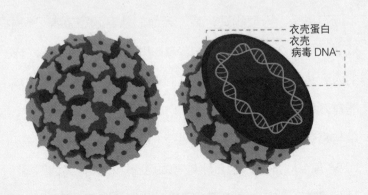

衣壳蛋白
衣壳
病毒 DNA

◎人乳头瘤病毒示意图

育龄妇女可能有 50%~70% 感染过至少 1 个类型的 HPV。90% 以上的 HPV 感染可在 2 年内自然清除，仅一小部分人由于免疫系统的原因无法清除病毒，造成 HPV 持续感染，继而发展为宫颈癌。虽说宫颈癌是全球第四大女性癌症，但不必特别慌张、谈癌色变。因为它从子宫颈 3 种不同程度的不典型增生（轻度、中度、重度）到原位癌、早期浸润癌甚至浸润癌的发展，一般需 10~15 年。由此可以看出，这是一个逐步变化的过程，经历了量变到质变、渐变到突变。当然，它也可能不按常理出牌，发病时间缩短。

HPV 与宫颈癌之间是怎样的一种关系呢？这得从 20 世纪 70 年代中期德国生物学家哈拉尔德·楚尔·豪森（Harald zur Hausen）说起。1983—1984 年间，他和同事整天在实验室忙碌，为的是早日探得真相，而他要印证的猜想就是宫颈癌可能是由人乳头瘤病毒引起的，二者之间有联系。天道酬勤，某一天他们从宫颈癌患者组织中成功分离出 2 种亚型，即 HPV16 和 HPV18，也是最重要的人乳头瘤病毒（后经科学家们进一步研究发现，约 70% 的宫颈癌与 HPV16 和 HPV18 相关），正式揭开 HPV 感染与宫颈癌发生的密切相关性。那么问题来了，前面提到 HPV 有 100 多种，这 2 种与宫颈癌密切相关，其他的呢？是否感染了一定会得癌症？别急，我们先了解一下 HPV 的感染途径。

　　HPV 主要通过皮肤及黏膜的微小损伤进入接触者皮肤黏膜，刺激上皮细胞增生，引起人体皮肤黏膜的鳞状上皮增殖，最常见的是性传播和性行为时的皮肤接触，从而产生了疣或肿瘤。如何区分这两种疾病的良恶性情况呢？临床上分为低危型和高危型两大类。低危型如 HPV6、HPV11 等，引起生殖器疣和复发性呼吸道乳头状瘤病（RRP），很少引起癌症。高危型如 HPV16、HPV18 等，持续感染的话会导致细胞病变，可引起子宫颈癌、肛门癌、阴茎癌、外阴癌及口咽癌等肿瘤。

　　疣的产生，是 HPV 引起的一种皮肤表面的良性赘生物，俗称"瘊子"，多见于儿童及青年。疣的传染源可以是患者，也可以是无症状的病毒携带者，通过外伤、皮肤直接接触传播，公共游泳池、公共浴室也会发生传播。但这种疣是良性、自限性的。

　　至于肿瘤，流行病学和生物学资料已证明，HPV 感染，特别是高危型 HPV 感染，是宫颈癌及宫颈上皮内瘤变（CIN）的最主要病因。因为在几乎所有宫颈癌样本中都能找到 HPV 的 DNA，而 HPV 阴性者几乎不会发生宫颈癌，换句话说，没有 HPV 感染就不会发生宫颈癌。从而印证了HPV 感染是宫颈癌最重要的致病因素。2022 年 2 月，国家癌症中心发布的全国癌症统计数据表明，截至 2016 年，中国农村宫颈癌发病率为 11.9/10 万，城市宫颈癌发病率为 10.9/10 万。据统计，每年全球约有 52.8 万例新发患者，26.6 万例死亡患者，病死率位列女性癌症第 2 位。85％的宫颈癌发生在发展中国家，近年来有年轻化趋势，形势不容乐观，与此同时，在世界范围内也造成了巨大的卫生和经济负担。这不禁让我们联想到那些因宫颈癌去世的名人，在花一样的年纪却早早凋零，令人扼腕叹息。

宫颈癌果真是洪水猛兽吗？相信这个问号会不时在众多女性心间徘徊。令人欣慰的是，经科学证实，宫颈癌是一种病因明确、筛查方法较为完善且可防可控的恶性肿瘤，所以，有望成为人类历史上第一个全面消除的恶性肿瘤。

HPV 疫苗的诞生

世界之小，如一村落。无论何处，若是病毒性疾病研究失之毫厘，为这一疏忽买单的将会是全人类。

——乔舒亚·莱德伯格

提及疫苗，我们几乎耳熟能详，自出生起，便按照推荐年龄接种免疫规划疫苗，如乙肝疫苗、百白破疫苗、流脑疫苗、水痘疫苗等，以预防相关疾病。然而，你是否知道，每一种疫苗的诞生，背后都有一段段跌宕起伏的故事，它们的发现、生产和不断推进，可谓是一部部史诗。

在关乎人类健康的疫苗研究领域，科学家们一直在孜孜不倦地潜心研究。既然人乳头瘤病毒作为宫颈癌目前唯一探究出病因的"元凶"，是不是可以开发相应疫苗来预防宫颈癌等癌症的发生呢？20世纪90年代，终于传来了一个振奋医学界的好消息——人类第一个宫颈癌疫苗研发取得了举世瞩目的突破。要知道，当时疫苗研发还是药学的边缘行业，其营业额尚不足全球制药业的5％。2016年7月18日，跨国企业葛兰素史克（GSK）公司宣布，希瑞适（HPV疫苗16型和18型）获得中国食品药品监督管理总局的上市许可，成为中国首个获批的预防宫颈癌的HPV疫苗。这一伟大成果归功于两位科学家：中国病毒学家周健博士与澳大利亚病毒学家伊恩·弗雷泽博士。正是他们率先证明了开发宫颈癌疫苗的可行性，造福世人，值得我们铭记感恩。

其实，早在2006年8月28日，在澳大利亚昆士兰的亚历山大医院，一对少年姐妹便接种了世界上第一支宫颈癌疫苗。同年，美国、英国、加拿大和澳大利亚等80个国家先后批准了该疫苗的使用。而它的发明者周健博士却遗憾地错过了亲眼见证的机会。

周健，1957 年出生在杭州的一个医生家庭。1977 年考入温州医学院，毕业后一直从事医学研究工作。读硕士时，周健就对 HPV 研究拥有浓厚的兴趣。他认为，如果能确定是由病毒感染导致的癌症，那应该就可以做出疫苗来进行预防。于是，他一头扎进宫颈癌疫苗研究的世界，为了寻找研究资料，不辞辛劳地跑遍浙江、河南、北京等地。

1988 年，周健申请到位于剑桥大学的英国帝国癌症研究基金会的肿瘤和病毒实验室做研究，成为国际 HPV 研究先驱莱昂内尔·克劳福德（Lionel Crawford）教授接收的第一位中国研究员。在教授的指导下，他从事人乳头瘤病毒的分子生物学研究，尤其在晚期蛋白的研究方面取得了重大突破。当时的周健沉醉于做实验，每天都是最早到研究室，最晚离开。除了研究室，最常去的地方就是学校的咖啡店。幸运的是，在那里他遇到了志同道合的好伙伴伊恩·弗雷泽教授。

1990 年，伊恩·弗雷泽教授邀请周健去澳大利亚昆士兰大学的实验室共事。为了深入研究，周健博士做了一个大胆的决定，带着妻子孙小依踏上了这片完全陌生的土地。就这样，三人一起面对全世界研究员都无法破解的世纪难题——如何获得 HPV 病毒。要知道，在当时，全世界有两千多名科学家在研究 HPV 与宫颈癌，他们废寝忘食，希望找到提取或制作 HPV 病毒的方法，周健与弗雷泽也不例外。可是 HPV 是一种特殊的小 DNA 病毒，只能在活细胞体内才能繁殖，想要分离和保存病毒非常困难。周健思来想去一直找不到答案，研究一度毫无进展。直到某个傍晚，周健和孙小依出去散步，走着走着，周健突发灵感，告诉妻子自己有个想法可以尝试下，结果引来妻子一顿嘲笑。"这怎么可能？如果是这么简单的话，那早就有成千上万的人研究出来了"。妻子认为他简直是异想天开。原来周健是想将现有表达良好的 L1 和 L2（HPV 晚期蛋白、病毒壳膜的主要构成成分）两个蛋白放到试管里加上一定条件，检验是否能成为疫苗。周健认真的眼神让妻子意识到他并非在开玩笑，并决定成为其助手。

在周健的一再督促下，大概用了 2 周时间，实验室的显微镜下发生了奇迹：两个蛋白外壳居然混合生成了疫苗。这一结果瞬间惊呆了夫妇俩，那是一颗完整的体外合成的病毒颗粒，不含病毒感染成分，却能刺激身体产生免疫反应。后来，他们在一些动物身上做简单实验，通过一些跨国制药公司做临床试验。

1991 年，周健和伊恩·弗雷泽两人共同申请了宫颈癌疫苗的发明专利，后来他们将这一专利授权给美国默克公司。7月，在美国西雅图举办的人乳头瘤病毒国际会议上，周健和伊恩·弗雷泽汇报了他们的研究成果。当时的大会主席是著名生物学家豪森教授，他高度认可了两人的成果："这是 HPV 研究中的重大突破，一定会有灿烂的明天。"

1999 年 3 月 9 日，年仅 42 岁的周健在回国进行学术访问时突发疾病去世。妻子孙小依带着母亲和儿子从澳大利亚赶到杭州时，为时已晚，不禁叹息着说："他可能太累了吧。"

2006 年，美国 FDA 正式批准美国默克公司开发的四价 HPV"加德西"的上市申请，该疫苗成为全球首个上市的 HPV 疫苗。在上市前，经过 10 多次临床试验，结果表明该疫苗具有良好的安全性和较高的有效性，可以预防约 90% 的尖锐湿疣和约 70% 的宫颈癌。接种目标人群为 9~26 岁女性，通过肌内注射接种，采用 0、2 和 6 个月三针免疫。

2007 年 8 月，第四届中国—澳大利亚科学和技术研讨会在北京香山举行，澳大利亚驻华使馆为本次会议做的"澳大利亚百年科学成果"展板上有一段中国科学家周健和宫颈癌疫苗的介绍："伊恩·弗雷泽教授和后来加入研究的周健博士勤奋工作了近 20 载，致力于研究人乳头瘤病毒与癌症之间的关系，寻找预防和治疗方法以减少癌症的发病率。15 年前，他们完成的这项发现，推动了宫颈癌疫苗的研究工作。"

2008 年 5 月，周健纪念文集《英才济苍生——宫颈癌疫苗发明者周健博士》出版，时任澳大利亚总理在序中写道："周健是一位无私奉献、才华出众的科学家。他和 2006 年度荣获澳大利亚杰出人物称号的伊恩·弗雷泽教授一起，发明了世界上第一支预防宫颈癌的疫苗。感谢周健博士的研究成果，使全世界千百万女性包括 200 万以上的澳大利亚女性得以受益。因为她们接种了疫苗以预防宫颈癌——全世界女性第二种最常见的癌症。"

在澳大利亚昆士兰大学，每年都会举办一次"周健讲座"，邀请世界一流科学家前来演讲。布里斯班的亚历山大公主医院和澳大利亚癌症研究中心都设有以周健命名的会议厅，以周健命名的研究基金等也在运作。

HPV 疫苗的接种

人类目前只不过发现了生命科学的冰山一角，还有太多奥秘等待揭示。生命科学每向前进步一点点，都会给人类治愈疾病带来更多希望，只有生命科学的突破性发展，才会从根本上颠覆人类的思想和生活。

——卡尔·巴里·夏普莱斯

2015 年，国家卫生计生委妇幼健康服务司委托中华预防医学会妇女保健分会组织制订了《子宫颈癌综合防控指南》，明确阐述了宫颈癌的三级预防内容，一级预防是开展健康教育和接种 HPV 疫苗；二级预防是对所有适龄妇女定期开展宫颈癌筛查；三级预防是根据临床分期开展适宜手术、放化疗及姑息医疗。简而言之，一级预防可理解为无病防病，二级预防则是小病防大病，三级预防是大病防死亡或残疾等严重并发症。所以，相比二级预防，一级预防对减少宫颈癌的发生意义更大。

那么，我国现有哪些 HPV 疫苗呢？目前，我国国家药品监督管理局已批准上市 4 种疫苗：国产双价 HPV 疫苗（大肠杆菌）、双价 HPV 吸附疫苗、四价和九价 HPV 疫苗。

多价疫苗的研发就是为了预防同一种病原微生物的不同血清型 / 株引起的疾病，具有较大的临床需求和公共卫生价值。一方面可以明显减少接种剂次，扩大预防范围；另一方面，随着接种次数的减少能有效降低疫苗接种后不良反应和偶合症的发生概率。

4 种 HPV 疫苗在预防不同类型 HPV 相关疾病的临床试验中显示出 87.3%～100% 的保护效率。其中，双价疫苗对 2 个高危类型 HPV（16、18）有防护作用；四价疫苗用于预防 HPV 6、11、16、18 的感染，对生殖器疣的保护效率为 95%~99%；九价疫苗在国内适用于 16~26 岁女性，可以预防 90% 的宫颈癌。

安全性方面，2017 年 WHO 发布的 HPV 疫苗立场文件指出，现有证据表明目前已上市的 HPV 疫苗安全性良好，

项目	国产双价 HPV 疫苗（大肠杆菌）	双价 HPV 吸附疫苗	四价 HPV 疫苗	九价 HPV 疫苗
生产企业	中国厦门万泰	英国葛兰素史克公司	美国默沙东公司	
全球上市时间	—	2007 年	2006 年	2014 年 #
中国上市时间	2019 年	2016 年	2017 年	2018 年
预防 HPV 型别	16/18	16/18	6/11/16/18	6/11/16/18/31/33/45/52/58
中国女性适宜接种年龄	9~45 岁	9~45 岁	9~45 岁 &	16~26 岁
预防 HPV 感染相关疾病（中国批准）	子宫颈癌、CIN 1 级、CIN2/3 级、AIS、HPV 16/18 持续性感染	子宫颈癌、CIN 1 级	CIN2/3 级、AIS	子宫颈癌、CIN 1 级、CIN2/3 级、HPV 16/18 持续性感染
表达系统	大肠杆菌	杆状病毒	酿酒酵母	
免疫量	共接种 3 剂，每剂 0.5 mL			
接种方法和部位	肌内注射，首选上臂三角肌			
免疫程序（接种方案）*	第 0、第 1、第 6 个月，9~14 岁接种第 2 剂	第 0、第 1、第 6 个月	第 0、第 2、第 6 个月	

注：HPV 为人乳头瘤病毒；CIN 为子宫颈上皮内瘤变；AIS 为原位腺癌；*1 年内接种 3 剂为完成免疫接种；#2018 年 10 月美国食品药品监督管理局批准九价疫苗可用于 9~45 岁女性；&2020 年 11 月中国国家药品监督管理局批准四价疫苗应用于 9~19 岁女性。

不良反应与其他疫苗相似。

疫苗接种对年龄有要求吗？我们知道，不同国家和地区的女性开始性生活的年龄是不同的，因此，不同地区推荐的接种年龄也不同。美国疫苗免疫实践咨询委员会和美国疾病预防控制中心均建议在 11 岁或 12 岁开始接种 HPV 疫苗，也可以从 9 岁开始接种。因为 HPV 疫苗可对尚未感染的 HPV 类型提供保护，也就是说，即便感染了 1 种或多种 HPV 类型，接种者仍可从中获得保护。《人乳头瘤病毒：加拿大免疫指南》提出，性行为开始后进行 HPV 疫苗接种也是有益的。2020 年美国癌症协会发布了《人乳头瘤病毒疫苗接种指南（修订）》，其中最重要的变化是不再建议 26 岁以上人群补种 HPV 疫苗，也不建议孕妇接种 HPV 疫苗。

需警惕的是，HPV 感染不是女性的专利，男性同样会感染。所以，为避免感染，男性也可以提前接种 HPV 疫苗，对于生殖器官肿瘤，如阴茎癌、喉咽癌、肛门癌等有预防作用。从这个意义上说，接种疫苗可谓既保护了自己也保护了伴侣，但我国目前的接种工作仍以"女士优先"为原则。北京协和医学院群医学与公共卫生学院教授、WHO 总干事癌症防治专家组成员乔友林在接受媒体采访时表示，HPV 疫苗最先应该保护的是 15 岁以下的女孩，第二要优先保护的是 15 岁以上的女性，HPV 病毒主要通过性行为传播，所以男性应该接种，但他们应该是第三优先。

此外，疫苗接种的注意事项需谨慎。如对疫苗的活性成分或任何辅助成分有超敏反应者应禁忌接种，包括注射后有超敏反应的，不应再次接种。以下人群更需慎用：①血小板减少症、其他凝血功能障碍者；②妊娠期妇女或备孕女性建议推迟，哺乳期女性不建议接种；③急性疾病伴有发热等全身症状；④考虑到部分女性有经期的不适，建议非经期接种。

综上所述，无论是哪款上市的 HPV 疫苗都能显著降低宫颈癌的发生风险，且接种疫苗越早越好，接种年龄越小，预防宫颈癌的效果也就越好。

HPV 感染疫苗接种现状

无病时不要滥用药物，否则疾病降临，药就可能不生效了。但也不要忽视身体中的小毛病，应当注意防微杜渐。

——弗朗西斯·培根

2020 年 11 月 17 日，WHO 正式发布《加速消除宫颈癌全球战略》。该战略的目标是 2030 年所有国家实现 90％的 HPV 疫苗接种覆盖率、70％的筛查覆盖率和 90％

的治疗覆盖率。国家卫健委表示，我国支持该战略，并将通过疫苗接种、筛查和治疗三级防治路径，推动实现消除宫颈癌的目标。目前，我国已推动试点先行，鼓励有条件的地区积极采用多种筹资模式，逐步开展 HPV 疫苗免费接种。2021 年下半年以来，全国已有多个省份逐步推进适龄女性 HPV 疫苗普遍接种策略。根据各地政府网站公布的消息来看，全国首批试点城市和地区约 15 个，包括内蒙古鄂尔多斯、福建厦门、山东济南和青岛、广东省等。

虽然预防性 HPV 疫苗研发技术已日趋成熟，但眼下疫苗覆盖率提升仍有较大空间，因此，寻求影响因素、做好健康教育宣传是提高人群覆盖率的重要途径。据调查，18~22 岁女性对 HPV 及疫苗认知水平最高，医学生认知水平高于非医学生，但普遍来看，人们对 HPV 及疫苗的认知还处于较低水平，但受试人群表现出积极态度。

哪些因素会影响人们接种 HPV 疫苗呢？据统计，常见的有疫苗接种剂次、价格、对 HPV 及其疫苗的认知情况、父母受教育水平、医保类型、医生建议、国家计划免疫计划是否包含等。而事实上，接种疫苗是预防疾病最经济、最有效、最简便的手段。

所以，我们要呼吁、动员社会力量，加大 HPV 疫苗预防宫颈癌的宣传和健康教育，通过有计划、有组织、有系统的社会教育活动，促使个人和群体采取有益于健康的行为与生活方式，消除或减轻影响健康的危险因素，预防疾病、增进健康。还有一点很重要，对所有年龄段人群，无论是否接种 HPV 疫苗，将 HPV 疫苗接种与宫颈癌筛查相结合，相信会对预防宫颈癌及未来消除宫颈癌这一公共卫生问题起到积极作用。

参考文献

[1] 中华预防医学会疫苗与免疫分会 . 子宫颈癌等人乳头瘤病毒相关疾病免疫预防专家共识（简版）[J]. 中华预防医学杂志 ,2019,53(12):1218–1235.

[2] 中华医学会妇科肿瘤学分会 , 中国优生科学协会阴道镜和宫颈病理学分会 . 人乳头瘤病毒疫苗临床应用中国专家共识 [J]. 现代妇产科进展 ,2021,30(2):81–91.

[3] 李斌 . 应对宫颈癌专家谈 [M]. 北京 : 中国协和医科大学出版社 ,2013.

[4] 汤波 . 宫颈癌疫苗的前世今生 [J]. 科学 24 小时 ,2021(6):12–15.

[5] 姜波玲 , 卢媛 . 宫颈癌 HPV 预防性疫苗的研究进展 [J]. 国际妇产科学杂志 ,2018,45(5):527–530.

[6] 张文宏 . 张文宏说传染 [M]. 北京 : 中信出版集团 ,2020.

[7] 张晓丹 . 让中国知道周健 : 子宫颈癌疫苗共同发明人 [J]. 抗癌之窗 ,2016(4):5–8.

[8] 王临虹 , 赵更力 . 中国子宫颈癌综合防控指南 [J]. 中国妇幼健康研究 ,2018,29(1):1–3.

[9] 李克敏 , 尹如铁 .《2020 年美国癌症协会人乳头瘤病毒疫苗接种指南》解读 [J]. 国际循证指南共识 ,2020,12(8):78–80.

一生只做一颗"糖"——"糖丸爷爷"

舍己幼,为人之幼,这不是残酷,是医者大仁。为一大事来,成一大事去。功业凝成糖丸一粒,是治病灵丹,更是拳拳赤子心。你就是一座方舟,载着新中国的孩子,渡过病毒的劫难。

——感动中国 2019 年度人物顾方舟评语

1955 年,江苏省南通市爆发大规模脊髓灰质炎(脊灰)疫情,全市 1680 名儿童突然瘫痪,大多为 7 岁以下儿童,466 人死亡。随后疫情迅速蔓延至青岛、上海、济宁、南宁等大大小小的城市,全国一片恐慌。即便是最炎热的夏天,家家户户紧闭门窗,唯恐这可怕的"恶魔"偷偷溜进。人们幻想着拥有灵丹妙药能防御这一致命的疾病。但可惜,那时中国没有人了解它:它是怎么传播的?怎样可以阻断传播?有多少孩子已经感染?有没有产生抗体?如何救治患病的孩子们……所有研究都是空白。

初识脊灰

脊灰在人类历史上早有记载。早在公元前 1403 年—公元前 1365 年古埃及王朝的一块石碑上就有以浮雕的形式刻画的好似残疾的年轻教士，他的右腿萎缩变短，脚保持典型的马蹄足姿势，即表现出弛缓性麻痹特征[1]，这是脊灰的最早记录。这显示可能在古代，脊灰就影响了人类健康。

之后，人类对脊灰的记忆有一大段空白。直到 1789年英国医生迈克尔·安德伍德（Michael Underwood）首次将其作为独立病种，描述其临床表现为"下肢软弱"[2]。19 世纪 70 年代早期，因经解剖学定位该疾病损伤在脊髓内，故最终命名为脊灰，之后成为该疾病的标准名称被广泛使用。而老百姓最熟悉的还是小儿麻痹症（infantile paralysis）这个名字，这种病的受害者主要是儿童，且部分患者可发生弛缓性神经麻痹，故此得名。

脊灰的元凶是脊髓灰质炎病毒（poliovirus，PV）。该病毒直径为 20~30 nm，在电子显微镜下呈小圆球形颗粒状，主要通过消化道传播。不幸的是，人类是该病毒唯一的自然宿主，且其生命力顽强，耐低温，在 −70℃的低温下可保存活力达 8 年之久,在 4℃冰箱中可存活数周至数月,在污水和污物中可生存 6 个月;能耐受一般浓度的化学消毒剂(高锰酸钾、过氧化氢、漂白粉除外),同时还耐酸、耐乙醚和氯仿等脂溶剂。但它也有弱点,比如对干燥很敏感,故不宜用干燥法保存;不耐热,加热 56℃ 30 分钟可使之灭活,煮沸和紫外线照射也可迅速将其杀死。

1951 年,美国脊灰分型国家基金委员会报道了 3 种血清型脊灰病毒可以引起脊灰,分别命名为 Ⅰ、Ⅱ、Ⅲ型,任意一种均可引起脊灰。人在感染脊灰病毒后仅能产生对同型病毒的持久免疫力,对另外 2 种类型病毒无交叉免疫。通常脊灰病例是指野病毒引致的病例,以 Ⅰ 型最多(占 80%~90%),Ⅰ型病毒是近年来几乎所有脊灰野病毒感染的罪魁祸首。

脊灰的传染源不仅仅是患者,还包括隐性感染者和病毒携带者。由于病毒携带者、隐性感染者和无麻痹型患者占比较多,且不宜被发现,因此在传播该病上起重要作用。脊灰的潜伏期为 3~35 天,多为 5~14 天。患者自发病前 2~3 天至发病后 3~6 周都具有传染性,退热后传染性小。

粪 – 口途径是脊灰的主要传播途径,感染者一般通过粪便排出病毒,数量多且持续时间长,可达 3~6 周,少数长达 3~4 个月;另外,因发病早期咽部可排毒,故也可经飞沫传播。在实施疫苗免疫之前,脊灰呈自然流行状态,发病率高，一年四季均可发生，我国 7~9 月发病最多，患者以 5 岁以下儿童为主。

人对脊灰病毒普遍易感，暴露于脊灰病毒后将会出现以下 4 种结果之一：无症状的隐性感染病例（90%~95%）、轻型病例、无麻痹型病例、麻痹型病例。通常意义上的脊灰病例指的是麻痹型病例。早期患者可有发热、咽部不适、烦躁不安、腹泻或便秘、多汗、恶心、肌肉酸痛等轻微症状；热退后（少数可在发热过程中）出现不对称性迟缓性麻痹。这类患者在神经系统检查时可发现肢体和（或）腹肌不对称性（单侧或双侧）迟缓性麻痹，躯体或肢体肌张力减弱、肌力下降、深部腱反射减弱或消失，但无感觉障碍；麻痹 60 天后仍残留迟缓性麻痹（后期可出现肌萎缩）。

面对严重的传染病暴发，采取防治措施刻不容缓。既然想要对抗脊灰，那就要从病因入手。该病是由病毒引起，而当时应对病毒性传染病的预防性措施中，疫苗是绕不过的一个选项。

我们都被糖丸保护着

什么是"糖丸"？它有什么作用？"糖丸"是糖，也是一种疫苗。糖丸疫苗是用奶粉、奶油、葡萄糖等材料作辅剂，将液体疫苗滚入糖中，用于预防脊灰。比起苦药水、尖针头，糖丸口感佳，入口即化，更受婴幼儿欢迎，最重要的是它让中国儿童免于脊灰病毒的侵袭。这一切，我们要感谢一位名叫顾方舟的老人，更多时候，人们亲切地称他"糖丸爷爷"。

顾方舟，1926 年 6 月出生于浙江宁波，早年丧父，坚强的母亲为了养活孩子们，到杭州学习助产技术，后来带领全家移居天津，挂牌营业成为助产士。或许是受到母亲的影响，顾方舟的心底早已埋下了救死扶伤、医者仁心的种子。1944 年，顾方舟以优异的成绩考入北京大学医学院医学系，并于大学期间（1948 年）入党。

对于传染病的危害，顾方舟早有切身之痛，在他年幼时，父亲就死于一种杜氏利什曼原虫所引起的慢性地方性传染病（黑热病），年仅 33 岁。在那个民族危亡的战乱年代，恶劣的生活环境和糟糕的医疗条件使得百姓们深陷病痛的折磨甚至死亡，这一切顾方舟都看在眼里。大学毕业后，他毅然选择了流行病学和微生物学研究，走上了防治传染病的公共卫生道路。他认为，当医生固然能救很多人，可从事公共卫生事业，却可以让千百万人受益。毕业后，顾方舟来到大连卫生研究所从事痢疾研究工作，并在抗美援朝的战场上救治了许多身患痢疾的战士，学成报国的梦想之花已然绽放。

新中国成立后，国务院选派 375 位青年前往苏联留学，其中医学生 30 人，顾方舟有幸成为其中之一。临行前，周恩来总理勉励大家"责任重大，任务艰巨，努力学习，为国争光！"

经过 4 年多的学习，1955 年夏，拿到苏联医学科学院副博士学位的顾方舟回到了朝思暮想的祖国。他要回来，回来为几亿同胞的健康谋福，为人民群众的卫生安全建立屏障。顾方舟被国家派往北京昌平的流行病研究所，主攻脑炎方向研究。也正是在这一年，江苏南通大规模暴发脊灰疫情，并迅速蔓延。当时有个家长来找顾方舟，说他的孩子瘫痪了："顾大夫，你把我的孩子治好吧，他以后还得走路，还得参加国家建设呢。"

当时国内除了少数几个专家外，大多数人对脊灰几乎一无所知。医生们只能依赖患者的临床表现（如发热、瘫痪等）做出诊断，误诊率比较高。更要命的是，就算患者被确诊感染了脊灰病毒，也无法确定是感染了哪种类型。只能眼睁睁看着一个个曾经蹦蹦跳跳的孩子瘫痪在床上。

国家下决心要解决脊灰问题，顾方舟临危受命，被指定专门研究这种可怕的疾病。1957 年，顾方舟首次用猴肾组织培养技术分离出病毒，并用病原学和血清学的方法证明了 I 型为主的脊灰流行。1958 年，顾方舟从患者粪便中分离出脊灰病毒并成功定型，为制订免疫方案提供了科学依据。以此研究为标志，顾方舟打响了攻克脊灰的第一战，接下来最重要的任务就是疫苗的研制。

1958 年，因为疫苗的生产和鉴定过程要在猴子身上进行动物试验，为了便利，卫生部在云南昆明建立了猿猴实验站。1959 年 1 月，卫生部批准筹建的实验站改成医学生物学研究所，作为脊灰疫苗生产基地。1959 年 3 月，卫生部决定派顾方舟、闻仲权、董德祥和蒋竞武到苏联考察脊灰疫苗的生产工艺。当时美苏均已经研制出了脊灰疫苗，分为活疫苗和死疫苗两种，死疫苗安全、低效、昂贵，活疫苗便宜、高效，但病毒还是活的，可能会有个例出现严重的活疫苗反应。顾方舟意识到，死疫苗虽然可以直接投入生产使用，但成本过高，每个孩子要 30 美元，当时中国 7 岁以下儿童大约有 1 亿人，面对国内的社会事实，实在无力生产；而活疫苗的成本只有死疫苗的千分之一，不过需要回国做有效性和安全性研究。顾方舟敏锐地发现死疫苗在中国生产是行不通的，于是他毅然上书，否定了已经上马的死疫苗工程，坚定地主张走活疫苗技术路线。能够做出这样的决策，顾方舟需要相当的科学勇气和社会担当。后来，苏联同学向顾方舟转赠了一些美苏研制的疫苗原液，随后他立即返程回国实验。

1959 年 6 月，卫生部发布了《关于小儿麻痹活毒疫苗大规模试用计划（草案）》，中国最终选择活疫苗技术路线。同年 12 月，在卫生部牵头下，"脊灰"活疫苗研究协作组成立，顾方舟担任组长。

当时的生产基地选址在云南昆明的玉案山上，山上缺水缺电，材料匮乏，交通不便，甚至没有供人居住的房子。顾方舟与科研团队就扎根在那里，住在山洞里，在荒芜的山坡上一砖一瓦创建着实验室、动物房和宿舍。所有的材料都需要大家手拉肩扛运上山，但正值国家最艰难的时刻，大家的粮食都是定量的，根本不够吃，这成了团队当时的一大挑战。一次，一位饲养员因为太饿了，偷吃了猴粮，猴舍发生了骚乱。顾方舟含泪说："我们可以饿，猴子是做实验用的，绝不能饿着。"即便艰苦，大家万众一心，克服困难，短短 9 个月后，有 19 幢楼房、面积达 13 700 平方米的疫苗生产基地终于建成了。

最难的不是挨饿，而是人心的浮动。因为条件恶劣，新分配过来的很多大学生不安心工作。为了稳住大家，顾方舟在妻子的支持下，率先带着母亲、妻子、儿子举家入滇，扎根昆明，连户口都迁了过去。

面对困难和质疑，顾方舟从未退却，他带领团队日夜奋战、刻苦攻关，不断探索和实践。由于山上没有冷库，不得不把需要低温保存的实验用培养细胞存放在山下的昆明市肉联厂的冷库里。同事们每天山上山下地跑，身体经常被茂密的植被划伤，但为了避免宝贵的材料在高温下变质，大家根本顾不上怜惜身体。

终于，第一批生产的疫苗在猴子身上通过了动物实验。动物实验好解决，关键是如何做临床试验。按照顾方舟设计的方案，临床试验分为Ⅰ、Ⅱ、Ⅲ三期，从少数人受试，逐渐扩大到更大的人群。Ⅰ期临床试验主要是通过健康的受试者初步了解临床药理学及人体安全性评价，只需少数人受试。几乎是毫不犹豫，顾方舟和同事们喝下了疫苗溶液，以身试药。一周后，他和同事们的生命体征平稳，没有出现任何异常。但疫苗终究是给儿童吃的，尽管成年人可以抵抗疫苗的毒性，必须证明疫苗对小孩也安全才行。顾方舟毅然做出了一个惊人的决定：他亲手给不满一岁的儿子喂下了疫苗！在顾方舟的带动下，其他同事的适龄孩子也都服用了疫苗，参与试验。10天试验期过后，孩子们安然无恙——疫苗是安全的！这一结果也让所有人都放下了内心的愧疚和担忧。此后，他们在北京对2000名适龄儿童进行了Ⅱ期试验。顺利通过后，他们又在全国10个城市进行了涵盖450万名适龄儿童的Ⅲ期临床试验，也顺利通过。投放疫苗的城市，流行高峰基本消失，国产疫苗安全有效。

1959—1961 年是我国控制和消灭脊髓灰质炎的第一阶段，从引进和消化技术，到建立自己的生产基地，进行试生产、产品检测，这些艰巨任务全部顺利完成。顾方舟团队仅用了 3 年的时间就做到了美苏 5 年才实现的目标。接下来的任务就是顺利推广使用疫苗了！

这时顾方舟又面临新的问题：疫苗要想保持活性，需要冷藏保存，因为不具备冷藏条件，一般的中小城市、农村和偏远地区疫苗没法送达；疫苗是液体，运输困难，用前必须稀释，使用起来不方便；液体疫苗味道怪，孩子们比较抗拒，容易造成浪费。怎样才能制造出方便运输、保存、使用，孩子们爱吃的疫苗呢？顾方舟冥思苦想，脑中蹦出个想法，为什么不能把疫苗做成糖丸呢？终于在 1962 年，顾方舟和研究团队一起成功改进了脊灰疫苗剂型，闻名于世的脊灰糖丸疫苗诞生了。除了好吃，糖丸也是液体疫苗的升级版：在保存了活疫苗病毒效力的前提下，延长了保存期。为了让偏远地区的孩子也能用上糖丸疫苗，顾方舟还想出将冷冻的糖丸放在保温瓶中运输的办法。这些发明，让糖丸疫苗迅速出现在祖国的每一个角落。这一年，全国 1950 万名 7 岁以下儿童服用了活疫苗，保护率达到 93.2%。这种剂型的改进，是中国消灭脊灰之路的独特创举。自此之后，糖丸疫苗陪伴了几代中国人。

1965 年起，我国开始全国范围内接种口服脊灰减毒活疫苗（OPV），脊灰病例数逐渐下降。1965—1977 年，每年脊灰病例报告数在 4500~29 000 例之间。1978 年，我国开始实施扩大免疫后，较扩大免疫前脊灰病例数下降了 70%。1981 年起，顾方舟从脊灰病毒单克隆抗体杂交瘤技术入手研究。1982 年，顾方舟研制成功脊灰单克隆抗体试剂盒，在脊灰病毒单克隆抗体杂交瘤技术上取得成功，并建立起 3 个血清型、一整套 "脊灰" 单抗。1988 年，世界卫生大会通过全球消灭脊髓灰质炎目标的决议，随着我国脊灰疫苗接种率的提高，脊灰病例报告数下降至 667 例。1989—1990 年，我国出现脊灰疫情反弹，部分省份开始实施 OPV 强化免疫活动，1993 年起强化免疫活动扩展到全国范围，有效阻断了脊灰野病毒的传播。1994 年发现最后一例患者后，至今无本土野病毒引起的脊灰病例。2000 年 7 月 21 日，74 岁的顾方舟在卫生部举行的"中国消灭脊髓灰质炎证实报告签字仪式"上庄严地签上了自己的名字，中国被世界卫生组织确认为无脊灰的国家。这是继全球消灭天花之后，世界公共卫生史上的又一重大成就。这场志在消灭脊灰的战争持续了 40 余年，顾方舟从青丝到华发，他守护的一代代中国少年儿童跳跃着、奔跑着，不断拥抱健康、幸福、美好的新生活，他的心愿实现了。

除了消灭脊灰的巨大贡献，顾方舟还兼顾医学教育管理。1985 年，顾方舟开始担任中国医学科学院院长、中国协和医科大学校长，他大力推进科学研究和教育事业。在他任职期间，院校在食管癌、肝癌、肺癌、宫颈癌、白血病、高血压、动脉粥样硬化等重大疾病的病因学、发病学及防治研究方面取得了重大进展，4 项研究成果荣获国家科学技术进步奖一等奖。在教育事业方面，他坚持 8 年制医学精英教育，督促学生扎实、刻苦地学习，推行临床实习阶段"导师制"。实行开放政策，增强国际合作，为我国医学事业的发展培养了大批人才。顾方舟深深感到中国是人口大国，老百姓不应该等到生了病再去治，所以他反复强调，预防是最重要的，而这又涉及健康教育的问题，他希望老百姓知道怎样保护自己，希望健康教育得到普及。今天，当我们面对新冠疫情手足无措时，当电视里循环播放如何洗手、如何正确戴口罩时，我们不得不又一次被他的话警醒。

在顾方舟 80 岁的时候，学生为他出了一本书，顾方舟取名《使命与奉献》。他说，他带着一种使命，他的一生就奉献给国家了。

2019 年 1 月 2 日，顾方舟因病逝世，享年 92 岁。"我用一生做了一件事，值得，值得，孩子们，快快长大，报效祖国"。这是他在临终前留给孩子们的话。爱人李以莞给他的挽联写道："为一大事来，鞠躬尽瘁；做一大事去，泽被子孙"。这是顾方舟一生的至真写照。同年 9 月 17 日，国家主席习近平签署主席令，授予顾方舟"人民科学家"国家荣誉称号，91 岁的李以莞代他领受这一荣誉。

"糖丸爷爷"用自己一生的苦心孤诣，为中国儿童的甜美人生保驾护航。在那个物资匮乏、缺吃少穿的年代，糖丸成了多少人的"甜蜜"回忆。有人说他的发明很珍贵，其实更珍贵的是"糖丸爷爷"热爱人民、热爱生命的心。"糖丸爷爷"经历过疫情，面对患者的疾病，他说因为感同身受，所以无悔奉献一生。这种国家至上的情怀、求真务实的学者风范和不畏艰苦的革命意志，为我们树起了一座令人敬仰的人民科学家的丰碑，成为我们的楷模。

我们比以往任何时候都强烈需要人民科学家精神，需要它爆发出更强大的时代感召力和引领力，用人民科学家精神助推中华民族的伟大复兴，为建设世界科技强国汇聚磅礴力量。

维持无脊灰，加强免疫

坚持意志伟大的事业需要始终不渝的精神。

——伏尔泰

我国已无脊灰病例，为什么还要接种脊灰疫苗？

国内外实践证明，保持高水平的脊灰疫苗接种率，能有效阻断脊灰病毒传播。尽管我国自 1994 年出现最后一例脊灰患者后，已无本土脊灰野病毒病例，但全球还未消灭脊灰，一些国家还存在本土流行脊灰野病毒病例，其中包括与我国接壤的阿富汗及巴基斯坦。而且随着与非洲贸易往来的日益增加，我国始终面临脊灰野病毒输入的风险。同时，去脊灰流行国家旅行也会增加个人感染风险。

如果停止脊灰疫苗接种，会导致人群免疫水平下降，造成输入脊灰野病毒在我国的传播。因此，在全球消灭脊灰之前，我国不能停止脊灰疫苗的接种。

目前使用的脊灰疫苗种类有哪些？

脊灰疫苗主要有两种：口服脊灰减毒活疫苗（oral polio vaccine，OPV）和注射脊灰病毒灭活疫苗（inactivated polio vaccine，IPV）。

由于脊灰病毒有Ⅰ型、Ⅱ型、Ⅲ型 3 个血清型，制成 OPV 疫苗有单价 OPV（mOPV）、二价 OPV（bOPV）和三价 OPV（tOPV）。

单价OPV，包括OPV（Ⅰ型）、OPV（Ⅱ型）和OPV（Ⅲ型）；二价 OPV，包括 OPV（Ⅰ型＋Ⅱ型）、OPV（Ⅰ型＋Ⅲ型）和OPV（Ⅱ型＋Ⅲ型）；三价OPV 则指OPV（Ⅰ

型 + Ⅱ型 + Ⅲ型）。较常使用的是 OPV（Ⅰ型 + Ⅱ型 + Ⅲ型）和 OPV（Ⅰ型），随着Ⅱ型脊灰野病毒被消灭，OPV（Ⅰ型 + Ⅱ型 + Ⅲ型）逐步被替换为 OPV（Ⅰ型 + Ⅲ型）。

目前我国使用的是 OPV（Ⅰ型）和 OPV（Ⅰ型 + Ⅱ型 + Ⅲ型）。在常规免疫和补充免疫活动中均使用 OPV（Ⅰ型 + Ⅱ型 + Ⅲ型），在新疆输入脊灰疫情应急免疫活动中使用过 OPV（Ⅰ型）。

我国现在的脊灰疫苗免疫程序是什么？

我国于 1978 年开始将脊灰疫苗纳入计划免疫项目。脊灰疫苗共需接种 4 次 tOPV。

2016 年 5 月 1 日更新脊髓灰质炎疫苗免疫策略，在常规免疫中停用 tOPV，启用 bOPV，为适龄儿童免费接种首剂 IPV，第 2、3、4 剂免费接种 bOPV。

2020 年 1 月 7 日，国家卫生健康委员会、财政部、工业和信息化部、国家药监局联合发布了《关于国家免疫规划脊髓灰质炎疫苗和含麻疹成分疫苗免疫程序调整相关工作的通知》，指出自 2019 年 12 月起，将脊灰疫苗免疫程序调整为第 1、2 剂次使用 IPV，第 3、4 剂次使用 bOPV。

2020 年 6 月 23 日，上海市卫生健康委员会、上海市中医药管理局发布《关于本市调整免疫规划脊髓灰质炎疫苗和含麻疹成分疫苗免疫程序的通知》，指出自 2020 年

10月1日起，上海进一步调整脊灰免疫程序，成为全国首个实现全程4次IPV免费接种的城市。

坚守疫苗质量安全底线

健康对于生命，犹如空气对于飞鸟。有了空气，鸟儿才能展翅飞翔。珍惜生命，就必须爱护健康。

——顾方舟

接种疫苗使得中国消除了脊灰，并极大地降低了疫苗可预防疾病（比如麻疹、风疹、乙型脑炎、脑膜炎和乙肝）在儿童中的发病率。2018年8月3日，世界卫生组织呼吁，中国公民继续使用质量有保证的疫苗以预防疾病。接种疫苗仍然是世界上预防疾病与死亡最有效和最具成本效益的公共卫生干预措施之一。

2019年6月29日，第十三届全国人民代表大会常务委员会第十一次会议审议通过《中华人民共和国疫苗管理法》，并于2019年12月1日起施行。这是全球首部综合性疫苗管理法律，将分散的疫苗管理规范整合集成，对疫苗研制、生产、流通、预防接种及监督管理做出系统性规定，以立法促改革，以立法强监管，以立法保权益。

　　该法案的出台，充分体现了党中央对疫苗的高度重视，对促进疫苗产业创新和行业健康发展，对保证疫苗安全、有效、可及，对保护和促进公众健康，具有重要意义，增强了人民群众对疫苗安全的信心。

　　2022 年 4 月 25 日是我国第 36 个"全国儿童预防接种日"，宣传主题是"及时接种疫苗，保障生命健康"。

　　如果没有广泛的疫苗接种，曾被消除的疾病就有可能卷土重来，再次威胁公众健康与安全。世卫组织呼吁父母继续给孩子接种疫苗。免疫规划的持续成功以及中国子孙后代的健康与福祉，都由此决定。

参考文献

[1] PAUL JR. A history of poliomyelitis[M]. New Haven: Yale University Press, 1971.

[2] MICHAEL U. A treatise of children with general directions for management of infants from birth[M]. 2nd edition. London: Matthews, 1789.

[3] 顾方舟教授 85 寿辰庆祝文编写组 . 使命与奉献：记"中国脊髓灰质炎疫苗之父"顾方舟教授 [J] 生物工程学报 , 2012, 28(3):376–382.

[4] 陈晶钰 . "糖丸爷爷"：顾方舟 [J]. 中国医学人文 , 2019, 5(2):2.

唯有我们做得到——疫苗接种的中国速度

　君子藏器于身，待时而动，何不利之有？动而不括，是以出而有获，语成器而动者也。

——《周易》

　　陈薇，一个"为党分忧、为民解难、拼搏奉献"的中国共产党员，一个闻令而动、冲得上去、豁得出来的军事科研人员，一个以行动捍卫生命、全力攻坚克难、成功研发"新冠疫苗"的"人民英雄"。针对新冠病毒研发广谱抗病毒药物，筛查更有效抗体，研发改善新冠感染愈后肺纤维化的药物，开展预防、治疗、愈后各项科研，用胜利实现军人最高价值，用行动践行对党和人民的忠诚。

　　2003 年抗击"非典"之时，陈薇率领团队分离非典的冠状病毒、测出病毒的基因图谱、成功研制"重组人干扰

素 ω"喷鼻剂，让 1.4 万名预防性使用该药剂的一线医护人员无一感染；2014 年远赴西非，抗击致死率高达 90% 的埃博拉病毒，率领团队研制出世界首个 2014 基因型埃博拉疫苗，实现中国创新疫苗境外临床"零"突破，我国完全自主研发的疫苗走出国门，在国际传染病防控中彰显了中国力量。新冠感染蔓延期间，陈薇再一次拿出"硬核"成果，让世界见证了"中国速度"。

在新冠病毒疫苗研发项目方面，我国从启动之初，到全球首个开展临床研究，仅用时 2 个月，到我国历史上首次开展疫苗境外Ⅲ期临床试验仅用时 5 个月，到获批附条件上市仅用时 11 个月。这是我国疫苗研发历史上一个崭新的纪录。

2020 年 6 月，按照依法依规批准的《新冠病毒疫苗紧急使用方案》，我国采取小范围起步、稳妥审慎、知情同意自愿的原则，在充分的不良反应监测和应急救治准备的前提下，对高风险人群开展了新冠病毒疫苗的紧急接种。同年 12 月 31 日，国务院联防联控机制新闻发布会上宣布：我国首款新冠病毒疫苗——国药集团中国生物新冠灭活疫苗已获得国家药监局批准附条件上市，并全民免费接种。

2021 年 3 月 27 日，我国新冠病毒疫苗接种突破 1 亿剂次，25 天后，接种超过 2 亿剂次。此后，疫苗接种速度不断加快，从 2 亿剂次到 3 亿剂次用了 16 天，从 3 亿剂次到 4 亿剂次用了 9 天，从 4 亿剂次到 5 亿剂次用了 7 天，而从 9 亿次到 10 亿次，仅用了 5 天！累计接种 10 亿剂次 2 个多月后，2021 年 8 月 27 日，国内新冠病毒疫苗累计接种突破 20 亿剂次。5 个月后的 2022 年 1 月 30 日，31 个省（区、市）和新疆生产建设兵团累计报告接种新冠病毒疫苗超 30 亿剂次。

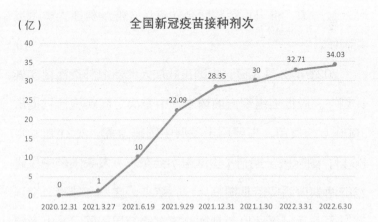

如此的速度与效率由中国几十年来改革开放打下的坚实物质基础作为强有力支撑，是新时代中国人顽强拼搏的象征。国家各部门、社会各企业、全国医务人员开足马力，从制订增产扩能方案，到 24 小时运转生产疫苗，再到各社区卫生中心工作人员夜以继日地接种，无一不是中国速度的体现。速度背后，展现着中国担当。

在国际方面，中国始终秉持人类卫生健康共同体理念，向世界特别是广大发展中国家提供疫苗，积极开展合作生产。这是疫苗作为全球公共产品的应有之义。中国会继续尽己所能，帮助广大发展中国家应对疫情。2022 年全年，中国向全球提供 20 亿剂疫苗，向"新冠肺炎疫苗实施计划"捐赠 1 亿美元，用于向发展中国家分配疫苗。我们愿同国际社会一道，推进疫苗国际合作进程，推动构建人类命运共同体。

2021 年 2 月 3 日，中国正式加入"新冠肺炎疫苗实施计划"。应世卫组织方面请求，中方决定向实施计划提供 1000 万剂疫苗，主要用于发展中国家急需。2021 年 5 月 26 日，国际医学期刊《美国医学会杂志》发表国药中生研发的两款灭活疫苗 III 期临床试验结果，这是全球第一个正式发表的新冠灭活疫苗 III 期临床试验结果。同月，世卫组织先后将我国两款新冠灭活疫苗列入紧急使用清单，证明了我国疫苗的安全性和有效性。6 月 25 日，中国国药疫苗和科兴疫苗获得世卫组织"紧急使用授权"；7 月 12 日，中国国药和科兴新冠病毒疫苗进入"新冠肺炎疫苗实施计划"疫苗库。

截至 2022 年 1 月 6 日，"新冠肺炎疫苗实施计划"已向 49 个国家和地区送去了超过 1.8 亿剂中国科兴和国药疫苗，占"新冠肺炎疫苗实施计划"已分发疫苗总量的近 20%，是全球范围内提高人群免疫力和拯救生命的重要举措。2022 年 3 月，我国已有 29 款疫苗进入临床试验，占全球的 19%；16 款已在境外开展Ⅲ期临床试验，占全球的 27%；7 款获得了附条件上市或者紧急使用的批准，占全球的 21%；2 款疫苗已纳入世界卫生组织紧急使用清单，占全球的 20%。截至 2022 年 6 月底，中国已经向 120 多个国家和国际组织提供超过 22 亿剂新冠病毒疫苗，占中国以外全球疫苗使用总量的 1/3。中国是对外提供疫苗最多的国家，积极践行了中国新冠疫苗作为全球公共产品的庄严承诺。

超过 100 个国家批准使用我国生产的疫苗，更有许多国家把我国疫苗作为低龄儿童唯一可以使用的疫苗。中国疫苗正在国际化的道路上加速，从跟跑到并跑、部分领跑，中国疫苗为实现疫苗在发展中国家的可及性和可担负性做出中国贡献，在全世界面前展示了中国速度。

是什么使中国有如此速度？各位读者朋友可以进行思考。

我们生在一个强大的祖国——中华人民共和国，我们具有一个全心全意为人民服务的政党——中国共产党，我们具有强大的执行力——人民群众万众一心。中国人民在大是大非面前永远能做到听从统一号令，永远能够分清轻重缓急为集体利益着想，永远能够舍小家顾大家发挥英雄主义精神，这是植根于中华民族的思想素质和精神面貌，这是人民群众作为国家支柱的重要体现。事实证明，在世界发展和挑战两大机遇面前，全国人民万众一心，为中华民族全面崛起而努力奋进，用"中国速度"展示我们强大的自信力，展示在世界集体中的责任和地位。"中国速度"目前已成为整个世界对中国"高、准、快"做事效率的认同。

参考文献

[1] 张大庆 . 医学史十五讲 [M]. 2 版 . 北京 : 北京大学出版社 , 2020.

[2] 肖巍 , 孔舒 . 构建人类卫生健康共同体的伦理蕴涵 [J]. 人民论坛 , 2021(29):97–99.

[3] 张伟鹏 . 推动构建人类卫生健康共同体的中国贡献 [N]. 解放军报 , 2021–04–14(004).

[4] 胡捷 , 魏萌 . 以战对"疫"克"病"制胜 [J]. 陕西行政学院学报 , 2020,34(2):108–112.

[5] 刘伟亮 , 谢红 . 重大突发公共卫生事件应对中的大学生思想政治教育问题探析 [J]. 理论建设 , 2020,36(1):11–14.

[6] 国家卫生健康委疾病预防控制局 . 新冠病毒疫苗接种情况 [EB/OL]. http://www.nhc.gov.cn/xcs/yqjzqk/list_gzbd.shtml.

写在最后

人类很早就认识到了某些植物可用来缓解病痛，这可能是药学最初的模样。后来，人们又逐渐学会了对天然植物进行加工处理，以获取更好的疗效，或者减轻不良反应，药学的雏形愈发明显。最早的炮制、最早的药房、最早的药厂或许让人们看到了远古时代药物的脸庞。从远古中草药的发现，到现代化学合成药物的使用，药物治疗的发展在动物实验和化学分析的作用下逐渐长大，在化学工业和有机化学的助力下，药物逐渐走向"幼年"，越发精致也出现百变模样，以各种新姿态展现在大家面前。快速成长的药物很快进入"泥土时代"，成为"大人的模样"，青霉素的发现是药物成长史上最突出的成就之一，链霉素、放线菌素、土霉素、金霉素、新霉素等相继问世，使药物治疗在临床上达到前所未有的重视程度。然而，物极必反，抗生素的广泛使用使其疗效逐渐下降。源于自然的抗生素终究在大自然面前表现出缺陷，就像一个刚刚成年的孩子想要证明自己却冒冒失失，不能顾及未来发展，最终学会行事低调、稳中求进。"成年"后的药物来到基因时代，依然奋斗在治疗一线，为人类的医疗和保健带来巨大福利。但进步的路上总会有坎坷与荆棘，新技术和新产品不断涌现，巨大的商业利益会导致生物技术被轻率地利用，物种之间的基因被不断转换的同时，生态系统的破坏也在悄无声息地进行着。

新冠感染的全球大流行让我们认识到，不管是环境的自然变化还是人为情况，都会以各种各样的方式影响着病原体、病毒媒介、宿主之间的相互作用，其对人类社会的可持续发展构成了一定程度的威胁。尽管现代药物的发展为人类治疗各种疾病带来了希望，让人类寿命得到了有效的延长，但是有些药物在使用一段时间后其不良反应才会逐渐显现。有些药物影响着个体，有些药物影响着社会，有些药物会改变政策，有些药物会引发挑战。人类在不断进步，"药物的模样"也在不断变化与成长，但它依然是把双刃剑，为人类造福的同时，如果方向失当也会衍生出很多麻烦，造成各种各样的问题。所以，我们在关注"药物外在模样"的同时，更需要关注"药物的思想模样"，让药物外在模样茁壮成长，同时保持为人类发展服务的思想。